Sascha Saßen · Manfred Borutta · Joachim Lennefer

Risikomanagement

Führungsstrategien für pflegerische Kernbereiche

VINCENTZ NETWORK

Bibliografische Information der Deutschen Bibliothek
Die Deutsche Bibliothek verzeichnet diese Publikation in der Deutschen Nationalbibliografie; detaillierte bibliografische Daten sind im Internet über <http://dnb.ddb.de> abrufbar.

VINCENTZ.NET
Besuchen Sie uns im Internet: www.vincentz.net

Druck: Kösel Altusried-Krugzell
ISBN 3-86630-037-9
978-386630-037-8

Inhaltsverzeichnis

Widmung:

» Unser Dank für Inspiration und Reflexion
gilt Prof. Dr. Heribert W. Gärtner und
Prof. Dr. Marcus Siebolds
(beide Katholische Fachhochschule Köln,
Fachbereich Gesundheitswesen). «

Einleitung

Praktisches und Faktisches – das ist die eine Seite des Risikomanagements. Die Theorie, die richtigen Methoden anwenden und das Ganze im Heim so entwickeln, dass es funktioniert – das ist die andere Seite. Das Buch ist genau in diese beiden Blöcke gegliedert. Beide Seiten zusammenzuführen ist Führungsaufgabe, weil Risikomanagement in pflegerischen Kernbereichen nur dann gelingt, wenn das Management klare Regeln und Verantwortlichkeiten schafft, die die Mitarbeiter[1] tatsächlich umsetzen. Mit den Verfahrensanweisungen zu den hier beschriebenen pflegerischen Kernbereichen geben Sie Ihren Mitarbeitern unverzichtbares Material an die Hand.

Aus der Steuerbarkeit der Risiken ergibt sich für Ihre Einrichtung so auch Sicherheit in haftungsrechtlichen Zusammenhängen.

Der Arbeitsalltag der Buchautoren ist seit Jahren zunehmend davon geprägt, an verschiedenen Stellen durch Vorträge, Referate oder Workshops zum Themengebiet der Pflegewissenschaft, zum Haftungsrecht oder der korrekten Erstellung einer Pflegeplanung aktuelles Wissen zu vermitteln. Als Teilnehmer sind Pflegekräfte in leitenden und nicht-leitenden Positionen ebenso vertreten wie Heimleitungen oder Pflegepädagogen. In nahezu allen Veranstaltungen stellte sich immer die Frage nach der Verknüpfung verschiedener Themengebiete, die offensichtlich eine Relevanz in Bezug zum Risikomanagement haben. Oftmals geschieht dieses thematisch, sektoral und gesellschaftsform-rechtlich sogar epidemisch: Die Vertreter privater Einrichtungen interessiert oftmals die haftungsrechtliche Perspektive von Pflegeinterventionen mehr als es die freigemeinnützigen Vertreter einfordern. Umgekehrt pro-

---

1) Wenn in diesem Buch nur die männliche Schreibweise gewählt wird, dient das der Vereinfachung beim Lesen. Wir weisen jedoch ausdrücklich darauf hin, dass die männliche Schreibweise die weibliche stets mit einbezieht – einmal mehr, als Altenpflege mehrheitlich von Frauen geleitet wird.

portional verhält es sich mit der Frage nach anderen Schwerpunkten.

Welche Schwerpunkte gibt es eigentlich in Bezug auf das große Themengebiet des Risikomanagements, die hier in diesem Buch beleuchtet und beschrieben werden?

Dass die Versorgung pflegebedürftiger Menschen risikoreich ist oder sein kann, steht wohl außer Frage. Vorrangig ist dieses Risiko den Bereichen der Dekubitus- und Sturzprophylaxe anhängig. Ein ähnliches Risiko besteht unweigerlich im Bereich der Mangelernährung und dem unsachgemäßen Umgang mit freiheitsentziehenden Maßnahmen. Die Bedeutung dieser vier Problembereiche wird aus einer haftungsrechtlichen/juristischen Perspektive als Kontext bestimmt. D. h.: Hat sich eine bestimmte Rechtsauffassung in der juristischen Beurteilung von Rechtsgutverletzungen in den o. g. Bereichen manifestiert, werden unweigerlich die Interventionen daraufhin abgestimmt. Auf den Punkt gebracht heißt dieses: Pflegewissenschaft (z. B. in Form von Expertenstandards) kann nicht mehr ohne die rechtswissenschaftliche Expertise im manageriellen Kontext gedacht werden. Dabei darf und kann keine dieser wissenschaftlichen Disziplinen isoliert betrachtet werden; vielmehr ist eine Transaktionsleistung notwendig, um diese beiden Disziplinen bezogen auf ein konkretes Fallkonstrukt in einen sinnvollen Zusammenhang zu bringen.

Spätestens an dieser Stelle tauchen neue Fragen auf: Was ist ein Fallkonstrukt? Wie sind inhaltlich die Vorgaben an die Mitarbeiter zu formulieren? Welche Instrumente und Methoden brauche ich, um diese Vorgaben korrekt zu formulieren und zu aktualisieren? Wie stelle ich die Passung zu meiner jetzigen Einrichtungskultur und meinem Managementkonzept her? Wie bringe ich meine Mitarbeiter dazu, jetzt genau dieses durchzuführen und jenes zu unterlassen – aber genau in einem anderen Fall alles umgekehrt zu machen?

Genau auf diese Fragen bietet das Buch alltagsrelevante Antworten.

Folgende Abbildung soll das integrative Konzept näher erläutern:

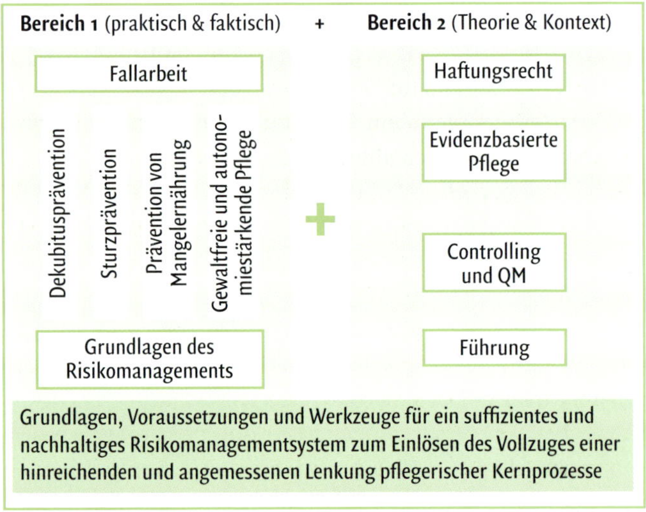

Was erwartet Sie in den einzelnen Kapiteln?

In Kapitel 1 sind die Grundlagen im Rahmen eines pflegerischen Risikomanagements erläutert. Hierzu werden die Erkenntnisse, Methoden und Prinzipien der so genannten HRO´s (high reliability organisations = hochrisikosensible Organisationen) herangezogen. Die Transferleistung auf den pflegerischen Kontext haben wir für Sie übernommen. Die Kapitel zur Dekubitusprophylaxe, Sturzprävention, Vermeidung von Mangelernährung und gewaltfreien/autonomiestärkende Pflege sind für Sie als Verfahrensanweisungen aufgebaut. Der Rahmen der Verfahrensanweisungen entspringt den Forderungen der Prozesslenkung aus der DIN 55350-11, Abschnitt 2.12.3.1 zur Erstellung von Qualitätsmanagement-Verfahrensanweisungen. Die Inhalte dieser Anweisungen entstammen den besten derzeit zur Verfügung stehenden Nachweisen aus der Literatur und Forschung (Leitlinien und Experten-

standards). Im Kapitel zur hermeneutischen Fallarbeit stellen wir Ihnen vor, wie Sie die zuvor genannten Inhalte bezogen auf eine konkrete Bewohnerfallsituation zur Anwendung bringen, z. B. wie Sie sich verhalten, wenn ein Bewohner bewusst oder unbewusst notwendige Maßnahmen ablehnt oder verweigert.
Wie Sie inhaltlich eine Verfahrensanweisung gestalten, wie Sie welche Kennzahlen nutzen können und wie Sie Verfahrensanweisungen in ihr Qualitätsmanagementsystem einbetten, erfahren Sie in den darauf folgenden Kapiteln. Im Kapitel 7 steigen wir in die Thematik über die haftungsrechtliche Problematik am Beispiel der Sturzprophylaxe ein. In diesem Beitrag, der unter der Mitwirkung von Prof. Dr. Volker Großkopf entstanden ist, erzeugen wir ein sensibles Problembewusstsein für die Haftungsfallen, die im Rahmen der pflegerischen Interventionen und deren Dokumentation lauern. Ebenso werden hier das Problemfeld der möglichen Beweislastverteilung und der Zusammenhang zwischen Einrichtung und Haftpflichtversicherung näher beleuchtet. Zum Schluss erhalten Sie eine Übersicht zu der Gesamtproblematik im Führungszusammenhang. Wie bekommen Sie es also hin, dass Ihr Risikomanagementsystem auch dann läuft, wenn Sie gerade dieses Buch lesen.
Den letzten drei Kapiteln, besonders dem Führungszusammenhang, ordnen wir eine erhebliche Bedeutung zu. Treffend kann es an dieser Stelle anhand von „Heinrich´s Gesetz“ demonstriert werden:
Danach gelten 300 kleine – stillschweigend akzeptierte – Fehler als unbedenklich und als jederzeit beherrschbar eingestufte kleine Schlampereien, Unachtsamkeiten oder Verschwendungen von Zeit, Material oder Ideen. Sie bilden die statistische Basis für 29 Beinaheunfälle, die im letzten Moment gerade noch verhindert werden (z. B. vermeidbarer Bewohnersturz ohne Verletzungen). 29 solcher „near misses“ wiederum sind der Nährboden für einen

einzigen Katastrophenfall (vergleichen Sie mal die 29 Sturzmeldeprotokolle im Büroschrank der PDL und die mangelnde Bearbeitung dieser Fälle – Manager werden schmunzelnd verstehen, was wir meinen). Die Konsequenz aus dieser Risikosystematik aus organisations- und führungstechnischer Sicht ist eindeutig: Nicht die Fähigkeit, eine Katastrophe zu managen, zeichnet eine Einrichtung aus, sondern die arbeitstäglich gelebte Praxis, auch kleinste Risikoereignisse sofort zu erkennen und schnell abzustellen. So wie 70 % aller Fehler durch mangelhafte Organisation begründet sind, ließen sich 80 % der Fehler durch reibungslose Kommunikation und Zusammenarbeit, also durch den Faktor „Sozialqualität", verhindern.

Bemerkenswert erscheint zudem, dass nahezu alle Mitarbeiter von Pflegeeinrichtungen die Organisation und die Wirksamkeit des Risikomanagements in ihrem Haus als verbesserungsbedürftig erachten bzw. feststellen, dass die Anforderungen dieses Ansatzes überhaupt nicht vorhanden sind.

Angesichts des vorhandenen Wissens aus der systematischen Literatur und Forschung sind die Autoren der Meinung, hier durch die angebotenen Instrumente und Methoden einen erheblichen Beitrag zum Schutz der Betroffenen leisten zu können.

Die Autoren:
Sprockhövel, Aachen, Monschau im Februar 2007

12 / 13

1. Grundlagen

Pflegemängel

Seit einigen Jahren häufen sich in der allgemeinen Presselandschaft die – nicht selten pauschalierten – negativen Berichte über angeblich lebensgefährliche Situationen in Deutschlands Pflegeheimen: „Wenn Senioren verhungern" (Stern, 20.02.2004) oder „Pflegeheime – abgezockt und totgepflegt?" (Monitor, 01.09.2005), „Angst vor alten Eltern – wenn die Pflege zur Last wird!" (Hart aber fair, WDR 3, 06.12.2006), „Daheim oder ins Heim – wohin mit Oma?" (Sabine Christiansen, 12.11.2006). Diese und andere publikumswirksamen Schlagzeilen sind Pflegende und Leitungsverantwortliche seit Jahren gewohnt. Was jedoch eine neue Dimension darstellt, sind die auch einer breiteren Öffentlichkeit mittlerweile zugänglichen Befunde der Pflegewissenschaft. Hier werden in der Tat ebenso profunde wie bedenkenswerte Beiträge zur Lebensqualität von pflegebedürftigen Menschen in Altenheimen diskutiert:

- „Skandalöse Zustände bzgl. der Ernährungssituation werden eingeräumt",
- „Ernährungssituation pflegebedürftiger Heimbewohner ist nicht hinreichend erforscht" (M.M. Schreier/S. Bartholomeyczik, 2004),
- „Qualitätsprobleme in der Altenpflege". Eine systematische Zusammenstellung empirischer Befunde über Qualitätsmängel in der Pflege (Roth 2006).

Diese u. a. Ergebnisse basieren auf wissenschaftlich fundierten Untersuchungen und sie gehen häufig einher mit der von den Prüfinstanzen (MDK und Heimaufsichtsbehörden) formulierten Kritik:

- „Erhebliche Defizite im Bereich der Ernährungs- und Flüssigkeitsversorgung",

- „Mängel im Bereich der Umsetzung des Pflegeprozesses bzw. der Pflegedokumentation“ (Erster MDS-Bericht, 2004).

Diese Kritik verbleibt nicht mehr in einem geschützten fachlichen Raum; sie wird vielmehr als Beleg für die o. a. Beiträge von den allgemeinen – auch nicht fachgebundenen – Medien herangezogen. Und sie wird zwischenzeitlich verstärkt politisch und damit auf einer weiteren gesellschaftlichen Ebene hochgradig öffentlich diskutiert (z. B.: Runder Tisch Pflege; Enquête-Kommission, Situation und Zukunft der Pflege in NRW, 2005; Memorandum zur Situation in der stationären Pflege in NRW, MDS Nordrhein, 2001 etc.)

Welche Themen stehen im Vordergrund dieser Diskussion?
Dem Ersten Bericht des MDS nach § 118 SGB XI sind die wesentlichen existenziellen Defizite in der Betreuung pflegebedürftiger Menschen im ambulanten wie im stationären Bereich zu entnehmen (s. Tabelle):

Tab. 1: Mängelthemen im Ersten Bericht des MDS

Anzahl der betroffenen ambulanten Einrichtungen	Mängelthemen	Anzahl der betroffenen stationären Einrichtungen
49 %	Versorgungsdefizite in der Dekubitusprophylaxe	43 %
37 %	Mängel im Bereich Ernährung und Flüssigkeitsversorgung	41 %
33 %	Qualitätsmängel in der Versorgung dementer Menschen inkl. freiheitsentziehender Maßnahmen	30 %
25 %	Defizite in der Inkontinenzversorgung	20 %
61 %	Mängel in der Pflegeprozessplanung und -dokumentation	63 %
48 %	Keine fachgerechten Pflegevisiten	46 %
42 %	Kein den fachlichen und inhaltlichen Anforderungen entsprechendes Pflegekonzept	17 %

Quelle: MDS, 2004

Die Basis dieser Untersuchung stellen 793 ambulante Dienste[2] (mit 2.700 ambulant betreuten pflegebedürftigen Personen[3]) und 807 stationäre Einrichtungen[4] (mit 4.721 stationär betreuten Personen[5]) dar. Die in der Tabelle zusammengefassten Daten basieren auf einer Auswertung der im zweiten Halbjahr 2003 von den MDKen durchgeführten Prüfungen. Es handelt sich also um eine stichprobenartige Querschnittserhebung innerhalb eines festgelegten Zeitraums, in der 8 % der ambulanten Dienste und ebenfalls 8 % der stationären Einrichtungen einbezogen worden sind.
Für Leitungskräfte, die diese Zahlen interpretieren sollen, ist eine kritisch-distanzierte und analytische Herangehensweise an das Zahlenmaterial wichtig. Denn nicht selten handelt es sich bei dem veröffentlichten Zahlenmaterial um Daten, die zunächst erschreckende Wirkung erzeugen, jedoch letztendlich der beschreibenden (deskriptiven) Statistik zuzuordnen sind. Solche statistischen Daten sind zwar informationsverdichtend, d. h. sie liefern Aussagen über bestimmte Sachverhalte in Bezug auf eine bestimmte Untersuchungseinheit (hier jeweils 8 % der Dienste und Einrichtungen) und stellen diese Daten möglichst übersichtlich dar, ein Rückschluss von beobachteten Eigenschaften der jeweils zugrundeliegenden Stichproben auf Eigenschaften einer Grundgesamtheit (auf alle Dienste und Einrichtungen) ist jedoch so ohne Weiteres nicht möglich; auch wenn dies nahezu regelmäßig geschieht. Das Schließen auf eine größere Grundgesamtheit wäre nur mit Hilfe

---

2) Von insgesamt ca. 11.000 ambulanten Diensten in 2005
3) 2005 wurden insgesamt 472.000 Personen teilweise oder vollständig durch ambulante Dienste betreut.
4) Von insgesamt ca. 10.400 nach SGB XI zugelassenen teil- und vollstationären Einrichtungen.
5) 2005 wurden insgesamt 677.000 Personen stationär betreut.

der repräsentativen Statistik (analytische bzw. Inferenzstatistik) möglich. Nur so können die bei einer begrenzten Zahl von Fällen gefundenen Ergebnisse (Stichprobe) auf eine größere Grundgesamtheit verallgemeinernd übertragen werden. Das setzt jedoch in der Regel ein randomisiert-kontrolliertes Studiendesign (RCT, also eine echte Zufallsauswahl)[6] voraus. In der öffentlichkeitswirksamen Darstellung von Datenmaterial wird diese Differenzierung zwischen deskriptiv-statistischer und inferenzstatistischer Datenerhebung jedoch kaum befolgt. Aus Sicht der Einrichtungen wäre also mithin stets nach der Qualität und damit nach der Repräsentativität des zugrundeliegenden statistischen Materials zu fragen.

Im „Herrschafts- und Organisationsbereich" Altenheim muss unabhängig von statistischen Daten im Streitfall durch die Organisation darlegt werden, dass im Bereich „vollbeherrschbarer Risiken" (wie beispielsweise Sturz, Mangelernährung, Dekubitus) alle zum Zeitpunkt des Schadensfalles präventiven Maßnahmen gemäß aktuellem Stand medizinisch-pflegewissenschaftlicher Erkenntnisse operationalisiert (umgesetzt) und entsprechend den gesetzlichen Vorgaben dokumentiert wurden. Urteile, in denen stationäre Pflegeeinrichtungen zur Übernahme von Krankenhausbehandlungskosten und/oder Schmerzensgeld beispielsweise infolge eines Sturzereignisses verklagt wurden, ziehen sich mittlerweile wie ein roter Faden durch die deutsche Rechtssprechung[7].

Auch Haftpflichtversicherer begrenzen bzw. kündigen in zunehmendem Maße ihren Versicherungsschutz im schadensgeneigten Bereich der Pflege. „Gelingt es nicht, die Anzahl der versicherungs-

---

6) RCTs sind Studiendesigns, die dadurch gekennzeichnet sind, dass die Pflegebedürftigen per Zufallsauswahl (= randomisiert) der Therapiegruppe und der Kontrollgruppe zugeordnet werden. Hierdurch werden bekannte und unbekannte Faktoren (Bias) gleichmäßig auf beide Gruppen verteilt und ihr störender Einfluss minimiert. Die Erhebung des MDS ist keine randomisierte Erhebung.

7) Vgl. bspw. das Urteil der Zivilkammer 31 des Landgerichts Berlin in Berlin-Charlottenburg vom 24.07.2003

pflichtigen Schadensereignisse in einer Einrichtung zu beschränken, steht dem Versicherer als finale Möglichkeit die Kündigung des Versicherungsvertrages offen ... Die wirtschaftlichen Konsequenzen ersatzpflichtiger Schädigungen sind in vollem Umfang von dem Einrichtungsträger und dem Schädiger zu tragen." (siehe Kap. 7)[8].

Risiko oder Gefahr?

Die Pflege multimorbider, gerontopsychiatrisch veränderter Menschen in institutionellen Kontexten (Heim, ambulante Dienste etc.) ist von bestimmbaren Risiken geprägt, die nicht selten zur Gefahr für die zu betreuenden Menschen und für die betreuende Organisation und ihre Mitarbeiter werden können. Wer ein Altenheim oder einen Pflegedienst betreibt, ist aufgrund dieser Gefahren mit entsprechend spezifischen Risiken sowohl im Management wie im Pflegealltag konfrontiert. Bereits hier wird erkennbar, dass wir es mit zwei unterschiedlichen Begriffen – Risiko und Gefahr – zu tun haben, die es zu klären gilt. Diese Begriffsklärung stellt eine zentrale Basis auch in rechtlichen Auseinandersetzungen dar, um Vorwürfen fachgerecht und professionell begegnen zu können.
Üblicherweise spricht man von Risiko als einem Wagnis; meistens dann, wenn ein möglicher Schaden um eines Vorteils willen in Kauf genommen wird. Das Eingehen von Risiken setzt Entscheidungen voraus. Aber Risiken lassen sich erfahrungsgemäß nicht schon dadurch vermeiden, dass man auf bestimmte Entscheidungen einfach verzichtet. Unterlassungen (die ebenfalls auf Entscheidung basieren) können genauso risikoreich sein, denn: „... die Übernahme von Risiken zu verweigern oder ihre Ablehnung zu fordern, ist selbst ein riskantes Verhalten" (N. Luhmann, 2003). Risiken sind

8) Großkopf, Volker, Schanz, Michael; Die Absicherung des zivilrechtlichen Haftungsrisikos im Gesundheitswesen. In: Rechtsdepesché für das Gesundheitswesen; RDG 2004/03; S. 41-44, S.43

auch nicht aus dem Schattenbereich der Gefahr herauszuholen. Denn nahezu jede Handlung ist mit Ungewissheit versehen.
Der Unterscheidung von Risiko und Gefahr liegt ein Attributionsvorgang (eine Zuschreibung) zugrunde: Die Unterscheidung hängt davon ab, von wem und wie etwaige Schäden zugerechnet werden. Risiken kann man sich selbst zuschreiben, im Sinne potenzieller Schäden, die als Folge eigener Entscheidungen entstanden sind. Schäden hingegen, die außerhalb des eigenen Einflussbereichs liegen, stellen – solange ihr Eintreten noch unsicher ist – eine Gefahr dar. Es handelt sich also um eine Zurechnung von Schäden, die auf Ursachen außerhalb der eigenen Entscheidung eintreten können.
Rauchen stellt als Eigenentscheidung ein Risiko dar, das ich selbst zu tragen habe. Naturereignisse, die ich nicht beeinflussen kann, stellen eine Gefahr dar. Naturereignisse wie z. B. Aquaplaning werden von der Gefahr erst dann zum Risiko, wenn ich über ihre Gefahren Bescheid weiß, mich diesen aber bewusst aussetze, indem ich z. B. schneller fahre, als man dies üblicherweise tun sollte. Eigenes Verhalten muss man sich somit als riskant zurechnen lassen, wenn man sich im Hinblick auf bekannte Gefahren nicht vorsieht.
Je größer der eigene Einfluss (bzw. die eigenen Entscheidungsmöglichkeiten, die ich mir zurechnen lassen muss), desto eher spricht man also von einem Risiko.

» Dort, wo das eigene Risikoverhalten, z. B. der Pflegekraft, zur Gefahr für andere (z. B. Heimbewohner) wird, wird es relevant, zwischen Risiko und Gefahr zu unterscheiden.

Durch Zunahme von Wissen und funktionaler Verantwortung kann es zur Problemverschiebung aus dem Gefahrenbereich (Fremdzu-

rechnung) in den Risikobereich (Eigenzurechnung) kommen. Man wird für mehr verantwortlich gemacht, als dies bislang der Fall war. Ein positivistisches Risiko- und Qualitätsmanagement geht davon aus, dass mit algorithmisch angelegten Entscheidungspfaden (pathways) und anderen entscheidungstheoretischen Modellen Risiken prinzipiell und hinlänglich kalkulierbar sind. Die potenzielle Gefahr derartiger Modelle ist in der mitgelieferten Steuerungsillusion zu sehen, die im Wesentlichen von einer kalkulierbaren und stabilbleibenden inneren Struktur und einer äußeren Umwelt der Organisationen ausgeht. Die Zauberformel dieser Ansätze lautet „ceteris paribus" (unter gleichbleibenden Umständen). D. h., man eliminiert eine ganze Reihe potenzieller Einflussfaktoren, indem man sie als gleichbleibend deklariert und in seinen Berechnungen einfach nicht weiter berücksichtigt. In Anlehnung Peter Atteslanders könnte man auch sagen: Man glaubt nur noch das, was man berechnet. Leider berechnet man nur das, was man glaubt.
Es gibt keine Naturlogik, die garantieren könnte, dass die Vernetzung und die Vervielfältigung von Entscheidungsmöglichkeiten unter gleichzeitiger Ausblendung bestimmter Faktoren bereits automatisch zu einer Verbesserung der Möglichkeiten rationaler Kalkulation führt. Ich kann noch so viel versuchen zu antizipieren, es bleibt immer bei Gefahren und ihren möglichen Folgen, also Schäden, die ich bei bester Antizipation nicht hätte vermeiden können. Und umgekehrt wird es stets Risiken und ihre entsprechenden Folgen geben: Schäden, die ich durch mein eigenes (Nicht-) Entscheiden mit verursacht habe und die mir selbst zugerechnet werden.

Abbildung 1: Risiko und Gefahr

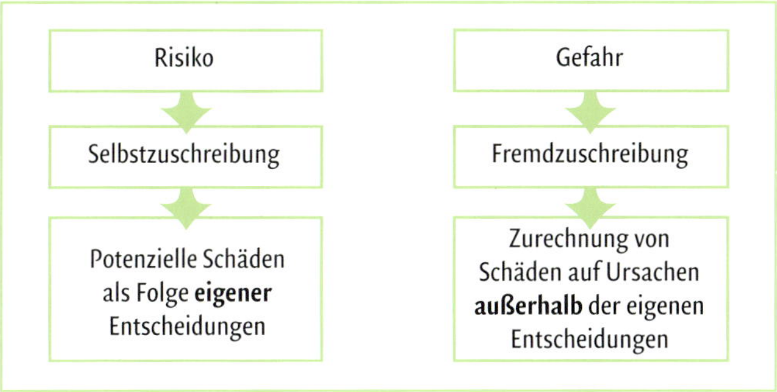

Wenn wir also im Folgenden von Risikomanagement als Aufgabe des Managements von Pflegeeinrichtungen sprechen, dann ist damit keineswegs die trügerische Hoffnung auf Ausschluss sämtlicher möglicher Gefahren gemeint. Dies käme einer unverantwortlichen Suggestion gleich, die früher oder später an der Wirklichkeit zerbricht.

Der Anspruch, Risiken zu managen, birgt des Weiteren eine Paradoxie in sich: Während Management auf Zukunftssicherung durch Planung setzt, bedeutet Risiko immer das Eingehen von Wagnissen und das Einlassen auf nicht planbare Ungewissheiten. Die Steigerung der Paradoxie liegt darin, dass der Versuch, Risiken zu minimieren, selber bereits riskant sein kann. So können letztendlich durch eine noch so gute Planung nur der Zeitpunkt, die Größenordnung eines Schadens sowie die Nutzen-Schadensverteilung des Wagnisses erheblich differieren.

Unter Risikomanagement verstehen wir deshalb eine zentrale Führungsaufgabe im Sinne einer „Sonderperspektive der kritischen Überwachung aller Entscheidungen in der Sichtweise eines Beobachters zweiter Ordnung“ (N. Luhmann). D. h., das Management beobachtet mit der Brille des Risikomanagements vor allem sich selbst. Es beobachtet, wie es selbst seine Organisation und ihre Prozesse beobachtet, mit welchen Perspektiven, Schemata und Wahrnehmungsmustern. Relevant ist dabei, dass in einer Beobachtung zweiter Ordnung regelmäßig blinde Flecken erkennbar werden, die in der Alltagsbeobachtung erster Ordnung nicht wahrgenommen werden.

Abbildung 2:
Risikomanagement als Beobachtung zweiter Ordnung

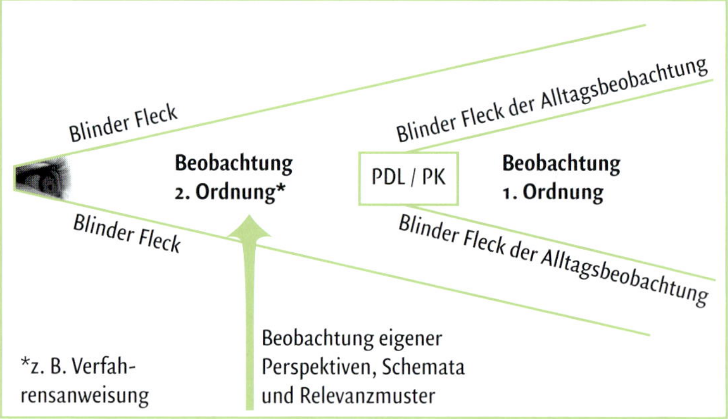

Vorrang hat dabei stets die Beobachtung der vorfindbaren Strukturen und Prozesse (der innerorganisationalen Spielregeln). Diese Perspektive bricht mit einer in bundesdeutschen Unternehmen und in Pflegeeinrichtungen im Speziellen weit verbreiteten „Personifizierung von Problemen". Nicht selten werden vom Management nach aufgetretenen Problemen nachgeordnete Personen ausgetauscht und man wundert sich, dass das Problem mit stetiger Regelmäßigkeit dennoch erneut auftaucht. Hier ist die Differenz zwischen sozialen Systemen (Prozesse, Interaktionen etc.) und psychischen Systemen (Mitarbeiter) hoch relevant. Mitarbeiter/innen nach aufgetretenen Problemen entlassen, das kann jede(r), dazu bedarf es keiner besonderen Qualifikation im Management. Probleme analysieren und beizeiten etablierte Routinen passend zu verändern (ohne damit ein dauerhaftes organisationales Erschrecken zu erzeugen), stellt da schon eher eine qualifizierte Herausforderung für das Management dar. Die Differenzungsfähigkeit zwischen den beiden Interventionsebenen,

a] dem sozialem System (Organisation, Strukturen, Prozesse und vor allem: inoffiziellen bzw. latenten Spielregeln) und

b] dem psychischen System (Mitarbeiter und ihr Verhalten)

stellt eine zentrale Managementaufgabe dar.
Diverse Studien haben gezeigt, dass eine strafende (punitive) Fehlerkultur bei Mitarbeitern dazu führt, dass diese nach dem Motto „tarnen, täuschen, tricksen“ verfahren (vgl. hierzu u. a.: K.E. Weick u. K.M. Sutcliffe, 2001). Was diesbezüglich im Alltag im Umgang mit Risiken häufig zu beobachten ist, können wir als eine „nachträgliche Revision der vorgenommenen Risikoeinschätzung“[9] mit der Konsequenz ritueller Opfer gemäß dem Sündenbockprinzip bezeichnen: Wenn es anders kommt, als man es vorher angenommen (und geplant) hatte, dann wird das Problem personifiziert und es muss sich jemand finden, den man notfalls entlassen kann. Derartige Rituale wiederholen sich sehr oft, ehe Organisationen erkennen, dass das Problem damit nicht zu beheben ist, sondern – unabhängig von Personen – in erstaunlicher Regelmäßigkeit erneut auftritt.
Wir können also festhalten:

1] Risiken lassen sich nicht ausschließlich, ihre Folgen lassen sich aber minimieren.

---

9) Im Sinne dessen, was N. Luhmann post decisional regret nennt

2] Die Personifizierung von Fehlern, das Beschuldigen von Mitarbeiter/innen steht einer Risikominimierung in Organisationen im Wege und ist hochgradig kontraproduktiv (siehe hierzu weiter unten).

3] Es kommt darauf an, die Organisationsspielregeln und eigene Perspektiven auf selbige und damit eigene Wahrnehmungs- und Relevanzmuster im Sinne der Beobachtung 2. Ordnung in den Blick zu nehmen.

Konzentration auf pflegerische Basics

Statt einer x-beliebigen Themenbearbeitung in Qualitätszirkeln u. ä. Gremien widmet sich der vorgeschlagene Ansatz fünf pflegerischen Kernprozessen, die regelmäßig Gegenstand der Prüfberichte des MDS, der Heimaufsichtsbehörden und der pflegewissenschaftlichen Analysen sind:

a] Sturzprävention

b] Dekubitusprävention

c] gewaltfreie, autonomiestärkende Pflege

d] Prävention von Fehl- und Mangelernährung.

Ergänzt wird dieser Ansatz um das Metathema

e] Professionelle Fallarbeit im Kontext des Pflegeprozesses.

Es geht also im hier verfolgten Ansatz des Risikomanagements um pflegerische Basics. Diese thematische Begrenztheit mag vor dem Hintergrund eines viel zitierten ganzheitlichen Anspruchs in diversen Pflegemodellen zunächst erstaunen. Es hat sich jedoch gezeigt, dass die o. a. Themen die primären Qualitätsmängel in den Einrichtungen darstellen und Ganzheitlichkeit nicht selten ein Trugbild ist, das nichts anderes mit sich bringt als einen

unüberschaubaren Komplexitätsaufbau, der im Alltag von niemandem mehr realistisch bearbeitet werden kann.
Die beschriebenen Mängel treten je nach Thema und Untersuchungsdesign in 30 bis 50 % aller Einrichtungen auf und stellen eine erhebliche Gefährdung der Lebensqualität der betreuten alten Menschen dar. Dies gilt nachweisbar auch dort, wo Qualitätspreise und Zertifikate (DIN EN ISO, TQM, EFQM etc.) die Eingangshallen der Einrichtung dekorativ schmücken. Derartige Qualitätskonstrukte sagen häufig viel über das Selbstdarstellungsbedürfnis der Träger, jedoch wenig über die Alltagsqualität aus der Perspektive der Bewohner, aus. Die vom MDS u. a. offengelegten Problemfelder können offenkundig mit derartigen Instrumenten nicht wirkungsvoll bearbeitet werden, denn nicht selten finden wir eine Konzentration von pflegerischen Mängeln genau in jenen Einrichtungen, die „qualitativ mobil gemacht" (U. Bröckling, 2001) haben.

» »Mehr und mehr Zertifikate gelten als förderlich. Und nur wenigen gelingt es, sich dieser Suggestion rechtzeitig zu entziehen.« *N. Luhmann*

Das Angebot des Metamoduls Fallarbeit im Kontext des Pflegeprozesses resultiert aus der Feststellung des MDS, dass in 62 % der untersuchten Fälle – teils erhebliche – Mängel in der Pflegeprozessplanung vorzufinden sind. Nicht selten wird quantitativ „über das notwendige Maß hinaus dokumentiert" (Forschungsgesellschaft für Gerontologie e.V., 2003, 13) – oft allerdings nicht das, was juristisch und fachlich relevant wäre. Hier gibt es deutliche Hinweise auf einen selbst geschaffenen, rituell gepflegten Bürokratismus in vielen Einrichtungen[10].

10) Vgl. Borutta, M.: Mit der Bürokratie gegen die Bürokratie Die Entbürokratisierungsdebatte in der Altenpflege aus der Perspektive der neueren Systemtheorie nach Niklas Luhmann, PrInterNet 6/2006, 334-340

Die sich rasant verändernde Entwicklung in der Umwelt der Pflegeeinrichtungen und -dienste verlangt nach entsprechenden Synchronisationsfähigkeiten des Pflegemanagements. Anforderungen der Patienten und ihrer Angehörigen (die im Sprachdesign des Qualitätsmanagements gerne als „Kunden" bezeichnet werden) und ebenso gesetzlich-vertragliche Anforderungen verlangen nach entsprechenden Instrumenten, um diese Anpassung zu leisten. Evidenzbasierte Verfahrensanweisungen (VA), wie sie weiter unten vorgestellt werden, stellen ein solch praktikables Instrumentarium dar.

Gefahren und Risiken wahrnehmen

Wie können hoch komplexe Organisationen wie Pflegeeinrichtungen relevante Gefahren antizipieren und damit mögliche Risiken minimieren? Hierzu möchten wir zunächst auf drei Phänomene eingehen, die die Wahrnehmung von Gefahren und Risiken hemmen bzw. verzerren.

Das erste Phänomen verdeutlicht K.E. Weick et. al. mit Erwartungsfallen, die wir uns selber aufbauen. Was ist damit gemeint? Erwartungen strukturieren unseren Alltag. Und in der Regel bestätigt der Alltag unsere Erwartungen, da diese auf bereits gemachten Erfahrungen basieren. Dort, wo die Ereignisse nicht den Erwartungen entsprechen, korrigieren wir unsere Annahmen. Erwartungen können wir also als Annahmen verstehen, die unsere Entscheidungen beeinflussen bzw. lenken.

„Der Haken an der Sache ist, dass wir alle dazu neigen, schrecklich großzügig zu sein, wenn es darum geht, was wir als Beweis und als Bestätigung für unsere Erwartungen betrachten. Außerdem suchen wir aktiv nach Beweisen, die unsere Erwartungen bestätigen und meiden Beweise, die unsere Annahmen widerlegen."[11]

---

11) Weick, K. E., Sutcliffe, K. M.: Das Unerwartete managen. Wie Unternehmen aus Extremsituationen lernen, Stuttgart 2003, 47

Das Motto des Handelns lautet dann schlicht: Es kann nicht sein, was nicht sein darf.
Hinzu kommt noch ein zweites Phänomen, das der Verfestigung der eigenen blinden Flecke dient. Auch hier gilt wieder Peter Atteslanders Aussage: „Wir glauben nur, was wir sehen. Leider sehen wir nur, was wir glauben." Unsere Grundüberzeugungen, Ideologien und Einstellungen steuern massiv unsere Wahrnehmung, weil sie uns dazu verleiten, nicht alle potenziell verfügbaren und relevanten Informationen zu nutzen. Das, was wir nicht glauben, wovon wir nicht überzeugt sind, dass es eintreten könnte, das nehmen wir dann auch nicht wahr bzw. deuten es als irrelevant.
Sind die Belastungssituation und ihr immanenter Druck entsprechend hoch, verdichten sich diese Tendenzen. „Je größer der Druck, desto wahrscheinlicher wird es, das wir intensiv nach bestätigenden Informationen suchen und alle Daten, die nicht zu unseren Erwartungen passen, ignorieren"[12]. Wir zementieren quasi unseren blinden Fleck und das Unerwartete kann sich in eben diesem langsam ausdehnen.
Ein drittes Phänomen – neben der Suche nach bestätigenden Beweisen zu unseren Annahmen und der Primärorientierung durch Grundüberzeugungen – stellt die Erweiterung dessen dar, was wir als akzeptables Risiko bezeichnen. Wir konstruieren uns quasi eine Erklärung für neue, nicht passende Wahrnehmungen und erweitern den Bereich dessen, was wir für – noch – normal erklären. So sorgen wir für eine konstante Welt. F.B. Simon[13] verweist darauf, was diese Strategie zum Ziel hat: Man lässt sich durch eine sich stets verändernde Umwelt nicht weiter irritieren, indem man

12) Weick, K. E., Sutcliffe, K. M.: ebd.
13) F.B. Simon und Conecta: Radikale Marktwirtschaft. Grundlagen des systematischen Managements, Heidelberg 1998, 164

sie einfach nicht als neu wahrnimmt und auch für die Zukunft Veränderungen weitestgehend ausschließt. Simon nennt Störungsprophylaxen bzw. Chronifizierungsstrategien, mit deren Hilfe insbesondere Leitungskräfte bemüht sind, durch ihr Handeln für eine Stabilität der eigenen Umwelt zu sorgen. Man umgibt sich nur noch mit den berühmten Ja-Sagern bzw. mit Mitarbeitern, die eine legitimierte – wenngleich sehr begrenzte – Kritikfähigkeit an den Tag legen (dürfen). Die Kritik darf dabei nie die mühsam aufgebaute Wirklichkeitskonstruktion des Managements in Frage stellen.

Es muss also in einem ersten Schritt im Umgang mit dem Unerwarteten darum gehen, sich dieser Wahrnehmungshemmungen und -verzerrungen bewusst zu werden, d. h.,

- der Suche nach bestätigenden Beweisen (1. Phänomen),
- der Primärorientierung an eigenen Grundüberzeugungen (2. Phänomen) und
- dem Hang zur nachträglichen Risiko-Akzeptanzerweiterung (3. Phänomen)

durch den strukturellen Aufbau einer Beobachtung 2. Ordnung zu begegnen. Die diese drei Phänomene stabilisierenden Mechanismen lassen sich mit der Perspektive der Beobachtung 2. Ordnung aufdecken und reflektieren.

Weick et al. benennen hierzu in Anlehnung an B. Kylen fünf Spielarten des Unerwarteten, die wir im Folgenden beispielhaft auf Pflegeeinrichtungen und Alltagssituationen in der Pflege übertragen haben (Tabelle 2):

Tab. 2: Fünf Spielarten des Unerwarteten

Spielarten des Unerwarteten	Kennzeichen und Beispiele
1. Der „Blitz aus heiterem Himmel“	Es geschieht etwas völlig Unerwartetes, für das es kein Modell und keinen Präzedenzfall gibt und das sich in keiner Weise angekündigt hat. Für viele Heime: Die Wartelisten sind leer. Folge: leerstehende Pflege- und Wohnplätze
2. Das Problem wird zwar erkannt, die Erwartungen gehen aber in eine andere Richtung	Dauerhafte Unterbesetzung bei epidemischer Erkrankung der Pflegekräfte. Erwartet werden Erschöpfungszustände, weitere krankheitsbedingte Ausfälle und in Folge dessen eine Unterversorgung der Bewohner/Patienten. Hierzu kommt es jedoch nicht, weil die verbliebenen Mitarbeiter/innen bislang ungeahnte Team- und Koordinationsfähigkeiten zeigen.
3. Das Geschehnis ist bekannt, das Timing verläuft aber unerwartet	Man weiß, wann etwas geschehen wird, wie es geschehen wird und in welcher Reihenfolge, stellt aber dann fest, dass das Timing nicht stimmt. Erfahrungsgemäß wissen Pflegende, wann nach längerem Liegen ohne Lagerung ein Druckgeschwür auftreten kann. Bei Frau Müller tritt es jedoch wesentlich früher auf.
4. Das Ereignis dauert länger als erwartet	Man rechnet damit, dass ein bestimmtes Ereignis einen vorübergehenden (zeitlich befristeten) Effekt hat, doch es stellt sich heraus, dass die Wirkung anhält. Pflegende wissen darum, dass der Heimeinzug häufig ein schwerwiegendes Ereignis für die Betroffenen darstellt (Relokalisierungs-Stress-Syndrom). Die ersten Wochen sind besonders belastend und nicht wenige Betroffene reagieren depressiv. Bei Herrn Schmitz halten diese Zustände an und verfestigen sich zu einer Depression mit akuten Suizidabsichten.
5. Mit dem Problem wird gerechnet, aber das Ausmaß wird unterschätzt	In der stationären Betreuung dementer und multimorbider Menschen ist davon auszugehen, dass diese stürzen können. (Im Durchschnitt stürzten alte Menschen ca. 2 x pro Jahr) In Altenheim A. stürzt jeder zweite Bewohner mehr als 3 x pro Jahr.

Bei allen oben aufgeführten Spielarten des Unerwarteten beginnt die Überraschung mit einer bestimmten Erwartung, die zur Falle wird (Tabelle 3).

Tab. 3: Erwartungsfallen in den Spielarten des Unerwarteten

Spielarten des Unerwarteten	Dahinterstehende Erwartungsfallen
1. Der „Blitz aus heiterem Himmel“: Leere Wartelisten	Es gibt immer mehr Bewerber/innen auf einen Heimplatz als vorhandene Plätze
2. Das Problem wird zwar erkannt, die Erwartungen gehen aber in eine andere Richtung: Krankheitsbedingte Personalausfälle und Qualitätseinbußen	Chronischer Personalmangel führt zu weiteren Ausfällen und zur Unterversorgung der Bewohner
3. Das Geschehnis ist bekannt, das Timing verläuft aber unerwartet: Auftretende Druckgeschwüre	Die zeitlichen Übergänge zwischen den Graden eines Dekubitus sind immer annähernd gleich
4. Das Ereignis dauert länger als erwartet: Relokalisierungs-Stress-Syndrom beim Heimeinzug	Heimbewohner verfügen über eine vergleichbare Adaptionsfähigkeit
5. Mit dem Problem wird gerechnet, aber das Ausmaß wird unterschätzt: Sturzhäufigkeit	Alte Menschen stürzen in vergleichbarer Häufigkeit

„Wir empfinden überraschende Ereignisse leicht als unangenehm, weil uns die Welt dadurch weniger berechenbar und weniger kontrollierbar erscheint als wir eigentlich dachten und weil wir uns häufig für die Vorhersagen, die wir gemacht haben, verantwortlich fühlen“[14]. Durch unsere Fixierung auf Belege für unsere Erwartungen verzögert sich die Wahrnehmung problematischer Situationen. Wird einem dann endlich klar, dass sich die eigenen Erwar-

14) Weick, K. E., Sutcliffe, K. M.: a.a.O., 52

tungen als unzutreffend herausgestellt haben, hat sich die Problematik bereits soweit zugespitzt, dass sie zunehmend schwieriger aufzulösen ist. Es ist zu vermuten, dass ein Großteil der euphorisch eingeführten Qualitätsmanagementinstrumente sich deshalb einer so hohen Beliebtheit erfreuen, weil sie dem Management Kontrollierbarkeit und Berechenbarkeit und den Pflegekräften Entlastung suggerieren. Die Enttäuschung, darüber, dass häufig genau dies nicht eintritt, entspringt ebenfalls einer Erwartungsfalle.

Umgang mit Fehlern

Die Diagnose des Systems und die beständige Suche nach dem Systemfehler ist beunruhigender und stellt eine größere Bedrohung dar als das zwar mühsame, aber durchaus beruhigende Konstruieren einer eigenen Wirklichkeit, sei diese auch noch so fragil und enttäuschungsanfällig. Die Diagnose kann schließlich dazu führen, dass sich das Management mitsamt seinen Instrumentarien selbst in Frage stellen müsste, während man die Folgen des Tappens in Erwartungsfallen immer noch personifizieren kann. Schließlich lassen sich in der Umwelt vieler Unternehmen immer wieder Mitarbeiter finden, die als Sündenböcke gerne zur Verfügung stehen.

» »Es ist gut belegt, dass Manager dazu neigen, die Schuld an Misserfolgen auf externe Faktoren zu schieben, die außerhalb ihrer Kontrolle liegen, während sie Erfolge meistens ihrer persönlichen Leistung zuschreiben.« *K. E. Weick*

Achtsam agierende Organisationen forschen demgegenüber nach internen Ursachen des Misserfolgs im System, weil sie nach Ansatzpunkten suchen, die sie selbst beeinflussen und ändern können, um die Wahrscheinlichkeit des Auftretens zukünftiger Fehler zu vermeiden.

Die Basis für eine achtsame Einstellung der Organisation stellen wiederum unsere Erwartungen dar (s. o.). Grundlegende Voraussetzungen für Achtsamkeit sind die folgenden Aspekte:

Die Bereitschaft

- zur laufenden Überprüfung bestehender Erwartungen,
- neue Erwartungen zu entwickeln, durch die neue Ereignisse verständlich werden,
- bestehende Erwartungen von Erwartungen zu unterscheiden, die auf neuen Erfahrungen beruhen,
- den jeweiligen Kontext zu würdigen, in dem ein Ereignis geschehen ist.

Dies setzt eine nicht-triviale, komplexe Operationsweise voraus, die allerdings den Weitblick und damit den Blick auf die laufenden Arbeitsvorgänge erweitern hilft. Wir haben es hier mit einem zirkulären Managementverständnis zu tun, in dem die eigenen Erwartungen und der Kontext ständig überprüft werden.
Weick et al. orientiert sich beim Management des Unerwarteten an den so genannten High Reliablity Organizations (HRO – Organisationen mit hoher Zuverlässigkeit wie Stromnetzbetreiber, Flugzeugträger, Geiselbefreiungsteams etc.). Diese verfügen über einige – unabhängig von ihrem Kernauftrag – übereinstimmende Merkmale von Zuverlässigkeit. Hierzu zählen folgende Punkte:

a] Konzentration auf Fehler,

b] Abneigung gegen vereinfachende und personifizierende Interpretationen,

c] Sensibilität für betriebliche Abläufe,

d] Switchen zwischen Antizipation und Flexibilität,

e] Respekt vor fachlichem Wissen und Können nachgeordneter Mitarbeiter.

Die hohe Zuverlässigkeit (high reliability) resultiert aus einem Ineinandergreifen dieser Aspekte (s. Abb. 3).

Abbildung 3: Merkmale hoher Zuverlässigkeit

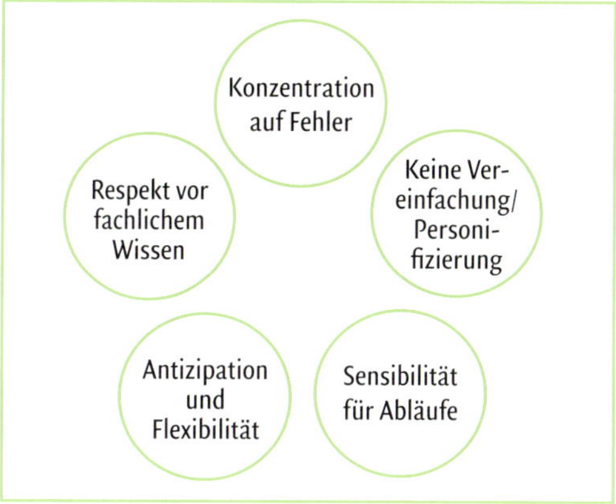

Konzentration auf Fehler

HRO´s motivieren Mitarbeiter, eigene gemachte und erkannte Fehler zu melden. Sie betrachten jeden Lapsus als ein Symptom dafür, dass mit dem System etwas nicht in Ordnung ist und als etwas, das ernsthafte Konsequenzen haben könnte. Dabei analysieren sie ausgesprochen gründlich vor allem Situationen, bei denen man glaubt, „noch mal mit einem blauen Auge davongekommen" zu sein. Sie achten auf potenzielle Gefahren des Erfolgs:

- Selbstzufriedenheit,
- Abgleiten in Routine,
- Nachlässigkeit bei den Sicherheitsstandards.

Dabei werden nicht die einzelnen Mitarbeiter kritisch betrachtet, sondern die wahrgenommene Abweichung bzw. der kritische Sachverhalt (also Spielregeln statt Menschen).

Eine Trivialisierung von Führung – wie sie in simplifizierenden Management-Handbüchern dargelegt und empfohlen wird[15], macht genau hierfür blind. Man lässt sich von der eigenen Führungsrhe-

15) Bspw. in dem vermeintlichen Bestseller »Power – Die 48 Gesetze der Macht«

torik und von trivialen Managementattitüden verleiten. Die daraus resultierende – herbeigeredete – Selbstzufriedenheit bricht einem beizeiten dann das Genick.

Abneigung gegen vereinfachende und personifizierende Interpretationen

HRO´s üben sich in der regelmäßigen Einnahme einer Beobachterperspektive der 2. Ordnung (s. o.). Sie vereinfachen weniger und sehen deshalb mehr als andere. Sie beachten dabei genau die Grenze zwischen der erforderlichen und bearbeitbaren Handhabung von komplexen Sachverhalten und Abläufen im Management und einer trivialisierenden Vereinfachung komplexer Führungsanforderungen. Die Pflege dementer Menschen stellt beispielsweise eine komplexe Aufgabe dar. Wird sie vereinfacht („Die ist durch den Wind; die haut doch immer ab."), wird man der jeweiligen Problemstellung nicht gerecht.

Das Führen von Menschen stellt eine ebenso komplexe Herausforderung dar, der man mit einem angelesenen Kochbuch-Managementwissen nicht gerecht werden kann. Die Suche nach Schuldigen ist kontraproduktiv.

Eine non-punitive (nicht strafende) Fehlerkultur ist die Voraussetzung, um Lernblockaden bei Mitarbeitern zu verhindern bzw. abzubauen. Dort, wo ein Klima des Misstrauens und der Denunziation herrscht, kann professionelles Risikomanagement nicht erfolgreich realisiert werden. Von daher bedarf es zuallererst der Reflexion der vorhandenen Fehlerkultur.

Hoch reliable (zuverlässige) Organisationen wählen zudem Mitarbeiter als „legitimierte Grenzgänger" (boundery role persons)[16] aus und fördern diese. Legitimierte Grenzgänger sind kompetente Mitarbeiter, die das Unternehmen nach außen vertreten bzw. es

---

16) Der Begriff geht zurück auf H. K. Stahl: Dauerhafte Kunde-Lieferanten-Beziehung und ihre Einordnung in eine systemisch-konstruktivistische Perspektive. In: P. M. Hejl und H. K. Stahl: Management und Wirklichkeit. Das Konstruieren von Unternehmen, Märkten und Zukünften, Heidelberg 2000, 397

repräsentieren gegenüber Behörden, Kooperationspartnern etc. Sie besitzen eine Brückenfunktion bzw. verfügen über eine duale Rolle des Operierens zwischen den Einflussbereichen zweier Organisationen. Sie sitzen – sinnbildlich – auf dem Zaun, den das Unternehmen von der Umwelt trennt.

Sensibilität für betriebliche Abläufe

HRO´s befassen sich mit Hinweisen auf das Herannahen von unerwarteten Ereignissen im normalen betrieblichen Ablauf. Sie beschäftigen sich konsequent mit dem Unerwarteten, indem sie zum Beispiel schon länger bestehende, aber bislang unbekannte Lücken in Schutzvorrichtungen, Fehlermeldesystemen, im Beschwerdemanagement etc. analysieren. Und sie erkennen dabei den engen Zusammenhang zwischen der Sensibilität für betriebliche Abläufe und der Sensibilität für Beziehungen:

> » »Wenn Mitarbeiter Angst haben, den Mund aufzumachen, schaffen sie ein System, das nicht effektiv bleiben kann, weil ihm wichtige Informationen fehlen.« *K. E. Weick*

Wenn Leitungskräfte nicht wahrnehmen (im Sinne der Beobachtung 2. Ordnung), was zwischen den Menschen in ihrem Unternehmen vor sich geht, werden sie kaum verstehen können, was in den Menschen vorgeht.

All dies hat natürlich nichts mit Gesinnungsschnüffelei zu tun. Weick et al. sind weit davon ab, Empfehlungen zum Aushorchen der eigenen Mitarbeiterschaft zu geben. Professionelles Führen bedeutet im wohlverstandenen Sinn vor allem Beobachten und Fragen. Und: sich selbst als Führungskraft mit Bewertungen und Be- und Verurteilungen zurückzunehmen.

Switchen zwischen Antizipation und Flexibilität

Mit den bislang dargelegten antizipativen Instrumenten kann eine Organisation einen großen Teil der Gefahren vorwegnehmen und Risiken dadurch minimieren. Sind Risiken im hohen Maße vorhersehbar und belegbar und verfügt man über sichere Gegenmittel, ist Antizipation sinnvoll. Dies ist z. B. dann der Fall, wenn ich weiß, dass ein Teil der dementen Menschen, die im Heim betreut

werden „Weg- bzw. Hinlauftendenzen“ mitbringen. Diesen kann man – antizipativ – mit entsprechenden milieutherapeutischen, validierenden und anderen therapeutischen Konzepten professionell begegnen.
Entscheidet man sich für Antizipation, bedeutet dies, Ressoucen (Personal, Aufmerksamkeit, Zeit etc.) in spezifische Abwehrmechanismen und gegen bestimmte vorweggenommene – möglicherweise auftretende – Risiken zu stecken. Dabei bleiben nicht antizipierte Risiken weiterhin im blinden Fleck der Alltagsroutinen.
Flexibilität stellt ein anderes Instrument dar, um Fehler frühzeitig zu entdecken und im Bedarfsfall das System durch improvisierte Methoden weiter am Laufen zu halten.
Sind Risiken extrem ungewiss und spekulativ, ist Flexibilität sinnvoller. Dies ist z. B. im Hinblick auf die Personalbesetzung am Wochenende oder im Nachtdienst der Fall. Es ist zwar spekulativ, ob und in welchem Umfang Mitarbeiter krank werden und ausfallen können. Mit einem entsprechenden Reserveplan und Rufbereitschaftsdiensten für solche Fälle kann man den damit verbundenen Risiken flexibel vorbeugen.
Entscheidet man sich für Flexibilität bedeutet dies, dass man die vorhandenen Ressourcen in einer Form bewahrt, die so flexibel (speicherbar, und umwandelbar) ist, dass man alle erdenklichen und vorhersehbaren Schäden damit bewältigen kann.

Respekt vor fachlichem Wissen und Können nachgeordneter Mitarbeiter

Unterschiedliche Perspektiven erhöhen in komplexen Situationen die Wahrnehmungsfähigkeit und sorgen dafür, dass die wahrgenommene Komplexität konstruktiv genutzt werden kann. Die Entscheidungsbefugnisse wandern dann in der Organisation herum, bis sie eine Person gefunden haben, die sich mit der Sache besonders gut auskennt. In Organisationen mit starrer hierarchischer Ausprägung (ein organisationales Auslaufmodell) kann dies verständlicherweise besonders lange dauern. Manchmal findet das

Problem seinen Entscheidungsträger dann gar nicht. Das klassische Befehl-Kontroll-Management funktioniert nur so lange, wie die Welt außerhalb der Organisation stabil bleibt. Das ist u.a. der Grund dafür, weshalb nicht wenige Führungskräfte ihre Energie damit vergeuden, für eine stabile Umwelt zu sorgen (s. o.).
Relevant ist an dieser Stelle die von N. Luhmann in die Diskussion gebrachte Unterscheidung von konditionalen und zweckprogrammatischen Entscheidungen.

Wenn es stürmisch wird, gehen die Entscheidungen auf Wanderschaft (zweckprogrammatische Entscheidung). Droht das Schiff zu kentern, tritt ein vorher festgelegter Katastrophenplan in Kraft (konditionalprogrammatische Entscheidung). Freilich sorgen manche „Kapitäne" selber dafür, dass das Schiff ständig zu kentern droht bzw. erzeugen sie selber eine Untergangsstimmung, die ihnen die dauerhafte konditionierte Entscheidungsbefugnis für alles und über jeden lässt.

Tabelle 4: Aspekte hoher Zuverlässigkeit in HRO´s

Themen	Zentrale Inhalte
Konzentration auf Fehler	Non-punitive Fehlerkultur statt Führungsrhetorik
Abneigung gegen vereinfachende und personifizierende Interpretationen	Aufbau komplexer Sichtweisen (Beobachtungen zweiter Ordnung) statt Trivialisierung und Beschuldigen einzelner Mitarbeiter
Sensibilität für betriebliche Abläufe und Beziehungen	Konsequente Beschäftigung mit dem Unerwarteten durch Analyse von Schutzvorschriften, Fehlermeldungen, Beschwerden. Sensibilität für kollegiale und therapeutische Beziehungen
Antizipation und Flexibilität	Die Wahl zwischen der Ressourcenbündelung in spezifische Abwehrmechanismen und der Bewahrung der Ressourcen in umwandelbare Formen
Respekt vor fachlichem Wissen und Können	Unterschiedliche Perspektiven erhöhen die Wahrnehmungsfähigkeit in komplexen Situationen. Probleme finden ihre Entscheidungsträger

Wir werden in den weiteren Kapiteln im ersten Bereich des Buches (Praktisches und Faktisches) immer wieder auf diese Aspekte der Zuverlässigkeit zurückkommen.
In einer Zeit, in der QM-Systeme in Heimen und ambulanten Diensten im Wesentlichen kostenintensiv an der therapeutischen Wirklichkeit vorbeiimplementiert werden (vgl. hierzu: Vierter Bericht zur Lage der älteren Generation, BMFSFJ, 2004, 278) schlägt das vorliegende Konzept somit einen Weg der konsequenten Konzentration auf therapeutische Kernfelder ein. Erfahrungsgemäß ist davon auszugehen, dass die erfolgreiche Realisierung eines Risikomanagements, das sich auf die o. g. fünf Kernbereiche in Pflegeeinrichtungen beschränkt, ca. 12 bis 18 Monate in Anspruch nehmen wird. Die selbstverständliche Gewährleistung von Grundvoraussetzungen für die Pflege multimorbider und dementer Menschen sowie die Sicherstellung der haftungsrechtlichen Garantenstellung stehen im Zentrum des Ansatzes. Denn ein professionelles Risikomanagement dient nicht zuletzt dem Ziel des Haftungsausschlusses bzw. der Haftungsbeherrschung (s. Kap. 2). Die inhaltliche Ausrichtung der Module orientiert sich folgerichtig an dem State-of-the-art-Prinzip. D. h. sie basieren auf dem aktuell anerkannten pflegewissenschaftlichen Stand. Mit der Umsetzung dieses Ansatzes leisten die Einrichtungen einen entscheidenden Beitrag zur Vertrags- und Gesetzeskonformität, der durch kein Qualitätszertifikat und keinen Qualitätspreis zu ersetzen ist. Nicht mehr – aber auch nicht weniger – verlangen die viel umworbenen „Kunden“.

2. Dekubitusprävention

Einleitung

Die Dekubitusprävention kann durchaus als das „Herzstück“ der Pflege bezeichnet werden. Als Qualitätsgradmesser für Pflegeeinrichtungen wird oft das Vorhandensein oder Nichtvorhandensein von Druckgeschwüren genutzt. Von dem in den Einrichtungen und ambulanten Diensten tätigen Pflegepersonal wird erwartet, dass sie die betroffenen Personen mit einem vorhandenen Dekubitusrisiko rechtzeitig erkennen und entsprechende Maßnahmen zur Verhütung eines Dekubitusgeschwürs einleiten. Die erfolgreiche Vermeidung eines Druckgeschwürs gelingt jedoch nur unter der Zuhilfenahme von differenziertem Pflegefachwissen, welches seit dem Jahr 2000 mit dem ersten nationalen Expertenstandard in komprimierter Form allen Beteiligten zur Verfügung steht. Die Nutzung dieses Standards oder vergleichbarer Evidenzen ist keine Frage der Beliebigkeit, sondern die Forderung von interessierten Parteien. Die Parteien haben ihre Forderungen in den Gesetzen (z. B. Sozialgesetzbuch V und XI) formuliert. Dort heißt es sinngemäß: Die Einrichtungen erbringen Leistungen, die auf dem anerkannten Stand der wissenschaftlichen Erkenntnisse beruhen. Diese Forderung lässt sich auch mit dem „state of the art“-Prinzip übersetzen. Alles, was in der Einrichtung zum Thema Dekubitusprophylaxe erbracht wird, beruht somit auf einem aktuellen Wissensstand der Fachdisziplin. Der Expertenstandard ist dessen Konkretisierung.

Da taucht auch schon das erste Problem auf: Jeder besitzt irgendwie Wissen zum Thema Dekubitusprophylaxe; ob es aktuell ist, kann schnell unter Zuhilfenahme des Expertenstandards geklärt werden. Jede Abweichung vom Standard ist zunächst nicht verboten, denn auch früher wurde wirksame Dekubitusprophylaxe betrieben – die Ergebnisse des Erfolges könnten dann aber auch zufällig sein.

Auf der pflegefachlichen Ebene lässt sich der Anspruch an die Dekubitusprophylaxe sehr schön mit der Standardsaussage und ihrer Begründung aus dem Expertenstandard beschreiben:
„Jeder dekubitusgefährdete Patient/ Betroffene erhält eine Prophylaxe, die die Entstehung eines Dekubitus verhindert. Ein Dekubitus gehört zu den gravierenden Gesundheitsrisiken hilfe- und pflegebedürftiger Patienten/Betroffener. Angesichts des vorhandenen Wissens über die weitgehenden Möglichkeiten der Verhinderung eines Dekubitus ist die Reduzierung auf ein Minimum anzustreben. Von herausragender Bedeutung ist, dass das Pflegefachpersonal systematische Risikoeinschätzung, Schulung von Patienten/ Betroffenen, Bewegungsförderung, Druckreduzierung und die Kontinuität prophylaktischer Maßnahmen gewährleistet."[17]
In diesem Abschnitt zur Dekubitusprophylaxe werden exemplarisch, aber dennoch ausführlich die Inhalte einer Verfahrensanweisung zur Dekubitusprophylaxe beschrieben. Es handelt sich dabei um einen Verfahrensvorschlag, der in angepasster Form in jeder Organisation Anwendung finden kann, in denen dekubitusgefährdete Menschen behandelt und gepflegt werden.

Vorschlag für eine organisationsunabhängige Verfahrensanweisung

Bezogen auf das Risikomanagement geht es zunehmend auch darum, durch effektive und bewiesenermaßen wirksame Verfahren den Bereich der Dekubitusprophylaxe sicherzustellen. Die Sicherstellung erfolgt auf der strukturellen Ebene durch Verfahrensanweisungen (vgl. Kap. 7 und 10). Die Übersetzung der Leitlinien oder Expertenstandards in Organisationsregeln stellt die Beteiligten oftmals vor größte Schwierigkeiten. Zu diesem Zweck bein-

17) Deutsches Netzwerk für Qualitätsentwicklung in der Pflege (Hrsg.): Expertenstandard Dekubitusprophylaxe in der Pflege – Entwicklung – Konsentierung – Implementierung, 2. Auflage mit aktualisierter Literaturstudien, Osnabrück, 2004, S. 39

haltet dieses Kapitel einen Verfahrensanweisungsvorschlag, der in angepasster Form als Führungsregel etabliert werden kann. Die Grundlage bildet die DIN 55 350-11 (vgl. Kap. 7 und 10).

Festlegung des Indikationsbereiches

Diese Verfahrensanweisung beschreibt die Vorgehensweise bei der pflegerischen Prozedur zur Dekubitusprophylaxe und dem Risikomanagement in dem Bereich der Prävention bzw. Prophylaxe von Druckgeschwüren.

Spezielle Geltungsbereiche der Verfahrensanweisung

Für welche Leistungserbringer ist die Verfahrensanweisung entwickelt worden?

- Für Pflegefachkräfte (Altenpfleger/innen, Gesundheits- und Krankenpfleger/innen, Gesundheits- und Kinderkrankenpfleger/innen)
- sowie für die bei der Durchführung im Rahmen von Delegation beauftragten Pflegehilfskräfte.

Für welche Klientel gilt die Verfahrensanweisung?

- Alle pflegebedürftigen bzw. betroffenen Menschen, bei denen ein Dekubitusrisiko nicht ausgeschlossen werden kann.

Zweck der Verfahrensanweisung

Basierend auf diesem Buchbeitrag können Einrichtungen diese allgemeingültige Verfahrensanweisung zur Implementierung ihrer organisationsspezifischen (zugeschnittenen) Verfahrensanweisung zum Thema Dekubitusprophylaxe innerhalb des einrichtungsinternen Qualitätsmanagementsystems nutzen. Folgende Zwecke verfolgt die Verfahrensanweisung:

- Durch eine konsequente Umsetzung der Verfahrensanweisung realisiert die Einrichtung Gesetzeskonformität und Vertragsfähigkeit gegenüber ihren Kunden (Pflegekassen, MDK, Heimaufsicht und Bewohner/innen u./o. deren gesetzlichen Vertretern).

- Durch eine konsequente Umsetzung der Verfahrensanweisung realisiert die Einrichtung Haftungsminimierung durch ein gezieltes Risikomanagement.
- Das Auftreten von Druckgeschwüren wird bei einer konformen Anwendung der Verfahrensanweisung auf ein Minimum reduziert.

Ziele der Verfahrensanweisung zur Dekubitusprophylaxe

Ziele auf der Einrichtungsebene:

- Ein Dekubitusrisiko von betroffenen Pflegebedürftigen wird frühzeitig und somit rechtzeitig erkannt.
- Geeignete Interventionen im Bereich der Dekubitusprophylaxe werden aufgrund des aktuellen medizinisch-pflegerischen Wissens nach Absprache mit dem betroffenen Pflegebedürftigen vorgenommen und evaluiert.
- Jede Pflegefachkraft kann eine individuelle Dekubitusprophylaxe auf Basis gegebener Einschätzungsinstrumente zur tatsächlichen Bedarfsdeckung vornehmen.
- Eine angemessene und an den Bedürfnissen der Betroffenen orientierte Dekubitusprophylaxe ist gewährleistet.

Formulierte Kundenanforderungen der Kranken- und Pflegekassen

- SGB XI § 11 (Pflichten der Pflegeeinrichtungen)
- SGB XI § 75 Abs. 2 (Rahmenvertrag – Leistungen)
- SGB XI § 80
- SGB XI § 80 a (organisationsspezifische LQV)
- SGB V § 2 Abs.1
- SGB V § 12 Abs. 1 (Wirtschaftlichkeit)
- SGB V § 33 (Hilfsmittel)
- SGB V § 70 Abs. 1 (Wirtschaftlichkeit)
- SGB V § 128 (Hilfsmittelverzeichnis)

Formulierte Kundenanforderungen der betroffenen Bewohner/Patienten

- Leistungsansprüche gegenüber der Einrichtung – aus:
  1] Pflichtenheft (Vertragsprüfung)
  2] Heimvertrag
  3] Grundgesetz (Schutz vor körperlicher Unversehrtheit)
- Leistungsansprüche gegenüber der GKV (Gesetzlichen Krankenversicherung)
  1] Heilmittelrichtlinie v. 06.02.2001
  2] bzgl. Hilfsmittel §§ 33, 128, 213 SGB V

Weitere gesetzliche Anforderungen

- HeimG § 3 Abs.1
- HeimG § 11 Abs.1
- BGB § 280 Abs. 1 vertragliche Haftung
- BGB § 823 BGB deliktische Haftung
- StGB §§ 223, 34 StGB

Zugrundegelegte Leitlinien, Expertenstandards und sonstige Literatur

Hier erfolgt durch die anwendende Einrichtung ein Transparenznachweis, dass durch die entsprechende Nutzung der evidenzbasierten Literatur zumindest dem Anschein nach auf dem aktuellen Wissensstand basierende Führungsvorgaben vorliegen und in der Praxis etabliert worden sind.

Direkte inhaltliche Bezugnahme

DEUTSCHES NETZWERK FÜR QUALITÄTSENTWICKLUNG IN DER PFLEGE (HRSG.): Expertenstandard Dekubitusprophylaxe in der Pflege – Entwicklung, Konsentierung, Implementierung; 2. Auflage mit aktualisierter Literaturstudie, Osnabrück, 2004

Unterstützende und zur Bewertung herangezogene Literatur

- MEDIZINISCHER DIENST DER SPITZENVERBÄNDE DER KRANKENKASSEN E.V. (MDS): mds – Grundsatzstellungnahme Dekubitus, Abschlussbericht Projektgruppe P32, Essen, 2001, www.mds-ev.de
- UNIVERSITÄT WITTEN HERDECKE: Dekubitusprävention – Evidenzbasierte Leitlinie des Wissensnetzwerkes "evidence.de" der Universität Witten/Herdecke, Volltextversion, Version 11/2001, www.evidence.de (auch wenn diese nicht mehr aktualisiert wird)
- ROYAL COLLEGE OF NURSING (RCN): Clinical Practice Guideline: Pressure ulcer risk assessment and prevention, London, 2000
- EuroPEAN PRESSURE ULCER ADVISORY PANEL (EPUAP): Pressure Ulcer Prevention Guidelines. 2001
- INITIATIVE CHRONISCHE WUNDEN (ICW): Leitlinie Dekubitus 2000, 3 Auflage, Uslar-Sohlingen, 2000
- AGENCY FOR HEALTH CARE POLICY AND RESEARCH (AHCPR): Pressure ulcer in adults: prediction and prevention. Clinical Practice Guideline No.3, 1992: Agency for Health Care Policy and Research, Public Health Service, U.S. Department of Health and Human Services
- DEIDRE, D. ET AL.: Nursing Home Quality and Pressure Ulcer Prevention and Management Practices, in: Journal of the American Geriatrics Society, Vol. (52), Issue 4, Page 583; 2004
- FRANTZ, RA.: Measuring prevalence and incidence of pressure ulcers, in: Advances in Wound Care, Vol. 10 (1), S. 21 – 24, 1997
- WAGNER, C. ET AL.: The effectiveness of quality systems in nursing homes, in: Quality Health Care, Vol. 10 (4), S. 211 – 217, 2001

Wie und wo muss die umgesetzte Verfahrensanweisung dokumentiert werden?

Die Dokumentation erfolgt immer in der bewohner- oder patientenbezogenen Pflegedokumentation. Dabei wird die regelrechte Umsetzung der Verfahrensanweisung von der Abweichungsdokumentation unterschieden.

Dokumentation der regelrechten Umsetzung

- Das primäre Dekubitusrisiko wird in der Pflegeanamnese anhand einer Einschätzung durch das Fachwissen einer Pflegefachkraft dokumentiert.
- Die individuelle Einschätzung des Dekubitusrisikos wird in den Behandlungsunterlagen anhand der Braden-Skala (auf dem entsprechenden Formular) dokumentiert. (vgl. Kap. 8 Einsatz und Auswahl von Assessmentinstrumenten)
- Individuelles Bewohner- und Patientenfallkonstrukt – Beschreibung und Durchführung präventiver Maßnahmen und Behandlungsprogramme werden in der Pflegeplanung dokumentiert.
- Die Bewegungsanalyse einschließlich der Vorlieben und Kontraindikationen für bestimmte Bewegungen werden bei jeder Neuanlage eines Bewegungsplanes (Dokumentennummer angeben) auf diesem dokumentiert.
- Äußerungen des Pflegebedürftigen als Reaktion oder Toleranz einer bestimmten Bewegung werden direkt im Bewegungsplan dokumentiert.
- Regelmäßige Fingertests nach einer Bewegung an den prädisponierten Körperstellen werden direkt im Bewegungsplan dokumentiert, sofern Hautrötungen erkennbar sind.

- Die Anpassung oder Beibehaltung des ermittelten Bewegungsintervalls werden direkt im Bewegungsplan dokumentiert.
- Die Evaluation des Pflegeerfolges wird im Pflegeplan nach festgelegten Zeiträumen dokumentiert.
- Kontrollmaßnahmen (z. B. Gewichtskontrollen) werden in den entsprechenden Formularen der Pflegedokumentation dokumentiert.

Dokumentation einer Abweichung von der Verfahrensanweisung

Die Dokumentation der Abweichung erfolgt immer mit der Angabe einer Begründung. Mögliche Begründungen für Abweichungen von der Verfahrensanweisung:

- Entscheidungen des Pflegebedürftigen, die eine der Verfahrensanweisung konforme Diagnostik und Therapie unmöglich machen (z. B. Patient möchte sich nicht lagern lassen).
- Geistige oder körperliche Einschränkungen, die die Diagnostik und Therapie gemäß der Verfahrensanweisung oder deren Umsetzung durch den Pflegebedürftigen unmöglich machen (lebensbedrohliche Zustände, Menschen in der Terminalphase, gravierende Störungen der Durchblutung).

Alle Begründungen werden im Pflegeplan (als prozessuales Geschehen) und im Pflegebericht dokumentiert. Falls es sich um ein temporäres Ereignis handelt ausschließlich im Pflegebericht. Das Verhalten der Pflegekraft bei einer Abweichung von der Verfahrensanweisung wird zusätzlich in Kapitel 6 beschrieben.

Dokumentation in Abweichungs- und Fehlermeldeprotokollen

Abweichungen, welche der verantwortlichen Pflegefachkraft (Wohnbereichsleitung, Stationsleitung, Pflegedienstleitung) unverzüglich vorgelegt werden müssen (je nach Fehler – bzw. Risikopriorität):

- Ein diagnostizierter Dekubitus Grad 1, der nach 24 Stunden und absoluter Druckentlastung fortwährend besteht.
- Jeder Dekubitus Grad 2 oder höher, der intern oder extern entstanden ist.
- Abweichungen im Verlauf (beispielsweise Probleme bei der Akzeptanz bzw. Einhaltung von Interventionen bei der Dekubitusprävention oder massive Veränderungen im Allgemeinzustand).

Lenkung von Abweichungs- und Fehlermeldeprotokollen
Abweichungsprotokolle werden grundsätzlich nach Bearbeitung durch die verantwortliche Pflegefachkraft zwecks Fallbesprechung zum Beispiel in die wöchentliche Teamsitzung gelenkt und anschließend zwecks Analyse systematischer Fehler in das jährliche Management Review[18] einbezogen.
Nach der Beschreibung der Ziele und dem Zweck der Verfahrensanweisung sowie einer Festlegung der Verantwortlichkeiten und Bedingungen bei der Durchführung und Dokumentation kann nun die inhaltliche Aufbereitung des Themas erfolgen.
Sämtliche inhaltlichen Ausführungen beruhen auf dem vorliegenden Textmaterial des Nationalen Expertenstandards zur Dekubitusprophylaxe und der Leitlinie Dekubitusprävention aus Witten Herdecke. Sofern andere Inhalte verwendet worden sind, wird dieses durch Fußnoten ausgewiesen.

---

18) Vgl.: DIN EN ISO 9000:2000: Kapitel 3.25 Review des Qualitätssicherungssystems – Eine formelle Bewertung des Standes und deer Angemessenheit des Qualitätsmanagementsystems in Bezug auf die Qualitätspolitik sowie auf Zielsetzungen durch die oberste Leitung.

Thematische und inhaltliche Einführung

Druckgeschwüre sind mit Schmerzen, Einschränkungen der Selbständigkeit, sozialer Isolation und reduzierter Lebensqualität der Betroffenen verbunden.
Eine wirksame Dekubitusprophylaxe zeigt sich dadurch, dass der Pflegebedürftige primär keinen Dekubitus erleidet. Einen Anspruch auf diese Unversehrtheit ergibt sich u. a. aus dem Heimaufnahmevertrag (Forderung nach sach- und fachgerechter Pflege).
Das Deutsche Netzwerk für Qualitätsentwicklung in der Pflege entwickelte in Anlehnung an das Vorgehen des Royal College of Nursing eine Methode zur Erarbeitung evidenzbasierter Expertenstandards. Ziel ist hierbei die Erarbeitung gut begründeter Standards anhand des veröffentlichten und haltbaren Wissens und in Abstimmung mit einem Gremium von Experten. Die Expertenstandards werden nach ihrer öffentlichen Konsentierung in ausgewählten Einrichtungen eingeführt und überprüft. Das Ziel ist, die Maßstäbe von evidenzbasierter Medizin (EbM) umzusetzen.[19]
Der Expertenstandard zur Dekubitusprophylaxe ist der allgemein erwartbare juristische Sorgfaltsmaßstab einer Pflegefachkraft (vgl. Kap. 7). Einschränkungen, die gegen eine konsequente Anwendung prophylaktischer Maßnahmen sprechen (Präfinalität, Vitalitätsbedrohung, gravierende Störungen der Durchblutung), tragen dem Umstand Rechnung, dass nicht immer jeder Dekubitus vermeidbar ist.
Der Expertenstandard zur Dekubitusprophylaxe sowie die national und international verfügbaren Leitlinien liefern den verantwortlichen Pflegefachkräften wissenschaftlich begründete pflegerische Maßnahmen, deren Wirksamkeit belegt ist bzw. von anerkannten Experten empfohlen wird. Bei den Konzepten handelt es um eine

19) Vgl.: Bartholomeyczik, S.: Es geht nicht um die Farbe des Waschlappens – Standards in der Pflege, in: Dr. med. Mabuse, Mabuse Verlag, Frankfurt am Main, Heft 154, März/April 2005, S. 22

theoriegeleitete Anwendung der Methode des Pflegeprozesses mit der Orientierung an den umfassenden Bedürfnissen der gefährdeten Personen. Der Zusammenarbeit mit anderen Gesundheitsfachberufen und den betroffenen Angehörigen kommt dabei eine erhebliche Bedeutung zu. Der Expertenstandard zur Dekubitusprophylaxe ist so allgemein gehalten, dass er für alle pflegerischen Einrichtungen und Praxisfelder gültig ist und den Forderungen der Rechtsprechung Genüge leistet.

Einteilung der Evidenzstärken nach AHCPR[20] 1992

a] (Evidenzgrad I): Ist belegt durch schlüssige Literatur guter Qualität, die mindestens eine randomisierte, kontrollierte Studie enthält.

b] (Evidenzgrad II, III): Ist belegt durch gut durchgeführte, nicht randomisierte, klinische Studien.

c] (Evidenzgrad IV): Ist belegt durch Berichte und Meinungen von Expertenkreisen und/oder klinischer Erfahrung anerkannter Autoritäten. Weist auf das Fehlen direkt anwendbarer klinischer Studien guter Qualität hin.

Stadieneinteilung eines Dekubitus

Stadium 1:
Persistierende, umschriebene Hautrötung bei intakter Haut. Weitere klinische Zeichen können Ödembildung, Verhärtung und eine lokale Überwärmung sein.

Stadium 2:
Teilverlust der Haut. Epidermis bis hin zu Anteilen der Dermis (Korium) sind geschädigt. Der Druckschaden ist oberflächlich und kann sich klinisch als Blase, Hautabschürfung oder flaches Geschwür darstellen.

---

20) Agency of Health Care Policy and Research

Stadium 3:
Verlust aller Hautschichten und Schädigung oder Nekrose des subkutanen Gewebes, die bis auf die darunterliegende Faszie reichen kann. Der Dekubitus zeigt sich klinisch als tiefes, offenes Geschwür.

Stadium 4:
Verlust aller Hautschichten mit ausgedehnter Zerstörung, Gewebsnekrose oder Schädigung von Muskeln, Knochen oder unterstützenden Strukturen (Sehnen, Gelenkkapsel).[21]

Die wichtigsten Risikofaktoren für einen Dekubitus

Intrinsische Faktoren (Evidenzstärke B, C)

Das individuelle Risiko, einen Dekubitus zu entwickeln, kann durch intrinsische Faktoren beeinflusst werden, die bei einer Risikoeinschätzung zu berücksichtigen sind:

- eingeschränkte Mobilität oder Immobilität,
- sensorische Beeinträchtigung,
- akute Erkrankungen,
- Bewusstseinslage,
- hohes Lebensalter (> 65 Jahre),
- Druckschädigung in der Vorgeschichte,
- Gefäßkrankheiten,
- schwere chronische oder terminale Erkrankungen,
- Malnutrition und Dehydratation.

---

21) Vgl.: Phillips, Jenny: Dekubitus und Dekubitusprophylaxe – verstehen, verhindern, verändern; Deutschsprachige Ausgabe herausgegeben von Gerhard Schröder, Verlag Hans Huber, Bern 2001, S. 44 ff.

Extrinsische Risikofaktoren (Evidenzstärke B)
Extrinsische Risikofaktoren sollten minimiert oder beseitigt werden:

- Auflagedruck,
- Reibe- und Scherkräfte.

Individuelle Faktoren (Evidenzstärke B)
Das individuelle Risiko kann durch folgende Faktoren vergrößert werden:

- Medikamente (z. B. Sedativa, Hypnotika, Analgetika u. a.),
- Hautfeuchtigkeit.

Assessmentverfahren zur Einschätzung des Dekubitusrisikos

Beurteilungsverfahren: (Evidenzstärke C)
Eine der ersten Maßnahmen bei der Prävention von Dekubitalulcera ist die frühzeitige Identifikation von Risikopersonen. Wird eine Person als gefährdet eingestuft, sind unverzüglich prophylaktische Maßnahmen einzuleiten.
Beim Erstkontakt sollten alle Personen einer nicht-standardisierten Risikobeurteilung unterzogen werden, die sich auf den klinischen Gesamteindruck und auf die Beachtung der oben genannten Risikofaktoren stützt.
Beim Vorliegen von Schlüsselfaktoren, die einen gefährdeten Bewohner/Patienten kennzeichnen – wie beispielsweise Immobilität, eine akute Erkrankung oder ein akutes Trauma, eine eingeschränkte Bewusstseinslage oder weitere Risikofaktoren – sollte eine vollständige Beurteilung erfolgen.
Um das individuelle Risiko systematisch zu erfassen, sollte auf ein standardisiertes Einschätzungsverfahren wie z. B. Skalen zurückgegriffen werden.
Die Risikoeinschätzung erfolgt ausschließlich durch eine Pflegefachkraft.

Als standardisiertes Einschätzungsinstrument ist die Braden-Skala sehr geeignet. Sie ist am besten untersucht in Bezug auf ihre Validität und Reliabilität. Von der Anwendung der Norton-Skala im Setting von alten/geriatrischen Menschen wird dringend abgeraten, da Studien ergeben haben, dass zu viele Personen als falsch positiv-(dekubitusgefährdet) eingeschätzt werden.

Zeitpunkte der Risikoeinschätzung: (Evidenzstärke C)

Der Zeitpunkt für die Risikobeurteilung sollte individuell festgelegt werden. Dennoch sollte die Risikobeurteilung innerhalb der ersten zwei Stunden nach stationärer Aufnahme des Bewohners oder Patienten erfolgen.

Wiederholte Risikoeinschätzung: (Evidenzstärke C)

Wenn bei der Erstbegutachtung ein Bewohner/Patient nicht als risikobehaftet eingestuft wurde, sollte bei einer Änderung des klinischen Zustands des Bewohners/Patienten eine erneute Beurteilung erfolgen. Die Risikoeinschätzung ist ein dynamischer Prozess, weil gefährdete Personen z. B. durch eine Verschlechterung des Allgemeinzustandes zur Risikogruppe zählen könnten.

Ist ein Risiko bei der ersten Erhebung identifiziert worden, sollte eine Zweiterhebung nach 24 – 48 Stunden erfolgen. Erneute Einschätzungen werden individuell durch die betreuende Pflegefachkraft festgelegt.

Eine erneute Einschätzung hat jedoch unverzüglich bei Veränderung der Aktivität, der Mobilität und des Auflagedruckes zu erfolgen.

Weitere Empfehlungen und wichtige Aspekte:

Standardisierte Beurteilungsverfahren wie Dekubitusskalen sollten nur als Gedächtnishilfe genutzt werden; sie sollten eine klinische Beurteilung nicht ersetzen. (Evidenzstärke A)

Wenn der Einsatz einer Dekubitusskala bevorzugt wird, sollte eine solche Skala gewählt werden, die in der entsprechenden Zielgruppe (z. B. Intensivpatienten, Pflegeheim etc.) getestet worden ist. (Evidenzstärke C)

Präventive Maßnahmen zur Dekubitusprophylaxe

Aktuelles Wissen
Pflegefachkräfte müssen über aktuellstes Wissen zur Dekubitusentstehung verfügen. D. h. Wissen zum Aufbau und zur Funktion der Haut, zur Entstehung eines Dekubitus, zu Ursachen und beeinflussenden Risikofaktoren für die Entstehung eines Dekubitus sowie zu Methoden und Instrumenten, um das Risiko erkennen und einschätzen zu können. (Evidenzstärke C)

Bewegung, Lagerung und Transfer
Bei Identifikation einer Gefährdung ist eine sofortige Bewegungsförderung/Druckentlastung durchzuführen. Bewegung ermöglicht Druckentlastung. Bewegungsfördernde Lagerungen reduzieren die Entstehung eines Dekubitus. (Evidenzstärke C)

Bewegungsplan
Sofortige und kontinuierliche Druckentlastung erfolgt auf der Basis eines individuellen Bewegungsplans. Bestandteile eines Bewegungsplans sind die Bewegungsanalyse (Welche Anreize muss ich dem Betroffenen geben, sich selbst zu bewegen, und welche spezifischen Bewegungseinschränkungen gibt es?), die Dokumentation von Kontraindikationen für bestimmte Bewegungen oder Lagepositionen, die Vorlieben des Betroffenen und seine Reaktionen auf vorgenommene Lagewechsel, die Begutachtung des Hautzustandes durch Fingertests an den prädisponierten Körperstellen bei jedem Lagewechsel, sofern Hautrötungen sichtbar sind. Aus diesen Informationen ergibt sich für den Betroffenen ein individuelles Bewegungsintervall. Bei den Bewegungsmaßnahmen sind grundsätzlich haut- und gewebeschonende Lagerungs- und Transfertechniken zum Einsatz zu bringen, um somit die zusätzliche Gefahr von Reibungs- und Scherkräften zu reduzieren. (Evidenzstärke C)

» Beispiel für einen Bewegungsplan, der den Forderungen des Expertenstandards entspricht: siehe Anhang.

Bewegungsintervalle und Besonderheiten

Die Bewegungsintervalle werden direkt auf Basis des Hautzustandes und nach den Wünschen und Äußerungen des Betroffenen ermittelt und nicht nach einem starren Lagerungsplan. Zunächst sollte mit einem zweistündlichen Intervall begonnen werden. Betroffene, die akut dekubitusgefährdet sind, sollten weniger als zwei Stunden außerhalb des Bettes sitzen.

Bei der Lagerung des Betroffenen sollten längere Druckeinwirkungen auf Knochenvorsprünge möglichst vermieden werden, Knochenvorsprünge sollten einander nicht berühren und Reibe- und Scherkräfte vermieden werden. (Evidenzstärke C)

Einsatz von druckreduzierenden Hilfsmitteln

Druckreduzierende Hilfsmittel kommen immer dann zum Einsatz, wenn der Zustand des Betroffenen eine ausreichende Bewegungsförderung bzw. Druckentlastung nicht zulässt. Da schon Zeiten von 10 – 20 Minuten mit einem hohen Druck zu Dekubitalproblemen führen können, müssen druckreduzierende Hilfsmittel wie Weichlagerungskissen und -matratzen sofort und Spezialbetten innerhalb von 12 Stunden verfügbar sein.

Die einzusetzenden Hilfsmittel sind vor dem Hintergrund der individuellen Gegebenheiten von der Pflegefachkraft nach folgenden Kriterien auszuwählen und nicht nach Vorgabe einer Risikoskala: (Evidenzstärke A)

- Prioritäre Pflegeziele,
- Möglichkeiten der Eigenbewegung,
- gefährdete Körperstellen,
- Gewicht des Betroffenen,
- Abwägung von Kosten und Nutzen. (Evidenzstärke C)

Aufgrund mangelnder Evidenz und des Nachweises der Unwirksamkeit kommen Wasserbetten, Luftkissen, Watteverbände und Lagerungsfelle nicht zum Einsatz. (Evidenzstärke C)

Bei der Anwendung von Hilfsmitteln bleibt die kontinuierliche Bewegungsförderung und Lagerung unberührt. (Evidenzstärke C)

Weitere Interventionen zur Dekubitusprophylaxe

Es sollten weitere Interventionen zur Anwendung kommen, die sich aus der Risikoeinschätzung ergeben. Über die Evidenz dieser Interventionen ist derzeit nur wenig bekannt. Bei komplexen Versorgungsproblemen sollte Fachexperten zu Rate gezogen werden (Bewegung, Inkontinenz, Ernährung). (Evidenzstärke C)

Zur Erhaltung und Förderung der Haut- und Gewebetoleranz wird empfohlen:

- Verzicht auf das routinemäßige Reinigen der Haut (Ganzkörperwaschung),
- Verzicht auf Maßnahmen, die den Wasser-Lipid-Haushalt oder den Säureschutzmantel der Haut beeinträchtigen,
- Reinigung mit klarem Wasser ist vollkommen ausreichend,
- Einsatz von W/O Produkten bei trockener Haut,
- keine Anwendung von Salben, Pasten oder Cremes, die die Haut verschließen (Vaseline, Zinkpaste, Melkfett),
- keine Anwendung von desinfizierenden und austrocknenden Waschzusätzen (Alkohol, Franzbranntwein), gerbenden Substanzen, hyperämisierenden Maßnahmen (Salben und Massagen) und Wechselthermomethoden (Eisen und Fönen). (Evidenzstärke C)

Auch wenn in Fachkreisen allgemein angenommen wird, dass eine Beziehung zwischen der Entwicklung von Dekubitalulzera und dem Ernährungsstatus besteht, gibt es gegenwärtig keine wissenschaftlichen Daten, die eine kausale Beziehung belegen. (Evidenzstärke C)

» Die durchgeführten Interventionen sind zu dokumentieren.

Anleitung und Beratung der Betroffenen und Angehörigen
Die pflegerischen Maßnahmen zur Dekubitusprävention werden mit dem Betroffenen und ggf. seinen Angehörigen geplant und durchgeführt. Dabei setzt eine Einwilligung des Betroffenen in die prophylaktischen Maßnahmen das Wissen um die Art und das Ausmaß der Gefährdung voraus. Im Vordergrund steht dabei die Stärkung der Eigenverantwortung und Selbstpflegekompetenz des Betroffenen. (Evidenzstärke C)
Entsprechende Informationen und Schulungsangebote für Betroffene und deren Angehörige sind entsprechend vorzuhalten (Informationsbroschüren). (Evidenzstärke C)
Die Kompetenz des Betroffenen zu seiner Mitwirkung an den prophylaktischen Maßnahmen wird durch die Pflegefachkraft beurteilt. (Evidenzstärke C)
Kommunikation mit anderen beteiligten Personen
Die Pflegefachkraft informiert die an der Versorgung des dekubitusgefährdeten Patienten Beteiligten. Von der zuständigen Pflegefachkraft geht die Sicherstellung der Informationen zur kontinuierlichen Fortführung prophylaktischer Maßnahmen aus. (Evidenzstärke C)
Inspektion der Haut
Zur Evaluation der Wirksamkeit prophylaktischer Maßnahmen müssen an den gefährdeten Körperstellen regelmäßige Fingertests durchgeführt werden.
Zur eindeutigen Identifizierung eines Dekubitus Grad 1 eignet sich der sogenannte Fingertest (kurzes Eindrücken des Fingers auf eine gerötete Körperstelle: Wenn die Haut rot bleibt, statt weiß zu werden, liegt bereits eine Schädigung der Haut vor).

Je nach Situation des Betroffenen wird in individuellen Zeitabständen (Ermittlung der Gefährdung und von optimalen Bewegungsintervallen) der Hautzustand begutachtet. (Evidenzstärke C)
Bei der Begutachtung des Hautzustands sollten folgende Körperareale berücksichtigt werden: (Evidenzstärke C)

- Fersen
- Sacrum
- Tuberositas ischiadica
- Körperareale mit Antithrombosestrümpfen
- Trochanter
- Ellbogen
- Schläfenregion des Schädels
- Schulter
- Hinterkopf
- Zehen
- Körperareale, die durch Alltagsaktivitäten Druck, Reib- oder Scherkräften ausgesetzt sind, z. B. die Hände eines Rollstuhlfahrers
- Körperareale, die durch Hilfsmittel oder Kleidung einem externen Druck ausgesetzt sind, z. B.:
  - Endotrachealtuben
  - Antithrombosestrümpfe
  - venöse Zugänge
  - Katheter
  - Pulsoxymeter
  - Schuhe
  - elastische Kleidung.

Hautzustand bei dunkelhäutigen Personen (Evidenzstärke C)
Bei Personen mit dunkler Haut ist es manchmal unmöglich, eine Rötung bzw. ein Erythem, das mit Gewebeschäden einhergeht, festzustellen. Deshalb muss besonders auf folgende Zeichen geachtet werden, die bei dunkelhäutigen Personen eine beginnende Druckschädigung anzeigen können:

- persistierendes Erythem
- nicht wegdrückbare Hyperämie
- Blasen
- Aufhellungen der Haut
- umschriebene Überwärmung
- umschriebenes Ödem
- umschriebene Induration.

Abbildung 1: Schematische Darstellung – Entstehung eines Dekubitus Grad 1

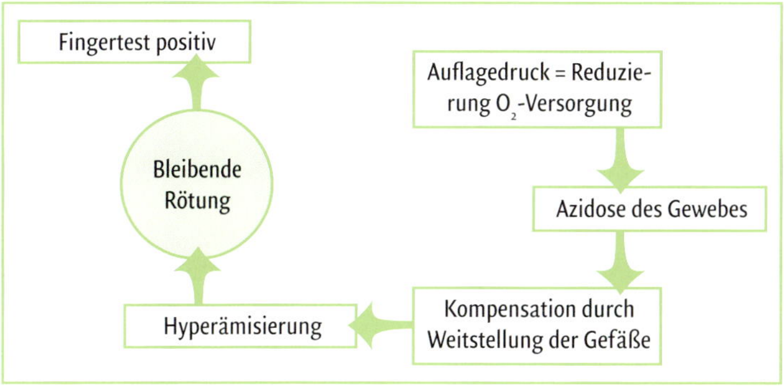

Mitgeltende Dokumente und Querverweise auf andere Verfahrensanweisungen

In diesem Abschnitt werden die verknüpften bzw. mitgeltenden Dokumente aufgezählt und benannt. Für den Bereich der Dekubituspräventionen kommen dabei in Betracht:

- Bewegungsplan
- Assessmentinstrument (Braden Skala)
- Informationsbroschüre für die Betroffenen und Angehörigen
- Fehlerprotokoll, Dekubitusmeldebericht.

Querverweise auf andere Verfahrensanweisungen sind sicherlich organisationsindividuell. Sehr wesentlich scheint jedoch die Bezugnahme innerhalb von Anweisungen zum Thema Ernährung, Pflegeplanung, Pflegedokumentation und Pflegevisite zu sein. Von großer Bedeutung sind ebenso Inhalte von weiteren handlungsleitenden Pflegestandards wie speziellen Bewegungs-, Lagerungs- und Transfertechniken sowie dem Umgang mit Inkontinenz.

Überwachungsverfahren und Controlling

Bei den Überwachungsverfahren und bei der Durchsetzung der Anwendung zeigt sich die tatsächliche Verwirklichung von evidenzbasierter Praxis (vgl. Kap. 9).
Zu jeder Verfahrensanweisung gehört ein Auditinstrument, das die Wirksamkeit der Verfahrensanweisung belegt und die Legitimation des Entwicklungstandes der Anweisung ist. Ein exemplarisches Audit ist Bestandteil des Expertenstandards im Bericht über das Implementierungsprojekt. Dieses Audit bzw. Teile daraus sollten, angereichert mit spezifischen Inhalten der Verfahrensanweisung, in einem internen Verfahrensaudit zum Einsatz kommen. Zudem kommen Pflegevisiten einem auditnahen Verfahren gleich, welches prozessual begleitend die Konformität der Pflegekraft zum Verfahren belegt. Die Frage lautet dabei immer: „Ist der Anwender in der Lage, die Verfahrensanweisung zu reproduzieren?"

Monatliche Datenerfassung

- Anzahl der dekubitusgefährdeten Bewohner/Patienten (lt. Risikoeinschätzung),
- Anzahl der Bewohner/Patienten im Gefährdungsbereich mit einem Dekubitus (Grad 1 oder höher),
- Anzahl der Bewohner/Patienten im Normbereich mit einem Dekubitus (Grad 1 oder höher),
- Anzahl der intern und extern der Einrichtung entstandenen Dekubitalulzera.

Jährliche Erfassung

- Verlaufsdarstellung und Jahresauswertung monatlicher Datenerhebungen im Management-Review,
- Darstellung bezogen auf 1.000 Pflegetage,
- Berechnung der Prävalenz und Inzidenz von Dekubitalulcera,
- periodisierter Vergleich von Wohnbereichen/Organisationseinheiten oder gesamten Einrichtungen, nicht nur gleicher Trägerschaft.

Benchmarking

Die erhobenen Daten werden mit Daten aus der jährlichen Prävalenzerhebung der Humboldt-Universität-Berlin und anderen Erhebungen diverser Institute (vgl. Fachbereiche deutschsprachiger Universitäten) verglichen. Eine entsprechende Risikoadjustierung wird dabei beachtet (vgl. Kap. 9).

Vorschläge für Bildungsinterventionen

Die Bildungsintervention ist eine Schlüsselintervention zur Verwirklichung der Verfahrensanweisung. Das Wissen der Pflegekräfte und der Erfolg der Interventionen sind unmittelbar miteinander verknüpft. Folgende Empfehlungen können formuliert werden bzw. lassen sich in der vorliegenden Literatur finden:

Beschaffung notwendiger Basisliteratur

- zum Thema Dekubitus und Dekubitusprophylaxe,
- Aufnahme dieser Literatur in die hauseigene Fachbibliothek.
- Basisliteratur siehe zugrunde gelegte Leitlinien und Literatur Seite 45.

2

Gemeinsame „Lesearbeit" im Team

Während der Einführung einer Verfahrensanweisung sollte beispielsweise 1 x wöchentlich 1 – 2 Std. eine gemeinsame Lesearbeit stattfinden. Ohne theoretische Fundierung ist das Vorhaben sinnlos.

Das gemeinsame Lesen hat den Vorteil, dass Fragen, Unklarheiten, Begriffe, Umgang mit Verfahren etc. direkt besprochen werden können.

Der Nachweis der „Lesearbeit" erfolgt durch Protokollierung!

Seminare

Zu Beginn der Einführung einer Verfahrensanweisung sollten möglichst alle Mitarbeiterinnen des Pflegebereiches durch interne oder externe Referenten geschult werden. Verschiedene Institutionen bieten fortlaufend sowohl externe Seminare als auch Inhouseseminare für Ihre Einrichtungen an.

Empfehlungen und wichtige Aspekte:

Fortbildung und Schulung

Ärzte und Pflegefachkräfte mit besonderer Erfahrung im Umgang mit Dekubitalulzera sollten ihr Wissen und ihre Fertigkeiten an Mitarbeiter in der Umgebung weitergeben. (Evidenzstärke B)

Fortbildungs- und Trainingsmaßnahmen sollten interdisziplinär durchgeführt werden. (Evidenzstärke B)

Folgende Punkte sollten Fortbildungsmaßnahmen und Trainingsmaßnahmen umfassen: (Evidenzstärke B)

- Risikofaktoren für die Entwicklung von Dekubitalulcera,
- Pathophysiologie der Dekubitusentstehung,

- Schwächen und Einsatzmöglichkeiten von Risikoskalen,
- Hautbeurteilung,
- Hautpflege,
- Auswahl druckverteilender Hilfsmittel,
- Benutzung und Wartung geeigneter druckverteilender Hilfsmittel,
- Methoden der Dokumentation von Risikoabschätzung und Prophylaxe,
- Lagerung zur Reduktion von Schäden durch Druck, Reibe- und Scherkräfte einschließlich des korrekten Umgangs mit manuellen Lagerungshilfen,
- Rollenverteilung und Verantwortlichkeiten der Mitglieder des interdisziplinären Teams,
- Grundsätze und Vorgehensweisen beim Verlegen von Bewohnern/Patienten von einer Pflegeeinrichtung zu einer anderen,
- Beratung, Aufklärung und Fortbildung von Bewohnern/Patienten und Angehörigen.

Informationen zur Risikoeinschätzung und zu präventiven Maßnahmen sollten allen interessierten und geeigneten Bewohnern/Patienten angeboten werden. Dabei sollten, falls möglich, die Betreuer mit einbezogen werden. (Evidenzstärke C)
Die Fortbildung von Bewohnern/Patienten und Betreuern sollte folgende Punkte beinhalten: (Evidenzstärke C)

- persönliche Risikofaktoren für die Entwicklung von Dekubitalulzera,
- Körperstellen mit dem größten Risiko einer Druckschädigung,
- Beurteilung der Haut und Erkennen von Hautveränderungen,
- Hautpflege,

- Methoden der Druckminderung,
- Adressen, die im Bedarfsfall weiter beraten und helfen,
- Betonen der Notwendigkeit, unverzüglich professionellen Rat einzuholen, falls Zeichen einer Hautschädigung bemerkt werden.

Übersetzung und Anwendung der Inhalte zur Dekubitusprophylaxe auf die Merkmale der HRO´s

In der folgenden Tabelle werden die Merkmale der hoch reliablen Organisationen (HRO´s) auf den Themenbereich der Dekubitusprophylaxe angewendet.

Tabelle 1: Merkmale hoch zuverlässiger Pflegeeinrichtungen im Hinblick auf die Dekubitusprophylaxe

HRO-Merkmale	Relevanz für die Dekubitusprophylaxe
Konzentration auf Fehler	Wie werden schon einfache Hautrötungen (Dekubitus Grad 1) erfasst und analysiert? Wie geht das Pflegeteam mit fortwährend bestehenden Hautrötungen um? Ist Erfolg der Dekubitusprophylaxe immer ein intakter Hautzustand? Wie stark zeigt sich die Pflegedienstleitung am Erfolg der Dekubitusprophylaxe interessiert? Wie geht die Organisation mit Dekubitalulzera um, die nachweislich in anderen Einrichtungen entstanden sind?
Keine vereinfachenden und personifizierenden Interpretationen	Was tut die Einrichtung zur Etablierung einer non-punitiven (nicht strafendenden) Fehlerkultur? Wie stellt sich die Organisation zu Aussagen wie: „Ein Dekubitus entsteht immer außerhalb der Einrichtung (z. B. im Krankenhaus bei einem Pflegeheimbewohner)." Werden die Ergebnisse interner Audits und des Controllings im Pflegeteam besprochen?

HRO-Merkmale	Relevanz für die Dekubitusprophylaxe
Sensibilität für betriebliche Abläufe und Beziehungen	Wo und wie werden die kernpflegerischen Prozesse analysiert? Nimmt der direkte Fachvorgesetzte (auch die PDL) regelmäßig an Besprechungen des Pflegeteams, aber auch an Pflegevisiten teil? Werden Fehlermeldeprotokolle einer Auswertung und Reflexion zugeführt?
Antizipation und Flexibilität	Wie stark stützen sich die Pflegekräfte auf die Beurteilungskraft einer Dekubitusrisikoskala? Sind Schulungen im Umgang mit Risikoeinschätzungsinstrumenten angeboten und durchgeführt worden? Ist Ihnen die Quote der Pat./Bew. bekannt, die aufgrund eines formalen Assessments als nicht dekubitusgefährdet gelten, aber trotzdem einen Dekubitus erlitten haben? Wissen die Mitarbeiter, wie sie reagieren müssen, wenn sich eklatante Änderungen im Zustand des zu Pflegenden auftun? Wie wird mit den Mitarbeitern verfahren, wenn sich ihre Reaktion auf diesen Zustand als falsch herausgestellt hat?
Respekt vor fachlichem Wissen und Können	Wie werden die unterschiedlichen Wissensbestände und Erfahrungen der Mitarbeiter vernetzt? Wie werden besondere Interessen und Fähigkeiten (interne Evidenzen) von Mitarbeiter/innen geschätzt und für die Organisation nutzbar gemacht? Gibt es fachspezifische Spezialisten (Dekubitusbeauftragte, Inkontinenzbeauftragte, Kinästhetiktrainer), die Mitarbeiter/innen abteilungsübergreifend zu Rate ziehen können? Wie wird der Zugriff auf aktuelles wissenschaftlich abgesichertes Pflegewissen (externe Evidenzen) sichergestellt? Würde es in Ihrer Einrichtung auffallen, wenn Sie keine Pflegefachliteratur lesen würden? Wie wird der jeweils aktuelle Bildungsbedarf ermittelt? Welche Möglichkeiten der Explizierung (präsentieren, darstellen, verbreiten, austauschen) von Wissen bietet die Einrichtung ihren Mitarbeiter/innen, die Fortbildungen besucht haben? Wie stark ist die Organisation an externen Kennzahlen zur Dekubitusprophylaxe interessiert?

Anhang

Musterbewegungsplan – mit Beispiel

Name Patient / Bewohner

____

Bewegungsfähigkeiten des Patienten/Bewohners

- selbständig
- eingeschränkt
- immobil
- Bewegung medizinisch kontraindiziert
- kann Gesäß bewegen
- kann Extremitäten bewegen
- kann Kopf bewegen
- ______________________

Vorlieben des Patienten/Bewohners:

____

Datum	Uhrzeit	Pflegeintervention	Mikrobewegung	30 °	90 °	30 ° Bauchlage	Rücken	Mikrolagerung	Sitzen	Bettkante	Stuhl / Rollstuhl	gehen	Äußerung des Patienten / Bewohners	Haut-zustand	Intervall ↑,↓, ± 0	Handzeichen

Datum	Uhrzeit	Pflegeintervention	Mikrobewegung	30 °	90 °	30 ° Bauchlage	Rücken	Mikrolagerung	Sitzen	Bettkante	Stuhl / Rollstuhl	gehen	Äußerung des Patienten / Bewohners	Haut-zustand	Intervall ↑,↓, ± 0	Handzeichen
7.3.	9:15			li.									toleriert Lagewechsel	o.B.	± 0	A.A.
7.3.	11:15						✔						Bequemere Lage für den Patienten	li. Trochanter gerötet, Fingertest noch negativ	± 0	A.A.
7.3.	13:15			re.									toleriert Lagewechsel	Steiß gerötet, Fingertest noch negativ	↓	A.A.
7.3.	14:30			li.									toleriert Lagewechsel	Steiß o.B., re. Trochanter o.B.	± 0	A.A.

In diesem Beispiel ist die Methodik der Ermittlung eines individuellen Bewegungsintervalls verdeutlicht worden. Nach einem dreimaligen Lagewechsel und einer fortwährend bestehenden Hautrötung hat sich die Pflegekraft dazu entschieden, das Bewegungsintervall zu verkürzen. Das neue Bewegungsintervall beträgt somit zunächst 75 min. Wohlwissend, dass dieser Wert nur auf Basis des aktuellen Zustandes gilt und nur durch den Fingertest bestätigt werden kann.

Verfahrensanweisung zur Dekubitusprophylaxe 1/4: Risikoeinschätzung – Arbeitsalgorithmus

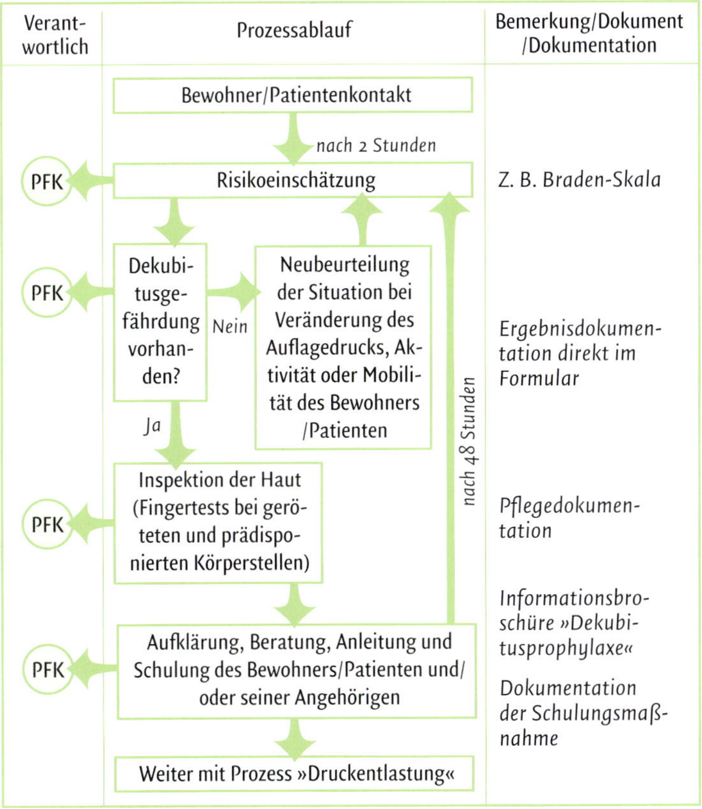

PFK = examinierte Pflegefachkraft

Die Risikoeinschätzung sollte dann routinemäßig alle 4 Wochen vorgenommen werden sowie unverzüglich bei Veränderung der Mobilität, der Aktivität oder/und des Auflagedrucks.

Verfahrensanweisung zur Dekubitusprophylaxe 2/4: Druckentlastung

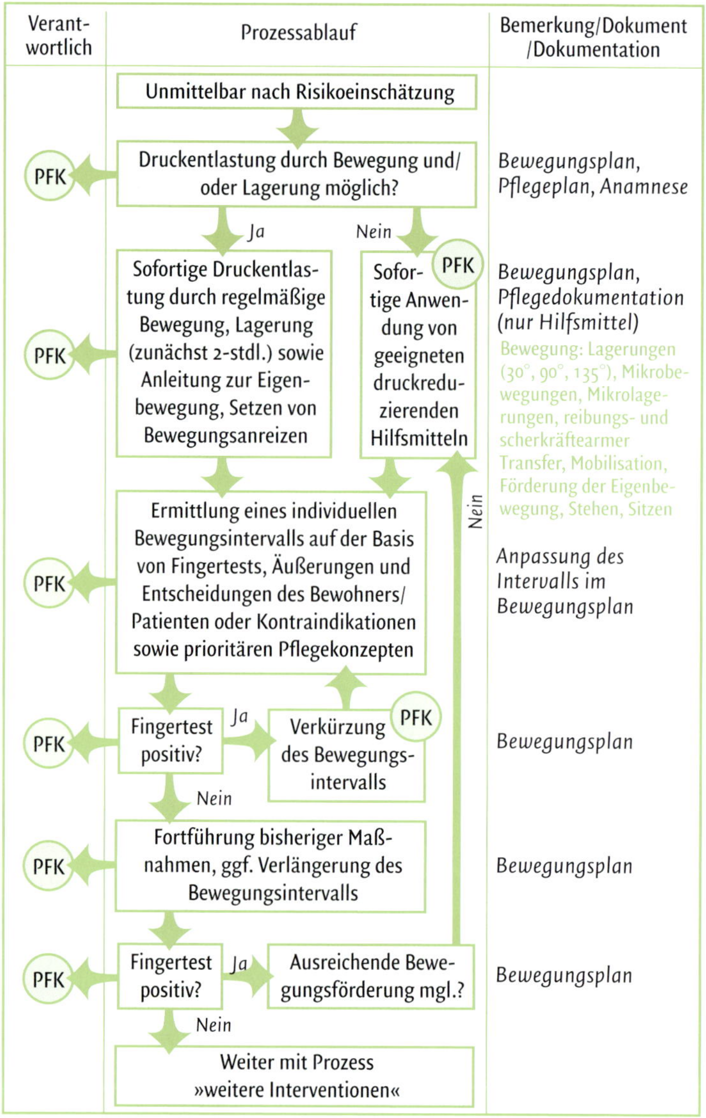

PFK = examinierte Pflegefachkraft
Die kontinuierliche Bewegungsförderung basiert auf den Eigenbewegungsmöglichkeiten des Bewohners/Patienten. Diese Ressourcen sind direkt in die Förderung der Eigenbewegung und dem reibungs- und scherkräftearmen Transfer einzubeziehen.

Verfahrensanweisung zur Dekubitusprophylaxe 3/4: Weitere Interventionen

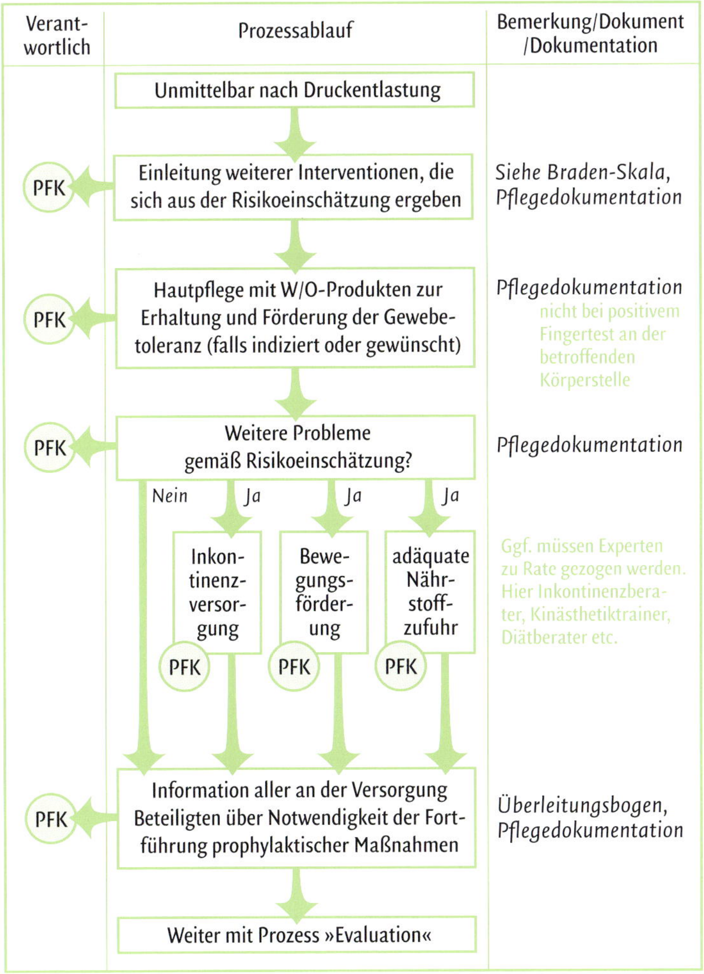

PFK = examinierte Pflegefachkraft

Verfahrensanweisung zur Dekubitusprophylaxe 4/4: Evaluation

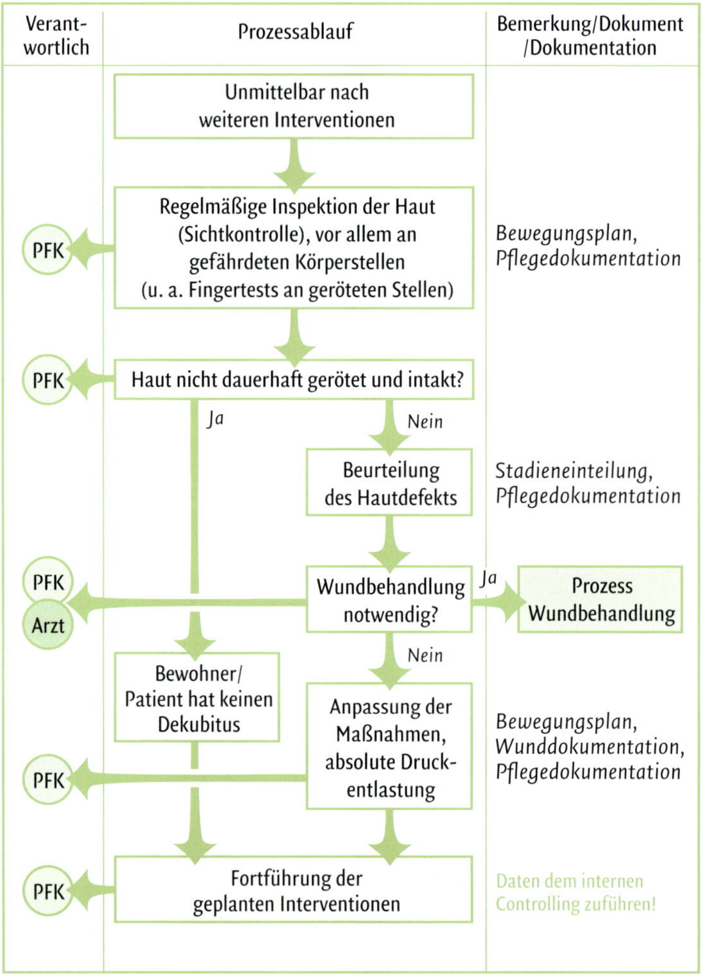

PFK = examinierte Pflegefachkraft

3. Sturzprävention

Einleitung

Derzeit bewegt die Verantwortlichen in der Altenpflege wohl kaum ein Thema mehr als die Sturzprävention. Durchaus hat die haftungsrechtliche Situation (vgl. Kap. 2) einen großen Anteil daran. Dennoch sind die Erkenntnisse in diesem Feld weit erforscht und mit dem 4. Nationalen Expertenstandard seit dem Jahr 2005 für die allgemeine Fachöffentlichkeit mit bestmöglich gesicherter Evidenz auch verfügbar.

Stürze gelten als eine der häufigsten Bedrohungen im Alter. Etwa ein Drittel aller älteren Menschen stürzt einmal pro Jahr. In der Konsequenz entstehen neben sozialer Isolation und Ängsten Behandlungskosten von mehr als 300 Millionen Euro. Aufgrund der Tatsache, dass Stürze häufig unbeobachtet vonstatten gehen, ist eine gesicherte Aussage zur Prävalenz jedoch nicht möglich. In der Altersstufe der über 85-jährigen Menschen beträgt die Inzidenz 5.61 Erststürze auf 1000 Patiententage.[22] Unzweifelhaft ist, dass Bewohner in Alten- und Pflegeheimen ein erhöhtes Sturzrisiko aufweisen. Angesichts des derzeit verfügbaren Wissens ist die Inzidenz von Stürzen auf ein Minimum anzustreben.

Neben der Dekubitusprävention ist die Sturzprävention das wesentlichste Programm zur Vermeidung oder Reduktion besonders folgenreicher Risiken für die betroffenen Menschen. Nicht selten ist ein Sturz in der Häuslichkeit der ursächliche Auslöser aktueller stationärer Pflegebedürftigkeit.

Auf der pflegefachlichen Ebene lässt sich auch hier der Anspruch an die Sturzprophylaxe mit der Standardsaussage und ihrer Begründung aus dem Expertenstandard beschreiben:

---

22) Halfon et al.: Risk of falls for hospitalized patients: a predictive model based on routinely available data. J Clin Epidemiol. 2001 Dec; 54(12): 1258-66

„Jeder Patient/Bewohner mit einem erhöhten Sturzrisiko erhält eine Sturzprophylaxe, die Stürze verhindert oder Sturzfolgen minimiert.
Stürze stellen insbesondere für ältere und kranke Menschen ein hohes Risiko dar. Sie gehen häufig mit schwerwiegenden Einschnitten in die bisherige Lebensführung einher, die von Wunden und Frakturen über Einschränkung des Bewegungsradius infolge verlorenen Vertrauens in die eigene Mobilität bis hin zum Verlust einer selbständigen Lebensführung reichen. Durch rechtzeitige Einschätzung der individuellen Risikofaktoren, eine systematische Sturzerfassung, Information und Beratung von Patienten/Bewohnern und Angehörigen sowie gemeinsame Maßnahmenplanung und Durchführung kann eine sichere Mobilität gefördert werden.“[23]

In diesem Abschnitt zur Sturzprophylaxe werden exemplarisch und deshalb sehr ausführlich die Inhalte einer Verfahrensanweisung zur Sturzprävention beschrieben. Es handelt sich dabei um einen Verfahrensvorschlag, der in angepasster Form in jeder Organisation Anwendung finden kann, in denen sturzgefährdete bzw. mit nicht kompensierten Sturzrisikofaktoren „behaftete“ Menschen behandelt oder gepflegt werden.

Vorschlag für eine organisationsunabhängige Verfahrensanweisung

Die Grundlage dieser Verfahrensanweisung bildet die DIN 55 350-11 (vgl. Kap. 7 und 10). Die inhaltlichen Ausführungen sind in Kap. 2 näher beschrieben.

Festlegung des Indikationsbereiches

Diese Verfahrensanweisung beschreibt die Vorgehensweise bei der pflegerischen Prozedur zur Sturzprophylaxe; dem Risiko-

---

23) Deutsches Netzwerk für Qualitätsentwicklung in der Pflege (Hrsg.): Expertenstandard Sturzprophylaxe in der Pflege – Entwicklung – Konsentierung – Implementierung, Osnabrück, 2006, S.27

management in dem Bereich der Prävention von Stürzen und sturzbedingten Folgen.

Spezielle Geltungsbereiche der Verfahrensanweisung

Für welche Leistungserbringer ist die Verfahrensanweisung entwickelt worden?

- Pflegefachkräfte (Altenpfleger/innen, Gesundheits- und Krankenpfleger/innen, Gesundheits- und Kinderkrankenpfleger/innen)

- sowie die bei der Durchführung im Rahmen von Delegation beauftragten Pflegehilfskräfte.

Für welche Klientel gilt die Verfahrensanweisung?

- Alle pflegebedürftigen bzw. betroffenen Menschen, bei denen ein Sturzrisiko nicht ausgeschlossen werden kann, bzw. bei denen Sturzrisikofaktoren identifiziert worden sind.

Zweck der Verfahrensanweisung

Basierend auf diesem Buchbeitrag können Einrichtungen diese allgemeingültige Verfahrensanweisung zur Implementierung ihrer organisationsspezifischen (zugeschnittenen) Verfahrensanweisung zum Thema Sturzprophylaxe innerhalb des einrichtungsinternen Qualitätsmanagementsystems nutzen. Folgende Zwecke verfolgt die Verfahrensanweisung:

- Durch eine konsequente Umsetzung der Verfahrensanweisung realisiert die Einrichtung Gesetzeskonformität und Vertragsfähigkeit gegenüber ihren Kunden (Pflegekassen, MDK, Heimaufsicht und Bewohner/innen u./o. deren gesetzlichen Vertretern).

- Durch eine konsequente Umsetzung der Verfahrensanweisung realisiert die Einrichtung Haftungsminimierung durch ein gezieltes Risikomanagement.

- Das Auftreten von Sturzereignissen und sturzbedingten Folgen wird bei einer konformen Anwendung der Verfahrensanweisung auf ein Minimum reduziert.

Ziele der Verfahrensanweisung

Ziele auf der Einrichtungsebene:

- Ein Sturzrisiko bzw. das Vorliegen von nicht kompensierten Sturzrisikofaktoren von betroffenen Pflegebedürftigen wird frühzeitig und rechtzeitig erkannt.
- Geeignete Interventionen im Bereich der Sturzprophylaxe werden aufgrund des aktuellen medizinisch-pflegerischen Wissens nach Absprache mit dem betroffenen Pflegebedürftigen vorgenommen und evaluiert.
- Jede Pflegefachkraft kann eine individuelle Sturzprophylaxe auf Basis gegebener Einschätzungsinstrumente und Checklisten zur tatsächlichen Bedarfsdeckung vornehmen.
- Eine angemessene, an den Bedürfnissen der Bewohner orientierte Sturzprophylaxe ist gewährleistet.
- Minimierung sturzbedingter Folgen (Verletzungen).

Formulierte Kundenanforderungen der Kranken- und Pflegekassen

- SGB XI § 11 (Pflichten der Pflegeeinrichtungen)
- SGB XI § 75 Abs. 2 (Rahmenvertrag – Leistungen)
- SGB XI § 80
- SGB XI § 80a (organisationsspezifische LQV)
- SGB V § 2 Abs.1
- SGB V § 12 Abs. 1 (Wirtschaftlichkeit)
- SGB V § 33 (Hilfsmittel)
- SGB V § 70 Abs. 1 (Wirtschaftlichkeit)
- SGB V § 128 (Hilfsmittelverzeichnis)

Formulierte Kundenanforderungen der betroffenen Bewohner/Patienten

- Leistungsansprüche gegenüber der Einrichtung – aus:
  - Pflichtenheft (Vertragsprüfung)
  - Heimvertrag
  - Grundgesetz (Schutz vor körperlicher Unversehrtheit).
- Leistungsansprüche gegenüber der GKV
  - Heilmittelrichtlinie v. 06.02.2001
  - bzgl. Hilfsmittel §§ 33, 128, 213 SGB V.

Weitere gesetzliche Anforderungen

- HeimG § 3 Abs.1
- HeimG § 11 Abs.1
- BGB § 280 Abs. 1 vertragliche Haftung
- BGB § 823 BGB deliktische Haftung
- StGB §§ 223, 34 StGB.

Zugrundegelegte Leitlinien, Expertenstandards und sonstige Literatur

Hier erfolgt durch die anwendende Einrichtung ein Transparenznachweis, dass durch die entsprechende Nutzung der evidenzbasierten Literatur zumindest dem Anschein nach auf dem aktuellen Wissensstand basierende Führungsvorgaben vorliegen und in der Praxis etabliert worden sind.

Direkte inhaltliche Bezugnahme

- DEUTSCHES NETZWERK FÜR QUALITÄTSENTWICKLUNG IN DER PFLEGE (HRSG.): Expertenstandard Sturzprophylaxe in der Pflege – Entwicklung, Konsentierung, Implementierung; Osnabrück, 2006

Unterstützende und zur Bewertung herangezogene Literatur

- BECKER, CLEMENS; LINDEMANN, ULRICH; RIßMANN, ULRICH: Sturzprophylaxe, Sturzgefährdung und Sturzverhütung in Heimen, Vincentz Verlag, Hannover, 2003

- DEGAM LEITLINIE: Ältere Sturzpatienten; Leitlinie der DEGAM Nr. 4, gekürzte Internetfassung, www.degam.de
- WAGNER, C. ET AL.: The effectiveness of quality systems in nursing homes, in: Quality Health Care, Vol. 10 (4), S. 211 – 217, 2001

Dokumentation der umgesetzten Verfahrensanweisung

Die Dokumentation erfolgt immer in der bewohner- oder patientenbezogenen Pflegedokumentation. Dabei wird die regelrechte Umsetzung der Verfahrensanweisung von der Abweichungsdokumentation unterschieden.

Dokumentation der regelrechten Umsetzung

- Die identifizierten Sturzrisikofaktoren werden in einem gesonderten Formular dokumentiert. (siehe Anhang)
- Individuelles Bewohner- und Patientenfallkonstrukt – Beschreibung und Durchführung präventiver Maßnahmen und Behandlungsprogramme werden in der Pflegeplanung dokumentiert.
- Die Durchführung eines Anleitungs- und Beratungsgesprächs wird im Pflegebericht dokumentiert.
- Äußerungen des Pflegebedürftigen als Reaktion oder Toleranz einer bestimmten Präventionsmaßnahme werden im Pflegebericht dokumentiert.
- Die Anpassung oder Beibehaltung von geplanten Maßnahmen wird in der Pflegeplanung dokumentiert.
- Die Evaluation des Pflegeerfolges wird im Pflegeplan nach festgesetzten Zeiträumen dokumentiert.
- Eine vorgenommene Umgebungsanpassung wird im Pflegebericht dokumentiert und bei Planungsrelevanz in die Pflegeplanung aufgenommen.
- Sturzereignisse werden im Sturzprotokoll und mit einem Verweis darauf im Pflegebericht dokumentiert (siehe Anhang).

Dokumentation einer Abweichung von der Verfahrensanweisung

Die Dokumentation der Abweichung erfolgt immer mit der Angabe einer Begründung. Mögliche Begründungen für Abweichungen von der Verfahrensanweisung:

- Entscheidungen des Pflegebedürftigen, die eine der Verfahrensanweisung konforme Diagnostik und Therapie unmöglich machen (z. B. Patient möchte keine Hüftprotektoren tragen).
- Geistige oder körperliche Einschränkungen, die die Diagnostik und Therapie gemäß der Verfahrensanweisung oder deren Umsetzung durch den Pflegebedürftigen unmöglich machen (kognitive Einschränkungen, Lähmungen etc.).

Alle Begründungen werden im Pflegeplan (als prozessuales Geschehen) und im Pflegebericht dokumentiert. Falls es sich um ein temporäres Ereignis handelt ausschließlich im Pflegebericht. Das Verhalten der Pflegekraft bei einer Abweichung von der Verfahrensanweisung wird zusätzlich in Kapitel 7 beschrieben.

Dokumentation in Abweichungs- und Fehlermeldeprotokollen

Abweichungen, die der verantwortlichen Pflegefachkraft (Wohnbereichsleitung, Stationsleitung, Pflegedienstleitung) unverzüglich vorgelegt werden müssen (je nach Fehler bzw. Risikopriorität):

- Jedes Sturzereignis, gem. Definition, auf einem Sturzereignisprotokoll.
- Neu aufgenommene Pflegebedürftige mit einem Sturzereignis in der Vergangenheit, besonders in den letzten 30 Tagen, auf einem Risikomeldeprotokoll.
- Abweichungen im Verlauf (beispielsweise Probleme bei der Akzeptanz bzw. Einhaltung von Interventionen bei der Sturzprävention oder massive Veränderungen im Allgemeinzustand) auf einem Risikomeldeprotokoll.
- Die Dokumentation eines Sturzereignisses kann auch datenbankgestützt erfolgen sofern vorgesehen.

Lenkung von Abweichungs- und Fehlermeldeprotokollen
Abweichungsprotokolle werden grundsätzlich nach Bearbeitung durch die verantwortliche Pflegefachkraft zwecks Fallbesprechung zum Beispiel in die wöchentliche Teamsitzung gelenkt und anschließend zwecks Analyse systematischer Fehler in das jährliche Management Review[24] einbezogen.
Nach der strukturellen Festlegung von Verantwortlichkeiten und Zielen kann nun die inhaltliche Aufbereitung des Themas erfolgen. Sämtliche inhaltliche Ausführungen beruhen auf dem vorliegenden Textmaterial des Nationalen Expertenstandards zur Sturzprophylaxe und der Sturzpräventionsleitlinie der DEGAM. Sofern andere Inhalte verwendet worden sind, wird dieses durch gesonderte Fußnoten ausgewiesen.

Thematische und inhaltliche Einführung

Jeder Mensch hat ein Risiko zu stürzen, sei es durch Unachtsamkeit oder bei einer sportlichen Betätigung. Über dieses alltägliche Risiko hinaus gibt es aber Stürze, deren Ursache im Verlust der Fähigkeit zur Vermeidung eines Sturzes liegt und die häufige Folge einer Verkettung und Häufung von Risikofaktoren sind. Den betroffenen Patienten oder Bewohnern, überwiegend ältere Menschen oder Menschen mit reduziertem Allgemeinzustand, gelingt es nicht mehr, den Körper in Balance zu halten oder ihn bei Verlust des Gleichgewichts wieder in Balance zu bringen bzw. Sturzfolgen durch intakte Schutzreaktionen zu minimieren. Physische Auswirkungen von Stürzen reichen von schmerzhaften Prellungen über Wunden, Verstauchungen und Frakturen bis hin zum Tod. Psychische Folgen können der Verlust des Vertrauens in die eigene

---

24) Vgl.: DIN EN ISO 9000:2000: Kapitel 3.25 Review des Qualitätssicherungssystems – Eine formelle Bewertung des Standes und der Angemessenheit des Qualitätsmanagementssystems in Bezug auf die Qualitätspolitik sowie auf Zielsetzungen durch die oberste Leitung.

Mobilität, die Einschränkung des Bewegungsradius oder sogar die soziale Isolation sein (aus der Präambel des Expertenstandards zur Sturzprophylaxe).

Eine wirksame Sturzprophylaxe zeigt sich dadurch, dass der Pflegebedürftige primär keinen Sturz erleidet bzw. sturzbedingte Folgen weitestgehend minimiert werden.

Der Expertenstandard zur Sturzprophylaxe ist zudem der allgemein erwartbare juristische Sorgfaltsmaßstab einer Pflegefachkraft (vgl. Kap. 7). Einschränkungen, die gegen eine konsequente Anwendung prophylaktischer Maßnahmen sprechen (kognitive Einschränkungen, starker Bewegungsdrang bei unsicherer Balance), tragen dem Umstand Rechnung, dass nicht jedes Sturzereignis vermeidbar ist.

Der Expertenstandard zur Sturzprophylaxe sowie die national und international verfügbaren Leitlinien liefern den verantwortlichen Pflegefachkräften wissenschaftlich begründete pflegerische Maßnahmen, deren Wirksamkeit belegt ist bzw. von anerkannten Experten empfohlen wird. Bei den Konzepten handelt es um eine theoriegeleitete Anwendung der Methode des Pflegeprozesses mit der Orientierung an den umfassenden Bedürfnissen der gefährdeten Personen. Der Zusammenarbeit mit anderen Gesundheitsfachberufen und den betroffenen Angehörigen kommt dabei eine erhebliche Bedeutung zu. Der Expertenstandard zur Sturzprophylaxe ist so allgemein gehalten, dass er für alle pflegerischen Einrichtungen und Praxisfelder gültig ist und den Forderungen der Rechtsprechung Genüge leistet.

Einteilung der Evidenzstärken nach AHCPR[25] 1992

Die Einteilung der Evidenzstärken ist bereits im Kapitel 2 beschrieben worden.

---

25) Agency of Health Care Policy an Research

Definition eines Sturzereignisses

Als Sturz im Sinne der DEGAM-Leitlinie ist zu verstehen: ein unfreiwilliges, plötzliches, unkontrolliertes Herunterfallen oder -gleiten des Körpers auf eine tiefere Ebene aus dem Stehen, Sitzen oder Liegen. Als Sturz bzw. Beinahe-Sturz ist es auch dann zu verstehen, wenn ein solches Ereignis nur durch ungewöhnliche Umstände, die nicht im Patienten selbst begründet sind, verhindert wird, z. B. durch das Auffangen durch eine andere Person.
Im Expertenstandard wird von einem erhöhten Sturzrisiko gesprochen, wenn es sich um eine über das alltägliche Risiko hinausgehende Sturzgefährdung handelt. Dabei wird ein Sturz in Anlehnung an die Kellog International Work Group on the Prevention of Falls by the Elderly (1987) wie folgt definiert:
„Ein Sturz ist jedes Ereignis, in dessen Folge eine Person unbeabsichtigt auf dem Boden oder auf einer tieferen Ebene zu liegen kommt."
Auf den zweiten Teil der Definition wurde im Expertenstandard verzichtet. Im zweiten Teil wird eingeschränkt, dass Ereignisse, die aufgrund „(...) eines Stoßes, Verlust des Bewusstseins, plötzlich einsetzender Lähmungen oder eines epileptischen Anfalls" eintreten, nicht als Stürze angesehen werden. Die Entscheidung, auf diese Einschränkung zu verzichten, wurde getroffen, da viele Stürze unbeobachtet geschehen und die eigentliche Ursache des Sturzes häufig nicht nachzuvollziehen ist.
Die Definition eines Sturzereignisses obliegt dennoch der leitenden, verantwortlichen Pflegefachkraft – diese Definition muss allen Beteiligten gleichsam bekannt sein.
Es empfiehlt sich, der Definition des Expertenstandards zu folgen, um die Vergleichbarkeit mit anderen Einrichtungen – bezogen auf mögliche Kennzahlen im Benchmarkprozess – zu gewährleisten.

Sturzarten

Der größte Teil von Stürzen älterer Menschen ist multifaktoriell bedingt und nicht monokausal die Folge einer Krankheit oder eines Funktionsdefizits.

Vielmehr führt meist die Interaktion verschiedener Einzeldefizite der Körperhaltung und/oder der Bewegung in Zusammenhang mit äußeren Bedingungen zum Sturz.
Aus diagnostischen und therapeutischen Gründen erweist sich die Einteilung in

- extrinsische Stürze (geringe Anzahl, Einwirkung von außen),
- synkopale Stürze (geringe Anzahl, Pathophysiologie z. B. kardiovaskulär),
- lokomotorische Stürze (große Anzahl, Überforderung und Dekompensation des lokomotorischen Systems)

als zweckmäßig, allerdings kann die Zuordnung zu der einen oder anderen Gruppe im Einzelfall schwierig sein, besonders vor dem Hintergrund, dass Stürze vielfach unbemerkt stattfinden.

Die wichtigsten Sturzrisikofaktoren

Intrinsische Risikofaktoren
Das individuelle Risiko zu stürzen, kann durch intrinsische Faktoren beeinflusst werden, die bei einer Faktorenanalyse zu berücksichtigen sind:

- Funktionseinbußen und Funktionsbeeinträchtigungen,
- Sehbeeinträchtigungen,
- Beeinträchtigung von Kognition und Stimmung,
- Erkrankungen, die zu kurzzeitiger Ohnmacht führen,
- Ausscheidungsverhalten,
- Angst vor Stürzen,
- Sturzvorgeschichte.

Extrinsische Risikofaktoren
Extrinsische Risikofaktoren werden ebenso identifiziert und analysiert:

- Verwendung von Hilfsmitteln,
- Schuhe (Kleidung),
- Medikamente,
- Gefahren in der Umgebung (innerhalb und außerhalb).

Assessmentverfahren zur Einschätzung des Sturzrisikos

Beurteilungsverfahren

Nach heutigem Wissensstand kann aufgrund unzureichender Erfüllung der üblichen Gütekriterien keine der bislang für die Pflege entwickelten Sturzrisikoskalen zur Ermittlung des Sturzrisikos mittels einer Punkteskala empfohlen werden. Oftmals ist die Einschätzung einer Pflegefachkraft in ihrer Vorhersagekraft den entwickelten Assessmentinstrumenten sogar überlegen.
Eine systematische Identifizierung der Sturzrisikofaktoren sollte auf der Basis einer Tabelle/Checkliste erfolgen (siehe Anhang). Dabei ist zu prüfen, ob ein Risikofaktor kompensiert oder nicht kompensiert ist und dadurch Planungsrelevanz erhält.
Beim Erstkontakt sollten alle Personen einer nicht-standardisierten Risikobeurteilung durch eine geschulte Pflegefachkraft unterzogen werden, die sich auf den klinischen Gesamteindruck und auf die Beachtung der oben genannten Risikofaktoren stützt.
Erst wenn sich durch den geschulten Blick der Pflegefachkraft erkennen lässt, dass die Ausprägung einzelner Sturzrisikofaktoren als nicht ausreichend kompensierbar eingeschätzt werden, erfolgt eine differenzierte Analyse mittels einer Risikofaktorencheckliste. Es kann jedoch derzeit nur unzuverlässig beurteilt werden, welche Risikofaktoren ein Sturzereignis mehr beeinflussen als andere.[26]

---

26) Einschränkung: vgl.: Becker, Clemens; Lindemann, Ulrich; Rißmann, Ulrich: Sturzprophylaxe, Sturzgefährdung und Sturzverhütung in Heimen, Vincentz Verlag, Hannover 2003, S. 12: Bei der Ulmer Untersuchung von Stürzen bei Heimbewohnern wurden Risikoindikatoren gemessen. Bei einem Sturz, der weniger als 30 Tage zurückliegt, betrug die Odds ratio (Risikoerhöhung) 18,2 gegenüber gemessenen Werten von 2-3 bei den anderen Risikoindikatoren.

Ebenso ist unbekannt, welche Risikofaktoren in Koexistenz das Sturzrisiko erhöhen. Deshalb kann und wird das Sturzrisiko nicht in einer Punktzahl ausgedrückt, sondern vielmehr mit der Feststellung: Eine gegenüber dem alltäglichen Sturzrisiko erhöhte Gefährdung liegt vor – ja oder nein.
Die Risikoeinschätzung erfolgt ausschließlich durch eine Pflegefachkraft.
Die folgende Abbildung soll das Risiko der Nutzung eines nicht zu empfehlenden Assessmentinstrumentes nochmals verdeutlichen.

Abbildung 2: Vergleich des Einsatzes der Braden-Skala im Gegensatz zum Tinetti Mobility Score: Verringerung der Vorhersagekraft, somit mehr Risiko im zu antizipierenden Bereich.

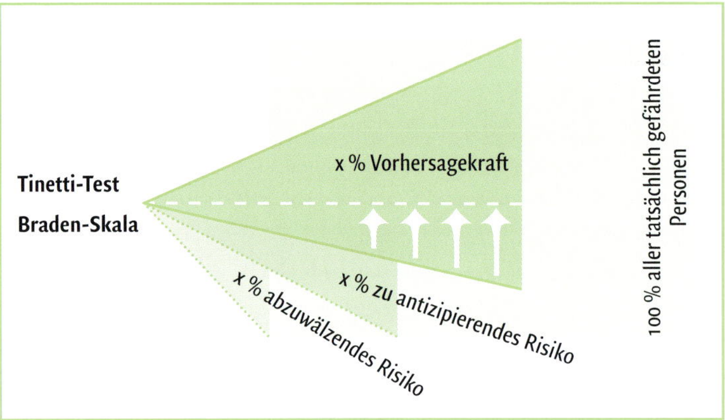

Zeitpunkte der Risikoeinschätzung

Der Zeitpunkt für die Risikobeurteilung sollte individuell festgelegt werden. Dennoch sollte die Risikobeurteilung innerhalb der ersten zwei Stunden nach stationärer Aufnahme des Bewohners oder Patienten erfolgen.

Wiederholte Risikoeinschätzung

Wenn bei der Erstbegutachtung ein Bewohner/Patient nicht als risikofaktorenbehaftet eingestuft wurde, sollte bei einer Änderung des klinischen Zustands des Bewohners/Patienten eine erneute Beurteilung erfolgen. Die Risikofaktorenanalyse ist ein dynamischer Prozess, weil Personen mit kompensierten Risikofaktoren z. B. durch eine Verschlechterung des Allgemeinzustandes zur Risikogruppe zählen könnten.

Ist mindestens ein Risikofaktor bei der ersten Erhebung identifiziert worden, sollte unabhängig davon eine Zweiterhebung nach 24 – 48 Stunden erfolgen. Erneute Einschätzungen werden individuell durch die betreuende Pflegefachkraft festgelegt.

Eine erneute Einschätzung hat zudem unverzüglich nach jedem Sturzereignis zu erfolgen.

Weitere Empfehlungen und wichtige Aspekte

Einer Veränderung der Medikation oder einem Ortswechsel (Zimmerwechsel) sind besondere Aufmerksamkeit zu schenken, da sich so das Sturzrisiko verändern kann.

Je akuter das Setting, desto häufiger ist eine erneute Risikofaktorenanalyse notwendig.

Präventive Maßnahmen zur Sturzprophylaxe

Aktuelles Wissen

Pflegefachkräfte müssen über aktuellstes Wissen zur Identifikation von Sturzrisikofaktoren verfügen. D. h. Wissen um die personenbezogenen und umgebungsbezogenen Risikofaktoren, um das Sturzrisiko gegenüber dem alltäglichen Risiko zu stürzen, abgrenzen zu können.

Anleitung, Information und Beratung

Die pflegerischen Maßnahmen zur Sturzpräventionen werden mit dem Betroffenen und ggf. seinen Angehörigen geplant und durchgeführt. Dabei setzt eine Einwilligung des Betroffenen in die prophylaktischen Maßnahmen das Wissen um die Art und das Ausmaß der Gefährdung und die nichtkompensierten Risikofaktoren voraus. Im Vordergrund steht dabei die Stärkung der Eigenverantwortung und Selbstpflegekompetenz des Betroffenen.

Entsprechende Informationen und Schulungsangebote für Betroffene und deren Angehörige sind entsprechend vorzuhalten (z. B Informationsbroschüre).

Die Kompetenzen des Betroffenen zur Mitwirkung an den prophylaktischen Maßnahmen werden durch die Pflegefachkraft beurteilt.

Zur Beratung gehören ebenfalls die wahrheitsgemäße Darstellung von Vor- und Nachteilen der präventiven Maßnahmen und deren Ziele, eine klare und verständliche Sprache, das Angebot von Interventionsalternativen und die Aufklärung über mögliche Folgen. Der Beratungsprozess wiederholt sich im Rahmen des Pflegeprozesses. Die Kommunikation der Sturzrisikofaktoren mit dem Hausarzt ist dabei zusätzlich von erheblicher Bedeutung (Einbezug Dritter zwecks Objektivierung).

Zielgruppenspezifische Interventionsprogramme

Den größten Nutzen zur Reduktion von Stürzen versprechen multifaktorielle Interventionen. Die Programme umfassen ein Paket von Maßnahmen, das darauf ausgerichtet ist extrinsische und intrinsische Risikofaktoren positiv zu beeinflussen oder sogar zu beseitigen. Zusätzlich kommen die sogenannten „common sense" Maßnahmen zum Einsatz. Diese Maßnahmen beruhen auf dem gesunden Menschenverstand. Sie werden zwar immer durchgeführt, sind jedoch häufig so banal, dass eine explizite Dokumentation unterbleibt. Zu den Maßnahmen gehören beispielsweise die Einstellung der optimalen Betthöhe für den Betroffenen, das Bereitlegen der Klingel in erreichbarer Nähe, das Feststellen von Bremsen an Betten und Nachttischen und die ausreichende Beleuchtung in der Nacht. Nach derzeitiger Studienlage ist die gesondert verordnete Medikation von Vitamin D und Kalzium zur Sturzprävention hilfreich (Reduktion der Schwankneigung).

Die Interventionsprogramme sind mit den Hausärzten und Physiotherapeuten gemeinsam zu entwickeln und abzustimmen.

Dabei ist zu berücksichtigen, dass für nicht einwilligungsfähige, dementiell beeinträchtigte Patienten/Bewohner zusammen mit

den Angehörigen oder dem Betreuer beurteilt wird, ob eine Intervention akzeptiert oder angenommen wird.
Freiheitsbeschränkende Maßnahmen sollten nicht zum Zweck der Sturzprävention eingesetzt werden. Die oberste Prämisse ist der Erhalt und die Förderung einer sicheren Mobilität. Solche Maßnahmen widerstreben der eigentlichen Zielsetzung. Es bieten sich Teilbettgitter zur Gewährleistung von Mobilität bei gleichzeitiger Steigerung des Sicherheitsbedürfnisses an.
Auf der Interventionsebene erfordern verschiedene Settings auch verschiedene Interventionen. Die Interventionsprogramme beinhalten die Abwägung des Einsatzes von Hüftprotektoren, die Schulung der Mitarbeiter und Bewohner, die Umgebungsanpassung, das Kraft- und Balancetraining und die Anpassung der Medikation. Diese Maßnahmen sollten immer gebündelt zur Anwendung kommen, erfahren jedoch in der ambulanten Pflege ihre Einschränkung, da die Pflegekraft dort nur beratend und unterstützend tätig werden kann. Im Krankenhaus sollten im Rahmen der Entlassungsplanung Interventionsprogramme angeregt, geplant und mit den externen Beteiligten abgestimmt werden, so dass nach einem Klinikaufenthalt zügig mit den Maßnahmen begonnen werden kann bzw. diese nur fortgesetzt werden müssen.
Der Einsatz von Hüftprotektoren und das Kraft- und Balancetraining spielen nach aktuellen Studien zufolge dennoch eine zentrale Rolle und sind auch als Einzelinterventionen sinnvoll.
Die Compliance beim Tragen des Hüftprotektors ist in der Betrachtung des Klientels in der stationären Altenpflege ein erheblicher Faktor für die Vermeidung hüftgelenksnaher Frakturen. Hier ist die Anleitung, Beratung und Kontrolle zur Tragehäufigkeit der Protektoren von großer Bedeutung. Das alleinige Zur-Verfügung-Stellen der Protektoren führt nicht automatisch zu einem positiven Effekt, wie Studien bereits belegt haben.
Die Präferenz des Betroffenen ist bei der Auswahl und Anwendung des Interventionsprogramms immer handlungsleitend (vgl. Kap. 8).

Anpassung von Hilfsmitteln und der Umgebung

Für die Analyse und Anpassung der Umgebungsfaktoren sind von der Einrichtung organisationstypische Checklisten zu entwickeln, deren Abarbeitung regelmäßig erfolgen soll (siehe Anhang).

Oftmals ergibt sich eine Umgebungsanpassung erst nach der Auswertung eines Sturzereignisses, wobei sie somit auch dem Zweck nach vorgesehen ist.

Die Umgebungsanpassung besteht aus mehreren Komponenten: aus der Identifikation sturzrelevanter Gefahrenquellen der individuellen Umgebung sowie aus Information und Beratung der betroffenen Patienten/Bewohner und den daraus resultierenden Anpassungsmaßnahmen. In der ambulanten Pflege empfiehlt sich besonders der Einbezug von Wohnraumberatungsstellen, da hier alle Maßnahmen nur eine Empfehlung der Pflegefachkräfte darstellen können.

Information interner und externen Beteiligter

Die Pflegefachkraft informiert die an der Versorgung des mit Sturzrisikofaktoren behafteten Betroffenen Beteiligten. Von der zuständigen Pflegefachkraft geht die Sicherstellung der Informationen zur kontinuierlichen Fortführung prophylaktischer Maßnahmen aus.

Beispielsweise ist die Weitergabe der Information über das Sturzrisiko eines Betroffenen an Therapeuten außerhalb der Station oder des Wohnbereichs ein wirksamer Beitrag zur Sturzprävention, da so ein einheitliches Handeln ermöglicht wird. Auch sollten Reinigungskräfte dann in die Informationsweitergabe einbezogen werden, wenn von ihnen z. B. Reinigungsarbeiten in den Räumlichkeiten der Bewohner oder Patienten durchgeführt werden. Bei solchen Tätigkeiten kann die Unkenntnis der Reinigungskräfte bezogen auf vorhandene Sturzrisikofaktoren fatale Folgen haben.

Zusammen mit den Therapeuten und den Pflegekräften sollte ein regelmäßiger Austausch in Form von Fallbesprechungen oder Visiten stattfinden, um fortwährend an der Verbesserung der Interventionen zu arbeiten. Ebenso gehören ein Vermerk und/oder eine Aufklärung über das Sturzrisiko an externe Beteiligte (Arztpraxen,

Therapeuten, Krankhäuser) ebenso zu den Sorgfaltspflichten einer Pflegefachkraft.

Sturzerfassung und Analyse

Jeder Sturz ist dokumentiert und analysiert – dieser Forderung sollte nicht nur aus haftungsrechtlicher Sicht nachgekommen werden. Sie setzt zunächst einmal voraus, dass jeder weiß, was ein Sturzereignis ist und was nicht.

Über das Sturzereignisprotokoll werden auch die sogenannten „Bagatellfälle“ dokumentiert. Sie sind oftmals die Vorboten eines folgenschwereren Sturzereignisses. Hier sind die Beteiligten nicht nur aus fachlicher Sicht gut beraten, rechtzeitig durch eine systematische Auswertung Kenntnisse über mögliche Zukunftsszenarien zu erhalten. Die Auswertung über Art, Häufigkeit, Umstände und Folgen von Stürzen ist erforderlich, um die Wirksamkeit, aber auch die Verbesserung des Interventionsprogramms belegen und planen zu können. Eine Analyse nach Pflegeeinheiten, Perioden oder Einrichtungen sollte durchgeführt werden[27] (vgl. Kap. 9). Erfolgt die Auswertung computergestützt, sind alle Parameter eines Sturzprotokolls sehr einfach auswertbar. Zur Vergleichbarkeit von Einrichtungen hat sich die Zahl der Sturzereignisse pro 1000 Pflegetage und das Verhältnis von gestürzten zu den nicht gestürzten Personen bewährt. Ebenso sollte ausgewertet werden, wie hoch die Tragehäufigkeit von Hüftprotektoren während der Sturzereignisse war.

Mitgeltende Dokumente

In diesem Abschnitt werden die verknüpften bzw. mitgeltenden Dokumente aufgezählt und benannt. Für den Bereich der Sturzprävention kommen dabei in Betracht:

---

27) Vgl.: DIN EN ISO 9001:2000 – 8.5.1 Ständige Verbesserung: Die Organisation muss die Wirksamkeit des Qualitätsmanagementsystems durch Einsatz der Qualitätspolitik, Qualitätsziele, Auditergebnisse, Datenanalyse, Korrektur- und Vorbeugungsmaßnahmen sowie Managementbewertung ständig verbessern.

- Instrument zur Sturzrisikofaktorenanalyse,
- Checkliste zur Umgebungsberatung und Anpassung,
- Informationsbroschüre für die Betroffenen und Angehörigen,
- Sturzereignisprotokoll,
- Fehlermeldung, Risikoabweichungsprotokoll (z. B. ein Patient Bewohner lehnt Hüftprotektoren ab).

Querverweise auf andere Verfahrensanweisungen sind organisationsindividuell zu handhaben. Sehr wesentlich scheint jedoch die Bezugnahme innerhalb von Anweisungen zum Thema Ernährung, Medikation, Pflegeplanung, Pflegedokumentation und Pflegevisite zu sein. Von großer Bedeutung sind ebenso Inhalte von weiteren handlungsleitenden Pflegestandards wie dem Umgang mit Inkontinenz.

Überwachungsverfahren und Controlling

Bei den Überwachungsverfahren und der Durchsetzung der Anwendung zeigt sich die tatsächliche Verwirklichung von evidenzbasierter Praxis (vgl. Kap. 9).
Zu jeder Verfahrensanweisung gehört ein Auditinstrument, welches die Wirksamkeit der Verfahrensanweisung belegt und die Legitimation des Entwicklungstandes der Anweisung ist. Ein exemplarisches Audit ist Bestandteil des Expertenstandards im Bericht über das Implementierungsprojekt. Diese Audits bzw. Teile daraus sollten angereichert werden mit spezifischen Inhalten der Verfahrensanweisung in einem internen Verfahrensaudit zum Einsatz kommen. Zudem kommen Pflegevisiten einem auditnahem Verfahren gleich, welche prozessual begleitend die Konformität der Pflegekraft zum Verfahren belegen. Die Frage lautet dabei immer: „Ist der Anwender in der Lage, die Verfahrensanweisung zu reproduzieren, wenn er entsprechend dazu befähigt wurde?"

Monatliche Datenerfassung

- Anzahl der mit Sturzrisikofaktoren behafteten Bewohner/Patienten (lt. Risikofaktorenanalyse).

- Anzahl der Bewohner/Patienten im Organisationsbereich mit einem Sturzereignis im letzten Monat.
- Anzahl der Bewohner/Patienten, die mindestens zwei mal im letzten Monat gestürzt sind.
- Anzahl der Bewohner/Patienten, die im letzten Monat vor dem Einzug oder der Aufnahme gestürzt sind.
- Die weitere Datenerfassung obliegt der Pflegedienstleitung in der Auswertung der Sturzereignisprotokolle.

Jährliche Erfassung

- Verlaufsdarstellung und Jahresauswertung monatlicher Datenerhebungen im Management – Review,
- Darstellung bezogen auf 1000 Pflegetage,
- Berechnung möglicher periodisierter Vergleiche, wie Häufigkeit und Art von Stürzen, sturzbedingte Verletzungen und andere Folgen, Tragehäufigkeit von Hüftprotektoren während der Sturzereignisse,
- periodisierter Vergleich von Wohnbereichen/Organisationseinheiten oder gesamten Einrichtungen, nicht nur gleicher Trägerschaft.

Benchmarking

Die erhobenen Daten werden mit Daten aus der jährlichen Prävalenzerhebung der Humboldt-Universität-Berlin und anderen Erhebungen diverser Institute (vgl. Fachbereiche deutschsprachiger Universitäten) verglichen. Eine entsprechende Risikoadjustierung wird dabei beachtet (vgl. Kap. 9).

Vorschläge für Bildungsinterventionen

Die Bildungsintervention ist eine Schlüsselintervention zur Verwirklichung der Verfahrensanweisung. Das Wissen der Pflegekräfte und der Erfolg der Interventionen sind unmittelbar miteinander verknüpft. Folgende Empfehlungen können formuliert werden bzw. lassen sich in der vorliegenden Literatur finden:

Beschaffung notwendiger Basisliteratur

- zum Thema Sturz und Sturzprophylaxe,
- Aufnahme dieser Literatur in die hauseigene Fachbibliothek,
- Basisliteratur, siehe zugrundegelegte Leitlinien und Literatur Seite 76.

Gemeinsame „Lesearbeit" im Team

Während der Einführung einer Verfahrensanweisung sollte beispielsweise 1 x wöchentlich 1 - 2 Std. eine gemeinsame Lesearbeit stattfinden. Ohne theoretische Fundierung ist das Vorhaben sinnlos.

Das gemeinsame Lesen hat den Vorteil, dass Fragen, Unklarheiten, Begriffe, Umgang mit Verfahren etc. direkt besprochen werden können.

Der Nachweis der „Lesearbeit" erfolgt durch Protokollierung!

Seminare

Zu Beginn der Einführung einer Verfahrensanweisung sollten möglichst alle Mitarbeiterinnen des Pflegebereiches durch interne oder externe Referenten geschult werden. Verschiedene Institutionen bieten fortlaufend sowohl externe Seminare als auch Inhouseseminare für Ihre Einrichtungen an.

Empfehlungen und wichtige Aspekte: Fortbildung und Schulung

Ärzte und Pflegefachkräfte mit besonderer Erfahrung im Umgang mit sturzgefährdeten Patienten/Bewohnern sollten ihr Wissen und ihre Fertigkeiten an Mitarbeiter in der Umgebung weitergeben.

Fortbildungs- und Trainingsmaßnahmen sollten interdisziplinär durchgeführt werden.

Folgende Punkte sollten die Fortbildungs- und Trainingsmaßnahmen umfassen:

- Sturzrisikofaktoren (inkl. Einfluss der Medikation)
- Physiologie der Balance und des posturalen System

- Schwächen und Einsatzmöglichkeiten von Risikoskalen
- Umgebungsanpassung und -beratung
- Einsatz, Auswahl und Anpassung von Hilfsmitteln (z. B. Hüftprotektoren)
- sachgerechte Dokumentation von Maßnahmen zur Sturzprophylaxe
- Rollenverteilung und Verantwortlichkeiten der Mitglieder des interdisziplinären Teams
- Grundsätze und Vorgehensweisen beim Verlegen von Bewohnern/Patienten von einer Pflegeeinrichtung zu einer anderen
- korrektes Ausfüllen eines Sturzereignisprotokolls
- korrekte Umsetzung und Anwendung der Verfahrensanweisung.

Informationen zur Risikofaktorenanalyse und zu präventiven Maßnahmen sollten allen interessierten und geeigneten Bewohnern/Patienten angeboten werden. Dabei sollten, falls möglich, die Betreuer mit einbezogen werden.
Die Fortbildung von Bewohnern/Patienten und Betreuern sollte folgende Punkte beinhalten:

- persönliche Risikofaktoren bezogen auf ein Sturzereignis,
- Möglichkeiten des Kraft- und Balancetrainings,
- Einsatz, Auswahl und Anpassung von Hilfsmitteln (z. B. Hüftprotektoren),
- Anpassung von Umgebung, Schuhwerk und Kleidung,
- Verhalten nach einem Sturz,
- Adressen, die im Bedarfsfall weiter beraten und helfen,
- Betonen der Notwendigkeit, unverzüglich professionellen Rat einzuholen, falls sich die Risikofaktoren verändern.

Übersetzung und Anwendung der Inhalte zur Sturzprophylaxe auf die Merkmale der HRO´s

In der folgenden Tabelle werden die Merkmale der hoch reliablen Organisationen (HRO´s) auf den Themenbereich der Sturzprophylaxe angewendet.

Tabelle 1: Merkmale hoch zuverlässiger Pflegeeinrichtungen im Hinblick auf die Sturzprophylaxe

HRO-Merkmale	Relevanz für die Dekubitusprophylaxe
Konzentration auf Fehler	Wie werden Sturzereignisse erfasst und analysiert? Wie geht das Pflegeteam mit sich wiederholenden Sturzereignissen um? Ist Erfolg der Sturzprophylaxe immer ein vermiedener Sturz oder auch die Verminderung sturzbedingter Folgen? Wie stark zeigt sich die Pflegedienstleitung am Erfolg der Sturzprophylaxe interessiert? Wie geht die Organisation mit Sturzereignissen um, die mit einer verbesserten Wissensbasis hätten vermieden werden können?
Keine vereinfachenden und personifizierenden Interpretationen	Was tut die Einrichtung zur Etablierung einer non-punitiven (nicht strafendenden) Fehlerkultur? Wie stellt sich die Organisation zu Aussagen wie: „Ein Sturz gehört zum alltäglichen Lebensschicksal alter Menschen“? Werden die Ergebnisse interner Audits und des Controllings im Pflegeteam besprochen?
Sensibilität für betriebliche Abläufe und Beziehungen	Wo und wie werden die kernpflegerischen Prozesse analysiert? Nimmt der direkte Fachvorgesetzte (auch die PDL) regelmäßig an Besprechungen des Pflegeteams, aber auch an Pflegevisiten teil? Werden Sturzereignisprotokolle einer Auswertung und Reflexion zugeführt?

HRO-Merkmale	Relevanz für die Dekubitusprophylaxe
Antizipation und Flexibilität	Wie stark stützen sich die Pflegekräfte auf die Beurteilungskraft einer Sturzrisikoskala, sofern diese noch Verwendung findet? Sind Schulungen im Umgang mit Risikoeinschätzungsinstrumenten und deren Probleme angeboten und durchgeführt worden? Ist Ihnen die Quote der Betroffenen bekannt, die aufgrund eines formalen Assessments als nicht sturzgefährdet gelten, aber trotzdem gestürzt sind? Wissen die Mitarbeiter, wie sie reagieren müssen, wenn sich eklatante Änderungen im Zustand des Betroffenen auftun? Wie wird mit den Mitarbeitern verfahren, wenn sich ihre Reaktion auf diesen Zustand als falsch herausgestellt hat?
Respekt vor fachlichem Wissen und Können	Wie werden die unterschiedlichen Wissensbestände und Erfahrungen der Mitarbeiter vernetzt? Wie werden besondere Interessen und Fähigkeiten (interne Evidenzen) von Mitarbeiter/innen geschätzt und für die Organisation nutzbar gemacht? Gibt es fachspezifische Spezialisten (Sturzpräventionsexperten, Inkontinenzbeauftragte, Kraft- und Balancetrainer), die Mitarbeiter/innen abteilungsübergreifend zu Rate ziehen können? Wie wird der Zugriff auf aktuelles wissenschaftlich abgesichertes Pflegewissen (externe Evidenzen) sichergestellt? Würde es in Ihrer Einrichtung auffallen, wenn Sie keine Pflegefachliteratur lesen? Wie wird der jeweils aktuelle Bildungsbedarf ermittelt? Welche Möglichkeiten der Explizierung (präsentieren, darstellen, verbreiten, austauschen) von Wissen bietet die Einrichtung ihren Mitarbeiter/innen, die Fortbildungen besucht haben? Wie stark ist die Organisation an externen Kennzahlen zur Sturzprophylaxe interessiert?

Anhang

Dokument zur Risikofaktorenanalyse

Instrument zur Erfassung von Sturzrisikofaktoren

Einrichtung: ______________________ ☐ Standort 1 ☐ Standort 2

Wohnbereich/Station: ☐ 1 ☐ 2 ☐ 3 ☐ 4

Bewohner-/Patientenname: ______________________

Sturzrisikofaktorenanalyse						
Intrinsische Risikofaktoren	kompensiert	nicht kompensiert	kompensiert	nicht kompensiert	kompensiert	nicht kompensiert
1. Funktionseinbußen und Funktionsbeeinträchtigungen	☐	☐	☐	☐	☐	☐
2. Sehbeeinträchtigungen	☐	☐	☐	☐	☐	☐
3. Beeinträchtigung von Kognition und Stimmung	☐	☐	☐	☐	☐	☐
4. Erkrankungen, die zu kurzzeitiger Ohnmacht führen	☐	☐	☐	☐	☐	☐
5. Ausscheidungsverhalten	☐	☐	☐	☐	☐	☐
6. Angst vor Stürzen	☐	☐	☐	☐	☐	☐
7. Sturzvorgeschichte	☐	☐	☐	☐	☐	☐
Extrinsische Risikofaktoren	kompensiert	nicht kompensiert	kompensiert	nicht kompensiert	kompensiert	nicht kompensiert
8. Verwendung von Hilfsmitteln	☐	☐	☐	☐	☐	☐
9. Schuhe (Kleidung)	☐	☐	☐	☐	☐	☐
10. Medikamente	☐	☐	☐	☐	☐	☐
11. Gefahren in der Umgebung	☐	☐	☐	☐	☐	☐
Ist ein planungsrelevantes Sturzrisiko nach Einschätzung der Risikofaktoren und der individuellen Beurteilung durch die Pflegefachkraft vorhanden?	Ja ☐	Nein ☐	Ja ☐	Nein ☐	Ja ☐	Nein ☐
Datum/Handzeichen der verantwortlichen Pflegefachkraft	Datum: Hdz.:		Datum: Hdz.:		Datum: Hdz.:	

Erläuterungen der Risikofaktoren rückseitig.

Erläuterungen zu den häufigsten Sturzrisikofaktoren (Expertenarbeitsgruppe Sturzprophylaxe 2004)

Sturzrisikofaktorenanalyse

Intrinsische Risikofaktoren

1) Funktionseinbußen und Funktionsbeeinträchtigungen
Probleme mit der Körperbalance/dem Gleichgewicht
Gangveränderungen/eingeschränkte Bewegungsfähigkeit
Erkrankungen, die mit veränderter Mobilität, Motorik und Sensibilität einhergehen:
- Multiple Sklerose
- Parkinson'sche Erkrankung
- Apoplexie/apoplektischer Insult
- Polyneuropathie
- Osteoathritis
- Krebserkrankungen
- Andere chronische Erkrankungen/schlechter klinischer Allgemeinzustand

2) Sehbeeinträchtigungen
- Reduzierte Kontrastwahrnehmung
- Reduzierte Sehschärfe
- Ungeeignete Brillen

3) Beeinträchtigung der Kognition und Stimmung
- Demenz
- Depression
- Delir

4) Erkrankungen, die zu kurzzeitiger Ohnmacht führen
- Hypoglykämie
- Haltungsbedingte Hypotension
- Herzrhythmusstörungen
- TIA (Transitorische ischämische Attacke)
- Epilepsie

5) Ausscheidungsverhalten
- Dranginkontinenz, Nykturie
- Probleme beim Toilettengang

6) Angst vor Stürzen

7) Sturzvorgeschichte

Extrinsische Risikofaktoren

8) Verwendung von Hilfsmitteln

9) Schuhe (Kleidung)

10) Medikamente
- Psychopharmaka
- Sedativa/Hypnotika
- Antiarrhythmika

11) Gefahren in der Umgebung

Innerhalb von Räumen und Gebäuden:
- Schlechte Beleuchtung
- Steile Treppen
- Mangelnde Haltemöglichkeiten
- Stolpergefahren
- (z. B. Teppichkanten, herumliegende Gegenstände, Haustiere)
- Glatte Böden

Außerhalb von Räumen und Gebäuden:
- Unebene Gehwege und Straßen
- Wetterverhältnisse (Glatteis, Schnee ...)
- Mangelnde Sicherheitsausstattung (z. B. Haltemöglichkeiten, Beleuchtung)

Diese Erläuterungen sichern die Reliabilität der Faktorenanalyse.

Checkliste zur Umgebungsanalyse und -anpassung

Prüfung	Ergebnis planunsrelevant		Anpassung erfolgt	
	Ja	Nein	Ja	Nein
Laufwege frei, ohne Hindernisse?				
Sturzfallen vorhanden?				
Beleuchtung ausreichend?				
Sitzgelegenheiten ausreichend und angepasst?				
Beschaffenheit des Fußboden?				
Haltemöglichkeiten vorhanden?				
Rutschfeste Unterlagen im Bad- und Nassbereich?				
Bettbremsen fest?				
Bett in niedrigster/optimaler Position arretiert?				
Benötigte Gegenstände gut erreichbar für den Bewohner platziert?				
Verhaltensregeln nach einem Sturz mit dem Bewohner besprochen?				
Schuhe des Bewohners/Patienten auf Stabilität und Rutschfestigkeit überprüft?				
Hilfmittelgebrauch und -bedarf angemessen und fachgerecht?				
Datum: ______________________	Unterschrift: ______________			

Diese Checkliste kann lediglich als Beispiel dienen; eine Checkliste, individuell auf die Einrichtung, das Klientel und den Erschließungs- und Umgebungsbereich hin ausgerichtet, ist dringend zu entwickeln und vorzuhalten.

Sturzereignisprotokoll

Bewohner-/Patientendaten

Name (Druckbuchstaben): ______

Vorname (Druckbuchstaben): ______

Geburtsdatum: (TT.MM.JJJJ): ______

Einrichtung: ☐ 1 ☐ 2

Wohnbereich/Station: ☐ 1 ☐ 2 ☐ 3 ☐ 4

Pflegestufe: ☐ 0 ☐ 1 ☐ 2 ☐ 3

Aufnahmedatum (TT.MM.JJJJ):

Sturzdokumentation

Datum des Sturzes (TT.MM.JJJJ): ______ Uhrzeit (HH:MM): ______

Letzter Bewohner/Patientenkontakt (HH:MM): ______

Falls Uhrzeit nicht bekannt,
wann wurde der Bewohner/Patient vorgefunden (HH:MM): ______

Sturzvorgang (*Angaben des Bewohners/Patienten, Umstände, Aktivitäten vor dem Sturz [auch Angaben der Pflegekraft]*): ______

______

Sturz beobachtet? ☐ Ja ☐ Nein

Wenn ja, von wem? ______

Sturzort: ______

Bewusstseinslage

Vitalzeichen:

Blutdruck: ______ mm/Hg

Puls: ______ bpm

Blutzucker: ______ mg/dl

Vigilanz:

☐ Wach ☐ Ansprechbar ☐ Klar ☐ Schläfrig ☐ Bewusstlos

Äußerungen des Bewohners/Patienten: ______

______

______

Sturzfolgen

Sichtbare Sturzfolgen:

Fraktur Hämatom Prellung Platzwunde
Schürfwunde Keine sichtbaren Verletzungen
Sonstige, und zwar: ____________________

____

Beschreibung der Verletzungen (Art, Schwere, Lokalisation, Schmerz etc.):

____

____

Bewohnerindividuelle Variablen

Freiheitsentziehende Maßnahmen:

Sind diese vorgesehen? Ja Nein

Wenn ja, welche? Bettgitter Stecktisch Bauchgurt
Rollstuhlbremse Rollstuhlgurt Medikamente Sonstige

Wurden diese Maßnahmen während des Sturzereignisses angewandt?
Ja Nein

Sturzvorgeschichte/letzter Sturz:

Heute (nicht der aktuelle) Vor 7 Tagen
Innerhalb der letzten 30 Tage Innerhalb des letzen Jahres

Präventive Maßnahmen:

War der Bewohner/Patient schon als sturzrisikogefährdet/sturzrisikobehaftet bekannt? Ja Nein

Kam bei diesem Bewohner/Patienten bereits das multifaktorielle Sturzpräventionsprogramm zum Einsatz? Ja Nein

Gibt es Faktoren, die die Anwendung des Programms unmöglich machen?
Ja Nein

Wenn ja, welche (ausführliche Erläuterung erforderlich)?:

____

Hüftprotektor:

Vorhanden Nicht vorhanden/Nicht getragen zum Zeitpunkt des Sturzes. Warum nicht (wenn Nein, ausführliche Erläuterung erforderlich)?:

____

Risikofaktoren

Intrinsische Risikofaktoren:

- Funktionseinbußen und Funktionsbeeinträchtigungen
- Ausscheidungsverhalten
- Sehbeeinträchtigungen
- Angst vor Stürzen
- Beeinträchtigung der Kognition und Stimmung
- Sturzvorgeschichte
- Erkrankungen, die zu kurzzeitiger Ohnmacht führen

Extrinsische Risikofaktoren:

- Verwendung von Hilfsmitteln
- Medikamente
- Schuhe (Kleindung)
- Gefahren in der Umgebung

(Die einzelnen Beschreibungen der Risikofaktoren sind der Rückseite der Risikofaktorenanalyse zu entnehmen.)

3

Maßnahmen

Angehörige/Betreuer informiert? ☐ Ja ☐ Nein

Arzt informiert? ☐ Ja ☐ Nein

Diagnostik durch Arzt erfolgt, eingeleitet, angeordnet?

☐ Ja, welche? ______________________________

____

☐ Nein

Therapeutische Maßnahmen vor Ort:

☐ Ja, welche? ______________________________

____

☐ Nein

Dokumentation im Pflegebericht erfolgt? ☐ Ja ☐ Nein

(Es ist nur ein Verweis auf dieses Dokument notwendig!)

Weitere Maßnahmen:

☐ Ja, welche? ______________________________

____

Pflegekraft: ______________________________

Name, Vorname: ______________________________

Protokoll an die PDL weitergeleitet? ☐ Ja ☐ Nein

Unterschrift: ______________________________

Verfahrensanweisung zur Sturzprophylaxe 1/3 – Arbeitsalgorithmus

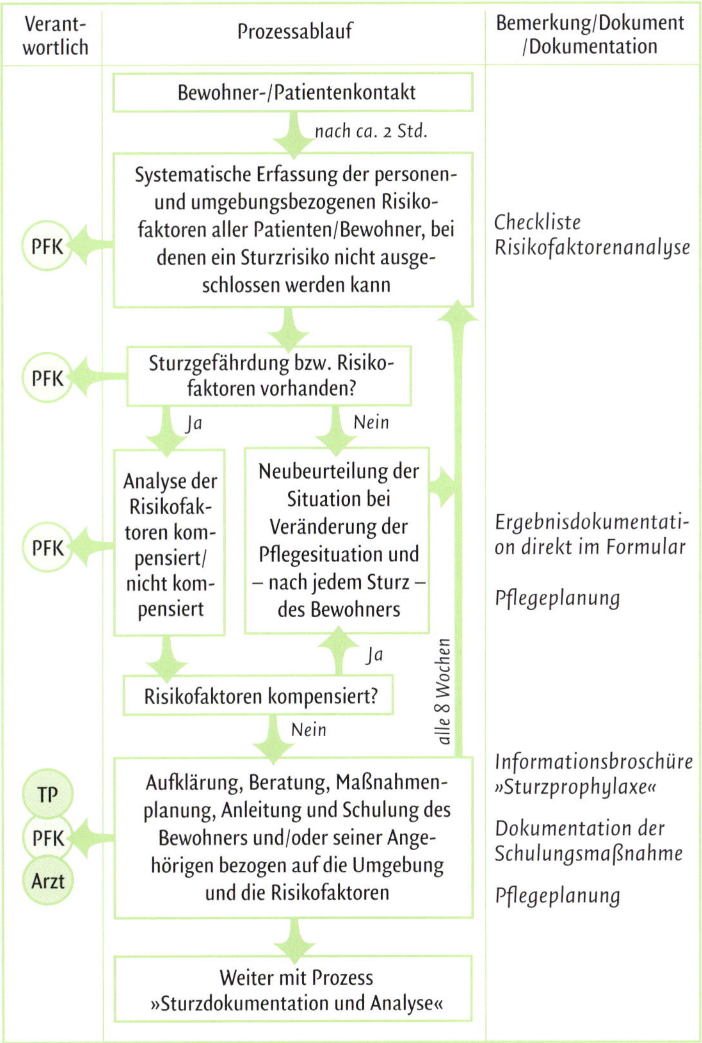

PFK = examinierte Pflegefachkraft, PDL = Pflegedienstleitung, TP = Therapeut, QZ = Qualitätszirkel

Verfahrensanweisung zur Sturzprophylaxe 2/3

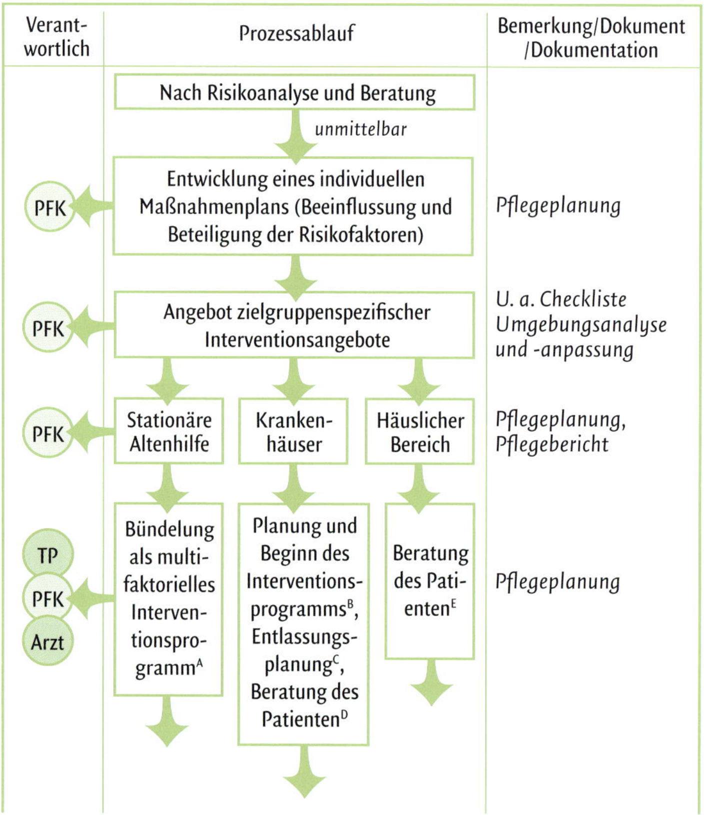

weiter auf der nächsten Seite

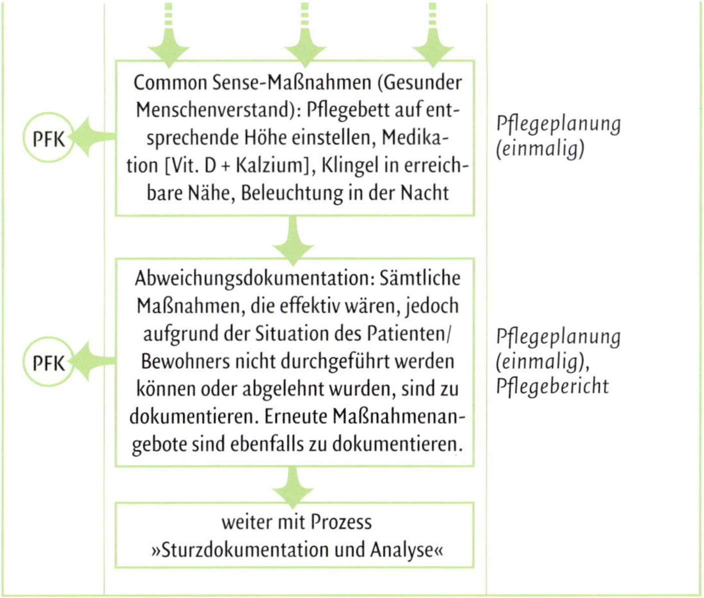

PFK = examinierte Pflegefachkraft, PDL = Pflegedienstleitung, TP = Therapeut, QZ = Qualitätszirkel

[A] Schulung der Mitarbeiter, Kraft- und Balancetraining, Modifikation der Räumlichkeiten, Hüftprotektoren

[B] ggf. Beginn Kraft- und Balancetraining, Modifikation der Räumlichkeiten, Hüftprotektoren

[C] Information der Berufsgruppen

[D] Trainingsmaßnahmen zu Hause, Wohnraumberatungsstellen

[E] Trainingsmaßnahmen zu Hause, Wohnraumberatungsstellen, Wohnraumanpassung, Kontakt Hausarzt

Verfahrensanweisung zur Sturzprophylaxe 3/3

Verantwortlich	Prozessablauf	Bemerkung/Dokument/Dokumentation
	Nach Durchführung der Maßnahmen	
PFK	Bewohner ist gestürzt? – Nein → Fortführung des Interventionsprogramms (PFK) → zurück zu „Nach Durchführung der Maßnahmen“; Ja ↓	*Pflegeplanung*
PFK	Information des Arztes (sofern notwendig)	*Sturzprotokoll, Verweis im Pflegebericht*
PFK	Ausfüllen des Sturzprotokolls	*Sturzprotokoll, Verweis im Pflegebericht*
PFK	Ggf. Anpassung der Interventionsmaßnahmen	*Pflegeplanung*
PFK	Neueinschätzung der Sturzrisikofaktoren	*Sturzprotokoll, Checkliste Risikofaktorenanalyse*
PDL	Eingabe der Sturzprotokolle in eine Datenbank zwecks Auswertung	*Access Datenbank*
	↓ *alle 3 Monate*	
PDL	Analyse: Sturzort, Sturzuhrzeit, Pflegestufen, Prävalenz, Sturzhäufigkeit, Verletzungen, Alter, Protektorennutzung, Risikofaktoren	*Bericht an oberste Leitung*
PDL, QZ	Weitere Planung und Evaluation der Sturzpräventions-VA	
	Weiter mit Fortführung der Maßnahmen	

PFK = examinierte Pflegefachkraft, PDL = Pflegedienstleitung, TP = Therapeut, QZ = Qualitätszirkel

4. Mangelernährung – Prävention

Problemskizze

Die Ernährungs- und Flüssigkeitsversorgung älterer und pflegebedürftiger Menschen ist ein wesentlicher pflegerischer Kernprozess in der Versorgungs- und Dienstleistungsstruktur stationärer Altenhilfeeinrichtungen. Unter Berücksichtigung ernährungswissenschaftlicher und gerontologischer Aspekte umfasst dieser „Kernprozess" durchaus therapeutische Qualitäten und Anforderungen, die nicht reduziert werden können auf die Gestaltung eines ansprechenden Gastronomiekonzeptes in Hotelambiente. Die Thematik sorgte jedoch gerade in der Vergangenheit für überwiegend negative Schlagzeilen, in die insbesondere stationäre Pflegeeinrichtungen geraten sind. In teils massiven Anschuldigungen wird den betroffenen Einrichtungen vorgeworfen, Verursacher von Mangelernährungszuständen bei Heimbewohnern zu sein.[28] Aber nicht nur in der allgemeinen Fernseh- und Presseberichterstattung findet das Thema Beachtung. Auch Heimaufsichten und Medizinische Dienste der Krankenkassen (MDK) berichten im Rahmen von Heimbegehungen gem. § 15 Heimgesetz und Qualitätsprüfungen gem. §§ 112 und 114 SGB XI von teilweise erheblichen Defiziten im Bereich der Ernährung und Flüssigkeitsversorgung von pflegebedürftigen Heimbewohnern. Neben Mängeln im Bereich der Umsetzung des Pflegeprozesses und im Bereich der Dekubitusprophylaxe und -therapie, sind die vom MDK festgestellten Defizite bei Ernährung und Flüssigkeitsversorgung die am häufigsten festgestellten Qualitätsmängel in der stationären Pflege[29].

28) Stern: Wenn Senioren verhungern, 20.02.2004; Spiegel-online: Jeder fünfte Pflegebedürftige unterernährt, 29.04.2004; Report ARD: Abgemagert – Wie Schwerkranke in Pflegeheimen hungern müssen, 26.04.2004

29) Dritter Bericht über die Entwicklung in der pflegeversicherung (Drucksache 15/4125 vom 04.11.2004. 65

Zentrale Kritikpunkte von Heimaufsichten und MDK sind zum einen das Auftreten von Mangelernährungszuständen bei Heimbewohnern, vor allem aber die im Pflegeprozess nicht schlüssig und nachvollziehbar dokumentierten individuellen Fallkonstrukte. So beinhaltet die Pflegedokumentation oft nur spärliche Angaben zu Ernährungs- und Hydrationskonzepten. Risiken und Gefahren für Heimbewohner können nach Auffassung der Prüfbehörden somit nicht angemessen eingeschätzt und gelenkt werden[30].
Nun beschäftigen sich sowohl Mediziner als auch Ernährungs- und Pflegewissenschaftler bereits seit geraumer Zeit mit der Thematik, was die Veröffentlichung zahlreicher Studien, Leitlinien sowie der Grundsatzstellungnahme des MDS belegen.[31]
So weisen auch bspw. M. M. Schreier und S. Bartholomeyczik in ihrem Review zwar darauf hin, dass die Ernährungssituation von Bewohnern deutscher Altenpflegeeinrichtung bisher noch fast gar nicht erforscht ist, räumen jedoch ebenfalls skandalöse Zustände bzgl. der Ernährungssituation pflegebedürftiger alter Menschen in stationären und ambulanten deutschen Pflegeeinrichtungen ein.[32]
Für die Pflegeforschung eröffnet sich im Bereich dieses pflegerischen „Kernprozesses“ ein weites Betätigungsfeld.

---

30) Vgl.: u.a. MDK Nordrhein und Westfalen, Memorandum zur Situation in der stationären Pflege in Nordrhein-Westfalen, 08.04. 2003
31) siehe beispielhaft: • Deutsche Gesellschaft für Ernährungsmedizin e.V. (DGEM), www.dgem.de; Leitlinie Enterale Ernährung • Medizinischer Dienst der Spitzenverbände der Krankenkassen e.V. (MDS); Grundsatzstellungnahme »Ernährung und Flüssigkeitsversorgung älterer Menschen«, Abschlussbericht Projektgruppe P39, Essen 2003.
32) Vgl.: Schreier M. M., Bartholomeyczik S.; Mangelernährung bei alten und pflegebedürftigen Menschen, Ursachen und Prävention aus pflegerischer Perspektive; Hannover 2004, S. 29-30

Gesetzliche und vertragliche Rahmenbedingungen

Die inhaltliche Ausgestaltung von Qualität ist in Altenhilfeeinrichtungen durch gesetzliche und vertragliche Anforderungen der Gesetzgeber und Kostenträger größtenteils verbindlich reglementiert.

Landesrahmenvertrag NRW gem. § 75 SGB XI

Abschnitt 1 des Landesrahmenvertrages NRW gem. § 75 Abs. 1 SGB XI zur Kurzzeitpflege und vollstationären Pflege regelt bspw. den Inhalt der Leistungen einschließlich Abgrenzung zu den Leistungen bei Unterkunft und Verpflegung sowie den Zusatzdienstleistungen.

§ 2 Abschnitt 1 expliziert die Anforderungen an die allgemeinen Pflegeleistungen, die soziale Betreuung und die Behandlungspflege.

Darin heißt es „Die Hilfen sollen diejenigen Maßnahmen enthalten, welche die Pflegebedürftigkeit mindern sowie einer Verschlimmerung der Pflegebedürftigkeit und der Entstehung von Sekundärerkrankungen vorbeugen" (§ 2 Abs. 1 Satz 2).

„Die Durchführung und Organisation der Pflege richten sich nach dem allgemeinen Stand der medizinisch-pflegerischen Erkenntnisse" (§2 Abs. 2 Satz 1).

Forderungen bzgl. der Ernährung in Abschnitt 1 – § 2:

„Ziele der Ernährung: Eine ausgewogene Ernährung (einschl. notwendiger Diätkost) ist anzustreben. der Pflegebedürftige ist bei der Essens- und Getränkeauswahl sowie bei Problemen der Nahrungsaufnahme zu beraten. Zur selbstständigen Nahrungsaufnahme ist der Einsatz von speziellen Hilfsmitteln zu fördern und zu ihrem Gebrauch anzuleiten. Bei Nahrungsverweigerung ist ein differenzierter Umgang mit den zugrunde liegenden Problemen erforderlich.

Die Ernährung umfasst:

- das mundgerechte Zubereiten der Nahrung sowie die Unterstützung bei der Aufnahme der Nahrung; hierzu gehören alle Tätigkeiten, die der unmittelbaren Vorbereitung dienen und die Aufnahme von fester und flüssiger Nahrung ermöglichen, z.B. portionsgerechte Vorgabe, Umgang mit Besteck,

- Hygienemaßnahmen wie z.B. Mundpflege, Händewaschen, Säubern/wechseln der Kleidung“ (Abschnitt 1 – § 2, Ernährung).

Nun können Mangelernährungszustände bekanntlich zu der im Rahmenvertrag beschriebenen Verschlimmerung der Pflegebedürftigkeit führen.
Auch J. Brüggemann, leitende Pflegefachkraft des Medizinischen Dienstes der Spitzenverbände (MDS), betont den Zusammenhang zwischen Mangelernährung und potentiellen Folgeerkrankungen.
„(...) Nach den Daten der MDK aus den Qualitätsprüfungen im zweiten Halbjahr 2003 war beispielsweise in der stationären Pflege die Ernährung und Flüssigkeitsversorgung bei 59 % von fast 3.800 in die Prüfungen einbezogenen Bewohnern angemessen. Bei 41 % bestanden hingegen Qualitätsprobleme. Diese Mängel sind nicht unbedingt gleichbedeutend mit einer bereits eingetretenen Unterernährung oder einer Dehydration. Vielmehr verbergen sich hinter diesen Zahlen auf der einen Seite akute Gesundheitsgefährdungen und auf der anderen Seite potentielle gesundheitsgefährdende Situationen.(...)“[33]

Heimgesetz (HeimG)

Weitere gesetzliche Anforderungen expliziert bspw. das Heimgesetz. In § 3 Abs. 1 HeimG. ist ebenfalls der Grundsatz aufgestellt, dass Heime verpflichtet sind, ihre Leistungen nach dem jeweils allgemein anerkannten Stand fachlicher Erkenntnisse zu erbringen. § 11 HeimG regelt die Anforderungen an den Betrieb eines Heimes, die gegenüber dem § 6 der alten Fassung erweitert wurden.
(...) „Regelungen des § 75 SGB XI mit seinen landesspezifischen Rahmenvereinbarungen finden hier in komprimierter Form ihren Niederschlag. Dies wird vor allem durch die Hervorhebung des

33) Brüggemann, Jürgen; Das geeignete Gewicht; in: Altenpflege, Dezember 2004, Heft: 12, 29. Jahrgang; S.39

Wohnens im Heim in Nr. 6 (gemeint ist § 11 Abs. 1 Nr. 6, Anmerk. des Autors) zum Ausdruck gebracht"[34].
Eine „prüfungsrelevante" und wesentliche Erweiterung der alten Fassung des Heimgesetzes stellt auch die konkrete Forderung nach der Erstellung von Pflegeplanungen für jeden Heimbewohner in § 11 Abs. 1 Nr. 7 und § 13 Abs.1 Nr. 6 HeimG dar.
Die Anforderungen an die inhaltliche Gestaltung von Pflegeplänen ist an dieser Stelle aber keineswegs eindeutig geregelt. Es besteht jedoch Konsens darüber, dass ein Pflegeplan den Pflegeprozess zeitnah abbilden soll und das aktuelle Fallkonstrukt des Bewohners nachvollziehbar dokumentiert ist.

Pflege – Qualitätssicherungsgesetz (PQsG)

Als sog. „Artikelgesetz" ist das PQsG integrativer Bestandteil des SGB XI und umfasst im Wesentlichen die Dimension qualitativer Anforderungen an Leistungserbringer der Altenhilfe. Es dient insbesondere der Qualitätssicherung und der Stärkung des Verbraucherschutzes in der Pflege. Ziel des Gesetzes ist, die Eigenverantwortung der Pflegeselbstverwaltung zu stärken, die Pflegequalität zu sichern und weiter zu entwickeln sowie Qualitätsprüfungen effektiver zu gestalten. Zentrale Punkte sind die Stärkung des internen Qualitätsmanagements und die Ausgestaltung leistungsgerechter Entgelte durch den Abschluss entsprechender Leistungs- und Qualitätsvereinbarungen.
In § 80 Abs. 1 SGB XI wird betont, dass die Entwicklung eines einrichtungsinternen Qualitätsmanagements auf die stetige Sicherung und Weiterentwicklung der Pflegequalität ausgerichtet sein soll.
Gem. § 80a SGB XI gilt seit dem 1. Januar 2004 der Abschluss einer „Leistungs- und Qualitätsvereinbarung, (LQV)" zwischen Pflegeeinrichtung und Pflegekasse (Vertragsparteien i.S.v. § 85 Abs. 2) als Voraussetzung für den Abschluss einer Pflegesatzvereinbarung.

---

34) Böhme, Hans, Göttert, Gerhard; PQSG/HeimG, Praxiskommentar zu den neuen Gesetzen; Kissing – WEKA – Media GmbH, 2002; S. 303

In einer LQV sind im Wesentlichen folgende Schwerpunkte festzulegen:

1] die Struktur und prospektive Entwicklung der Klientel,

2] Art und Inhalt der von der Einrichtung zu erbringenden Leistungen und

3] die personelle und sächliche Ausstattung der Einrichtung

Im Kontext der Arbeitsthematik scheint vor allem Punkt 2 bedeutsam. Die Pflegekasse fordert in Pflegesatzverhandlungen seit dem 1.1.2004 u.a. explizit spezielle Pflegestandards zum Management „pflegerischer Risiko- bzw. Gefahrenbereiche“ ein, wie bspw. „Dekubitus-, Pneumonie-, Kontraktur-, Thrombose-, Obstipations- und Dehydrationsprävention“.

Fazit

Die vertragliche Forderung nach präventiv-pflegerischen Strategien, die fast wie eine „Überregulierung“ anmutet, beinhaltet prinzipiell jedoch nichts neues, konkretisiert sie doch lediglich eine Operationalisierung der im Landesrahmenvertrag § 2 Abs. 1 formulierten Forderungen.

Die Frage, warum es notwendig ist, Pflege vertraglich detailliert auf ihre originären Aufgabenbereiche hin explizit zu verpflichten, scheint in Anbetracht der in Kapitel 1 beschriebenen Missstände legitim.

Auch F. Weidner und A. Ströbel weisen zwar darauf hin, dass die Strategie der Prävention in der Pflege eine lange Tradition hat, die bis auf Florence Nightingale zurückgeführt werden kann, heben jedoch hervor, – „dass die deutschsprachige Pflege einerseits noch weit davon entfernt ist, präventives Handeln in der geforderten Art und Weise wahrzunehmen.“[35]

Diese Aussage untermauert auch der Medizinische Dienst der Spitzenverbände (MDS) in seinem 1. Bericht nach § 118 Abs. 4 SGB XI,

---

35) Weidner, Frank, Ströbel, Anne; Ansätze zur Pflegeprävention; Hannover 2003; Kap. 5, S. 28

demzufolge in den letzten Jahren 807 stationäre Einrichtung einer Qualitätsprüfung nach § 114 SGB XI unterzogen wurden. In die Prüfungen waren insgesamt 4721 Bewohner einbezogen. In nur 54% der untersuchten Fälle wurden Prophylaxen in den Maßnahmenplänen der Pflegeprozessplanung berücksichtigt. Für ca. 2172 Bewohner wurden demnach keinerlei präventive Maßnahmen geplant. Der MDS folgert, dass davon auszugehen ist, ...“dass Prophylaxen weitaus seltener im Rahmen der vereinbarten Leistungen erbracht werden, als dies für eine adäquate Pflege erforderlich wäre.“[36]
Subsumiert man nun die Forderungen aus Landesrahmenvertrag, Heimgesetz und PQsG, so wird deutlich, dass in teil- oder vollstationären Einrichtung der Altenhilfe individuelle Pflegepläne, in denen Problemlagen, Ziele, Maßnahmen und Erfolgskontrollen im Bereich der „kernpflegerischen Aufgaben“ dokumentiert sind, vorliegen müssen. Die Leitungserbringung hat sich dabei an evidenzbasierter Medizin- und Pflegepraxis zu orientieren.
Im 1. MDS Bericht nach § 118 SGB XI konkretisieren sich auch die Aussagen zur inhaltlichen Gestaltung von Pflegeplänen:
„Assessment-, Planungs- und Kontrollschritte sind zwingend von Pflegefachkräften zu erbringen. Es geht u.a. um die Frage, ob aus der Pflegedokumentation die aktuelle Pflegesituation erkennbar ist, ob alle relevanten Probleme erkannt und Fähigkeiten sowie Ressourcen der Pflegebedürftigen dargestellt werden, damit sie bei der Leistungserbringung einbezogen werden und gefördert werden können.“[37]
Ist dies nicht der Fall, und Problemlagen werden erst bei externen Prüfungen von Heimaufsicht oder MDK aufgedeckt, oder die Durchführung der Pflege scheint unangemessen (im Sinne einer nicht evidenzbasierten Praxis), so bedeutet dies Nonkonformität bzgl. einer aktuell verbindlichen Gesetzeslage.

---

36) Vgl. 1. Bericht des Medizinischen Dienstes der Spitzenverbände der Krankenkassen (MDS) nach § 118 Abs. 4 SGB XI; November 2004; Kapitel 4.4.4, S. 62
37) Vgl. 1. Bericht des Medizinischen Dienstes der Spitzenverbände der Krankenkassen (MDS) nach § 118 Abs. 4 SGB XI; November 2004; Kapitel 4.4.4, S. 60

Solche „Schieflagen" können gem. § 115 SGB XI vom Vertragspartner Pflegekasse oder gem. §§ 16, 17, 18, 19 HeimG durch die Heimaufsichten sanktioniert werden, bspw. mit Aufnahmestopp für einen bestimmten Zeitraum und schlimmstenfalls sogar bis hin zur Kündigung des Versorgungsvertrags bzw. Untersagung des Heimbetriebes, was für die Pflegeeinrichtung das „Aus" bedeutet.

Leitfragen und Leitthesen

Das Auftreten von Mangel- oder Fehlernährungszuständen kann zur Verschlimmerung der Pflegebedürftigkeit und/oder zu Sekundärerkrankungen führen und ist m.E. nicht unbedingt den Einrichtungen anzulasten.

Gibt es doch scharenweise Menschen, die immer schon dünn und vielleicht auch mangelernährt waren und dies auch im Alter nicht ändern möchten oder können. Ethische Fragestellungen und die Auseinandersetzung mit der oft widersprüchlichen Einheit von evidenzbasiertem Regelwissen und Fallverstehen sind an dieser Stelle von hoher Relevanz.

Wie ist es aber möglich, dass bei allen gesetzlich vorgegebenen und vertraglich vereinbarten Qualitätskriterien mit Kunden (Pflegekassen, MDK, Heimaufsicht, Bewohnern und/oder deren gesetzliche Betreuer), im Bereich eines pflegerischen „Dienstleistungsschwerpunktes" derartige Missstände beschrieben werden können?

Mögliche Antworten auf diese Frage liefert u.a. das Bundesministerium für Familie, Senioren, Frauen und Jugend in seinem „Vierten Bericht zur Lage der älteren Generation", der sich kritisch mit ausgewählten Problembereichen der Pflege auseinandersetzt.[38]

In den zentralen Kritikpunkten wird explizit darauf hingewiesen, dass die Bedeutung der Unterstützung beim Essen als pflegerische Leistung viel zu gering geschätzt und daher gerne an Hilfskräfte

---

38) Bundesministerium für Familie, Senioren, Frauen und Jugend, Vierter Bericht zur Lage der älteren Generation, Kapitel 4.6.5.4: Ausgewählte Problembereiche der Pflege, S. 278-280

delegiert wird. Hier wird deutlich hervorgehoben, dass die sich entwickelnde „Semiprofession Pflege“ den Bereich Ernährung und Hydration bislang noch nicht als ihren Gegenstand definiert hat und dieser somit Gefahr läuft, in den blinden Fleck der Altenhilfeeinrichtungen manövriert zu werden.
Die zentrale These, die sich aus dem Kritik – Konglomerat ableiten lässt, ist auch die Beobachtung, dass viele Altenhilfeeinrichtungen die in Kapitel 2 beschriebenen „Kopplungsvorgaben“ der Umwelt (gesetzliche Rahmenbedingungen und verbindliche Vorgaben), anscheinend nicht als systemrelevante Informationen in ihren Betriebsroutinen (oder Entscheidungsprogrammen) und Kernprozessen verarbeiten können oder wollen.

R. Wimmer weist in seinem Artikel „Die permanente Revolution“ darauf hin, dass Nichtanpassung eine große Leistung darstellt. Unternehmen schützen den Kern ihrer eigenen Identität durch selektive Abwehr permanenter Irritationen und Veränderungszumutungen aus der Umwelt.[39]
Um nicht Gefahr zu laufen, bedeutsame Kopplungsvorgaben abzuwehren und eher unbedeutende zu präferieren, empfiehlt Wimmer eine gezielte Auseinandersetzung der Unternehmen mit ihren Kernkompetenzen. „Für diese identitätsstiftende Selektionsleistung schafft die gezielte und periodisch durchgeführte Auseinandersetzung im Unternehmen über seine Kernkompetenzen und über deren strategiegeleiteter Weiterentwicklung die erforderliche Basis.“[40]

» Vor diesem Hintergrund soll der Kernprozess zur Prävention von Mangelernährung in Form einer Verfahrensanweisung abgebildet werden, deren Implementierung zu einer Verbesserung der Pflegequalität in der teil- und vollstationären Altenhilfe führen kann.

---

39) Vgl. Wimmer, Rudolf; Die permanenteRevolution – Aktuelle Trends in der Gestaltung von Organisationen, S. 21-39; in: Veränderung in Organisationen; Hsrg.: Grossmann R., Krainz E. E., Oswald M.; Wiesbaden 1995
40) Ebd. ders.; S. 38

Verfahrensanweisung (VA) zur Prävention von Mangelernährung

Titel der VA	Prävention von Mangelernährung
Indikationsbereich	Diese Verfahrensanweisung beschreibt die Vorgehensweise bei folgenden pflegerischen Prozeduren: Prävention von Mangelernährungszuständen Begriff – Mangelernährung: In dieser VA wird der Begriff Mangelernährung verwendet, welcher in der Literatur auch synonym mit Malnutrition oder Unterernährung verwendet wird. Kriterien der Mangelernährung und Indikation für eine Ernährungsberatung (gem. Kohnhorst und Ollenschläger) : • BMI < 18,5 kg/m2, • ungewollter Gewichtsverlust von > 10% innerhalb von 6 Monaten (> 5% in 3 Monaten), • Nahrungszufuhr von < 60% des tgl. Bedarfs über mehr als eine Woche. Medizinische Indikatoren einer Mangelernährung • erniedrigte Folsäure, Vitamin C, B1-, B6- und B12-Mangel, • erniedrigter Magnesium-, Zink-, und Eiweißspiegel (Albumin).
Spezielle Geltungsbereiche	Für welche Leistungserbringer wurde die VA entwickelt? • Pflegefachkräfte (als verantwortlich Lenkende und Durchführende) sowie • bei der Durchführung assistierende Pflegehilfskräfte. Für welche Klientel gilt die VA? • Pflegebedürftige, ältere Menschen, • kognitiv beeinträchtigte Menschen (demenziell Erkrankte), • Der Arbeitsalgorhitmus „Ernährungsanamnese“ ist generell bei allen Bewohnerinnen und Bewohnern stationärer bzw. teilstationärer Einrichtungen im Rahmen der Anamnese anzuwenden.
Zweck der VA	• Realisierung von Gesetzeskonformität und Vertragsfähigkeit, • Haftungsminimierung durch gezieltes Risikomanagement.

Titel der VA	Prävention von Mangelernährung
Welche Ziele sollen mit der VA erreicht werden?	Ziele der Einrichtung: • Mangelernährungszustände bei Bewohnerinnen und Bewohnern sind frühzeitig erkannt. • Geeignete Interventionen im Bereich der Ernährung und Flüssigkeitsversorgung werden aufgrund des aktuellen medizinisch- pflegerischen Wissens nach Absprache mit dem/der Bewohner/in durchgeführt und evaluiert. • Jede PFK kann den individuellen Flüssigkeits- und Nahrungsbedarf sowie die tatsächliche Bedarfsdeckung ermitteln. • Eine angemessene, an den Bedürfnissen der Bewohner orientierte Ernährungs- und Flüssigkeitsversorgung ist gewährleistet. • Gesetzliche Anforderungen und Anforderungen der Pflegekasse • Landesrahmenverträge gem. § 75 SGB XI – § 2, Leistungen. • SGB V – § 2 Abs.1 / § 31 Abs.1. • SGB XI – § 80, insbes. die organisationsspezifische Leistungs- und Qualitätsvereinbarung (LQV) gem. § 80 a SGB XI. • § 3 Abs.1 und § 11 Abs.1 – HeimG. • §§ 42 und 43 – Infektionsschutzgesetz. • BGB – vertragliche u. deliktische Haftung Anspruchsgrundlage: Heimvertrag. • Strafrecht: §§ 223, 34 STGB. • (vertiefende Ausführungen zu Kundenanforderungen und zum gesetzlichen Kontext vgl. auch Kap. 2 der MDS Grundsatzstellungnahme).
EBM/EBN: zugrundegelegte Leitlinien, Literatur, Anwenderkonzepte	• Grundsatzstellungnahme: Medizinischer Dienst der Spitzenverbände der Krankenkassen e.V. (MDS): Grundsatzstellungnahme „Ernährung und Flüssigkeitsversorgung älterer Menschen", Abschlussbericht Projektgruppe P39, Essen 2003), (www.mds-eV.de). • Leitlinie: DGEM und DGG: Leitlinie Enterale Ernährung (Teil 2; ISSN: 0341-0501) – (www.DGEM.de). • Review: Schreier M.M.; Bartholomeyczik S.: Mangelernährung bei alten und pflegebedürftigen Menschen; Schlütersche Verlagsgesellschaft, Hannover 2004. • Anwenderkonzept: ® 2002 by apetito AG, Rheine: „Qualitätssicherung Essen und Trinken im Alter" – QuETiA.

<table>
<tr><th>Titel der VA</th><th>Prävention von Mangelernährung</th></tr>
<tr><td>Controlling: Welche Kennzahlen werden erhoben</td><td>Prävalenz und Inzidenz:
• Mangelernährte Bewohner (BMI ≤ 18,5)
• Bewohner im Gefährdungsbereich (BMI zw. 18,5 – 23)
• Bewohner im Normbereich (BMI zw. > 23)</td></tr>
<tr><td>Arbeitsalgorithmus (A 1.) Überblick</td><td>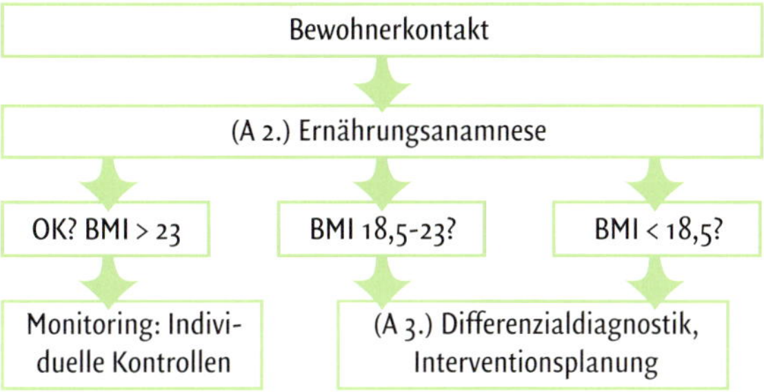
</td></tr>
<tr><td>Arbeitsalgorhitmus (A 2.) Ernährungsanamnese</td><td>Ermittlung individueller
• Gewohnheiten (biographische Daten wie Essenszeitpunkte, Häufigkeit etc.),
• Rituale (Esskultur, Besonderheiten),
• Vorlieben und Abneigungen,
• Allergien (beispielsweise Lebensmittelallergien)
↓
Ermittlung eines klinischen Gesamteindrucks
anthropometrische Werte
• Größe, Gewicht,
• BMI (Körpergewicht in kg/Körpergröße m²),
• ggf. Hautfaltentest,
• ggf. bioelektronische Impedanzmessung (BIA).
↓
Ermittlung der Sollwerte
• Gesamtenergiebedarf,
• Flüssigkeitsbedarf.
↓</td></tr>
</table>

Ermittlung allgemeiner Risikofaktoren

- chronische Erkrankungen,
- schlechter Mund- und Zahnstatus (bspw. Kaubeschwerden durch Zahnverlust),
- einseitige Ernährung,
- Multimedikation,
- beeinträchtigte körperliche u./o. kognitive Mobilität (Vergesslichkeit, Verwirrtheit, Demenz),
- erhöhter Energiebedarf bei somatischen u./o. psychischen Erkrankungen

  Risikofaktoren für Dehydratation
  - Nachlassen des Durstgefühls im Alter,
  - erhöhte Aktivität und Mobilität,
  - Fieber,
  - Diarrhoe,
  - starkes Schwitzen.

BMI 18,5-23 | BMI < 18,5 | BMI > 23

↓ (BMI 18,5-23 und BMI < 18,5): weiter mit A 3.: Differenzialdiagnostik, Interventionsplanung

↓ (BMI > 23): Planung und Durchführung einer bedarfsgerechten individuellen Ernährung

↓

Lfd. Monitoring: Individuelle Kontrollen bspw. von Gewicht/BMI/Verzehrmengen u. a. Parametern – und nach Vereinbarung mit, bzw. Beratung von Bewohner und dessen Angehörigen

Achtung: Neubeurteilung der Ernährungssituation immer bei Veränderung der Lebensumstände (Akuterkrankungen, Fortschreiten v. chron. Erkrankungen etc.)

Arbeitsalgorithmus (A 3.) differenziell-pflegerische Diagnostik

BMI im Gefährdungsbereich 18,5-23, BMI im Bereich der Mangelernährung < 18,5

↓

Verzehrmengenanalyse: Auf Nahrungskarten oder Essprotokollen soll festgehalten werden, was der Bewohner isst und auch, was er ablehnt

↓

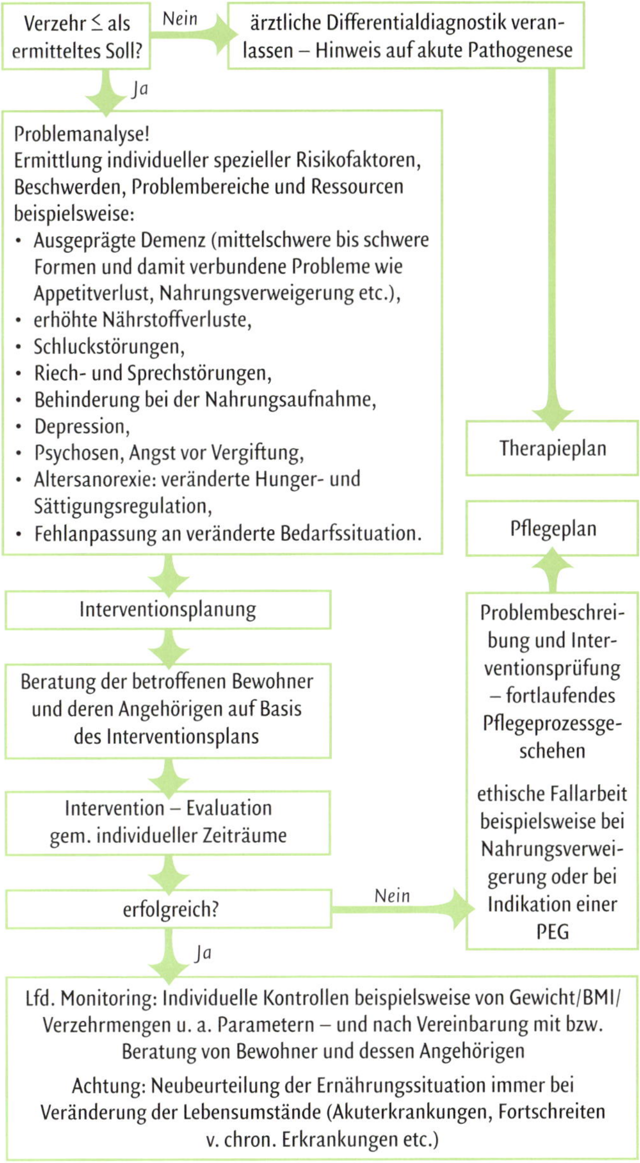
Verzehr ≤ als ermitteltes Soll?
Nein
ärztliche Differentialdiagnostik veranlassen – Hinweis auf akute Pathogenese
Ja
Problemanalyse!
Ermittlung individueller spezieller Risikofaktoren, Beschwerden, Problembereiche und Ressourcen beispielsweise:
• Ausgeprägte Demenz (mittelschwere bis schwere Formen und damit verbundene Probleme wie Appetitverlust, Nahrungsverweigerung etc.),
• erhöhte Nährstoffverluste,
• Schluckstörungen,
• Riech- und Sprechstörungen,
• Behinderung bei der Nahrungsaufnahme,
• Depression,
• Psychosen, Angst vor Vergiftung,
• Altersanorexie: veränderte Hunger- und Sättigungsregulation,
• Fehlanpassung an veränderte Bedarfssituation.
Therapieplan
Pflegeplan
Interventionsplanung
Beratung der betroffenen Bewohner und deren Angehörigen auf Basis des Interventionsplans
Problembeschreibung und Interventionsprüfung – fortlaufendes Pflegeprozessgeschehen
ethische Fallarbeit beispielsweise bei Nahrungsverweigerung oder bei Indikation einer PEG
Intervention – Evaluation gem. individueller Zeiträume
erfolgreich?
Nein
Ja
Lfd. Monitoring: Individuelle Kontrollen beispielsweise von Gewicht/BMI/ Verzehrmengen u. a. Parametern – und nach Vereinbarung mit bzw. Beratung von Bewohner und dessen Angehörigen
Achtung: Neubeurteilung der Ernährungssituation immer bei Veränderung der Lebensumstände (Akuterkrankungen, Fortschreiten v. chron. Erkrankungen etc.)

Titel der VA	Prävention von Mangelernährung

Anhängige Arbeitsanweisungen (AA) oder mitgeltende Konzepte	Arbeitsanweisungen:
	• AA – Dehydrationsprävention,
	• AA – Obstipationsprävention.
	Mitgeltende Konzepte
	• Leitfaden Demenz und Ernährung
	  • Nahrungsverweigerung – Gründe, Analyse, Korrektur,
	  • Mangelernährung – Folgen und Interventionsmöglichkeiten,
	  • Flüssigkeitsmangel – Symptome und Interventionsmöglichkeiten.

Leitfaden: Demenz und Ernährung

1] Nahrungsverweigerung

Mögliche Gründe für eine Nahrungsverweigerung sind

- fehlender Anreiz, da kein Gefühl von Hunger bzw. Appetit vorhanden ist.
- Der Sinn des Speisenangebots wird nicht erkannt.
- Der Geschmack/Geruch/die Konsistenz der Speisen irritieren.
- Die Speisen sind ohne Wiedererkennungswert und können deshalb nicht zugeordnet werden.
- Das Essen schmeckt nicht.
- Die Atmosphäre ist belastet (z.B. Spannungen zwischen Mitarbeitern und/oder Bewohnern).
- Zu viele Umfeldreize lenken ab.
- Die Nahrungsaufnahme bereitet Unwohlsein oder ist sogar mit Schmerzen verbunden.
- Schmerzzustände, die nicht erkannt werden.
- Schluckstörungen, Angst vor dem Schlucken.
- Übelkeit oder Unwohlsein als Nebenwirkung von Medikamenten.

- nicht wahrgenommene Bedürfnisse/Gefühle, Unwohlsein.
- Die bisherigen Essgewohnheiten weichen von den aktuellen ab und führen zu Irritationen.

Folgende Medikamente verstärken bzw. können in der Nebenwirkung zu Appetitlosigkeit führen:

- Digitalis,
- Antirheumatika,
- Antidepressiva.

Analyse der Nahrungsverweigerung
Bei einer Nahrungs- und Flüssigkeits-Verweigerungshaltung sollte immer eine Analyse des verursachenden Grundes erfolgen.
Die Essbiografie ist ein hilfreiches Analyse-Instrument.
Für die Essbiografie sollten folgende Fragen an den Bewohner oder an dessen Angehörige gestellt werden:

- In welcher Region verbrachte der Bewohner die ihn entscheidend prägende Kinderzeit?
- Welche kulturellen/religiösen Einflüsse dieser Region hatten Einfluss auf das Essverhalten?
- Welche Esstraditionen wurden während der Kinderzeit zuhause gepflegt? (z.B.: War es eine Großfamilie und saß man zusammen am Tisch? Wurde zügig gegessen, weil anschließend weitergearbeitet werden musste? Wie war die Atmosphäre, das Ambiente oder der Service?)
- Wurde das Essen als Belohnung oder Strafmittel eingesetzt?
- Welche saisonale Verfügbarkeit von Produkten war gegeben?
- Welche Gewürze und Kräuter wurden verwendet?
- Gab es Vorspeise und Nachspeise?

- Was wurde während des Essens getrunken?
- Was waren die Lieblingsspeisen?
- Wie waren in der Kindheit die finanziellen Möglichkeiten für den Kauf von Nahrungsmitteln?
- Welche Esstraditionen wurden in der Partnerschaft in der Sekundärfamilie gepflegt?
- Was waren in den späteren Jahren die Lieblingsspeisen?
- Wo aß man wann welche Mahlzeiten? (besonders Männer nahmen oft ihr Mittagessen auf der Arbeitsstelle ein bzw. aßen am Abend zuhause „warm“).

Weiter sollte analysiert werden:

- Können die Bewohner einen Bezug/Sinn zum Speisenangebot aufbauen?
- Werden sie bei der Zu- und Vorbereitung ausreichend miteinbezogen?
- Ist die Atmosphäre im Speiseraum angemessen?
- Entsteht keine Ablenkung durch Unruhe oder Spannungen?
- Sind die Tische einladend eingedeckt?
- Gibt es unangenehme Gerüche oder Geräusche?
- Sind die zubereiteten Speisen im Geschmack und der Form den Wünschen/Bedürfnissen der Bewohner angepasst?
- Werden Vorlieben und Abneigungen von Speisen beachtet?
- Können Hilfsmittel das Essen erleichtern?
- Benötigt der Bewohner Anleitung oder die Möglichkeit Handlungen nachzuahmen?
- Führen Schmerzen oder Einschränkungen zur Nahrungsverweigerung?

- Werden Medikamente eingenommen, die zur Appetitlosigkeit führen?
- Liegen Schluckstörungen vor?

Zeichen von Schluckstörungen:

- häufiges Verschlucken,
- häufiges Räuspern, Husten und Würgen während des Essens,
- gurgelnde Geräusche beim Schlucken,
- Nahrungsreste verbleiben im Mund,
- Nahrung/Speichel läuft aus dem Mund,
- belegte, heisere Stimme.

Korrekturmöglichkeiten

- Atmosphäre im Wohnbereich und besonders zu den Mahlzeiten ändern.
- Die Speisen den Bedürfnissen der Bewohner anpassen.
- Vorliegende Probleme im Zahn- und Mundbereich mit dem Zahnarzt klären.
- Bei Problemen im Mundbereich nach dem Zähneputzen Kamillen- oder Salbeitee als Mundspülung anbieten.
- Gegen reduzierten Speichelfluss z.B. gefrorene Eisbonbons, säuerliche Fruchtsaftgetränke anbieten.
- Schluckstörungen durch Therapie der Grunderkrankung behandeln; Schlucktraining durch Logopäden oder Therapeuten mit spezieller Ausbildung verordnen lassen.
- Mit dem Arzt die Behandlung von Schmerzen bzw. Medikamentennebenwirkungen besprechen.

2] Mangelernährung

Symptome einer Mangelernährung:

Bei einer anhaltenden Mangelernährung bzw. bei Defiziten von Vitamin B1, B6, B12, Niacin, Pantothensäure, Folsäure und Vitamin E kommt es zu weiteren kognitiven Fähigkeitsstörungen und zu neurologischen Störungen bis hin zu Lähmungen der Extremitäten.

Die auch meistens damit einhergehende Verminderung der Lymphozyten führt zur erhöhten Infektionsanfälligkeit.

Der B6-Mangel führt zur weiteren Appetitlosigkeit und Übelkeit. Auch ein B1-Mangel hat Appetitlosigkeit, Übelkeit sowie Gewichtsverlust zur Folge und verursacht eine weitere Herabsetzung der Magensaftsekretion und Muskulaturschwäche, Müdigkeit und Antriebslosigkeit. Die Mitarbeiter nehmen eine herabgesetzte Eigenmobilität bei den Bewohnern wahr.

Obwohl ältere Menschen rund 30% weniger Kalorien als jüngere benötigen, steigt der Kalorienbedarf bei den meisten demenziell erkrankten Menschen um ca. 20% gegenüber gesunden älteren Menschen. Es sind vor allem die an einer Demenz vom Alzheimer Typ Erkrankten und hier vor allem die männlichen Alzheimerkranken, bei denen es, infolge einer Störung der Gehirn-Nebennierenachse, zu einer starken Gewichtsabnahme kommt.

Der erhöhte Kalorienbedarf liegt bei 34 kcal pro kg am Tag.

Im fortgeschrittenen Stadium reduziert sich der Kalorienbedarf wieder.

Folgen einer Mangelernährung

- Abnahme der Muskelkraft,
- Zunahme der Appetitlosigkeit,
- allgemeine Schwäche und Ermüdbarkeit bis hin zu Apathie,
- blasse, schuppige und kälteempfindliche Haut,
- wunde Stellen am Mund,

- Wundheilungsstörungen,
- Gefahr der Entwicklung eines Dekubitus,
- Infektanfälligkeit,
- Hämatome und Ödeme,
- Zittern der Hände,
- Gangunsicherheit und Sturzneigung,
- Verwirrtheit.

Interventionsmöglichkeiten

Um einen objektiven Überblick zu erhalten, sollte die Nahrungs- und Flüssigkeitszufuhr schriftlich fixiert werden. Bei der Flüssigkeitszufuhr ist das in den Einrichtungen meistens schon die Regel. Anders verhält es sich bei der Nahrungszufuhr.

Es sollte für jeden demenziell erkrankten Bewohner ein Essprotokoll/eine Nahrungskarte angelegt werden. Darin sollte alles notiert werden, was der Bewohner zu sich nimmt, aber auch alles, was er ablehnt.

Der Punkt Mangelernährung sollte bei der Pflegeplanung regelmäßig bearbeitet werden.

Mitarbeiter, die selbst zu ungesundem Essverhalten neigen, nehmen seltener drohende oder vorhandene Mangelernährung wahr.

Angebotsmöglichkeiten

- Bewohner in die Zu- und Vorbereitung der Speisen einbinden,
- geduldiger und verständnisvoller Umgang,
- Bewohner loben und aktivieren,
- Gerichte anbieten, die der Bewohner früher gern gegessen hat (Wunschkost),
- Gerichte nachsüßen, so kann z.B. das Käsebrot ebenso mit Marmelade versüßt werden wie das Wurstbrot,

- vor jeder Mahlzeit eine gehaltvolle und leicht aufzunehmende „Vorspeise“ wie Ovomaltine, Kakao oder Trinkjoghurt reichen,
- evtl. Memantinetropfen in niedriger Dosierung zur Appetitanregung verordnen lassen,
- auf die optische Wirkung der Speisen achten, um Interesse zu wecken, möglichst pürierte Kost vermeiden,
- gabelweiches Essen anbieten (z.B. so zartes Fleisch anbieten, dass es mit der Gabel zerkleinert werden kann),
- möglichst auf eine ähnliche Konsistenz aller Speisen achten, um dadurch einen ständig wechselnden taktilen Reiz im Mund zu verhindern,
- Vermeiden von „krümeligen Bestandteilen“ in den Speisen („Krümel“ im Essen führen zu Irritationen und es wird z.B. mit der Zunge versucht diese zu entfernen, bzw. herauszuarbeiten und auszuspucken),
- auf eine angemessene Speisenwärme achten; kaltes und zu heißes Essen wird abgelehnt,
- Das Essen sollte gut gewürzt, aber nicht zu salzig, sauer oder süß-sauer sein. Vor allem bittere Speisen werden abgelehnt. Es ist zu vermuten, dass sie aus dem Unterbewusstsein heraus für giftig gehalten werden,
- hochkalorische Kost/Nahrungssupplemente anbieten,
- kohlenhydrat- und fettreiche Kost führen zur Bildung von Serotonin im Gehirn; Serotonin wirkt sich positiv auf die Stimmung aus.

5. Gewaltfreie Pflege

Problemskizze

„Sterben ohne Würde – Wie in deutschen Heimen Alte zu Tode gepflegt werden", lautete der Titel eines Beitrages aus der ARD-Sendereihe Kontraste am 02. März 2006. Der Fall machte Schlagzeilen. Ein 68-jähriger Heimbewohner wird in die Notaufnahme des Berliner Urban-Krankenhauses eingeliefert. Der behandelnde Arzt und die Pflegekräfte des Krankenhauses sind entsetzt über zahlreiche Dekubitalgeschwüre und Verletzungen an den Handgelenken, so dass sie die Staatsanwaltschaft einschalten. Diese bringt den Fall des inzwischen verstorbenen Mannes vor Gericht. Die Pflegedienstleiterin und die Wohnbereichsleiterin stehen seit Januar 2006 vor Gericht; der Vorwurf der Staatsanwaltschaft lautet: Fahrlässige Körperverletzung (§ 229 StGB). Originalton des Kommentators: „Wer alt ist und keine Angehörigen hat, der wird schnell vergessen in deutschen Pflegeheimen."[41] Die verantwortliche Geschäftsführerin der Pflegeinrichtung widersetzt sich den Anschuldigungen der Reporter: „Unsere Pflege ist gut, davon gehe ich aus. Es sterben in Pflegeheimen jeden Tag Menschen...". Die Aussage dokumentiert die hoffnungslose Überforderung der Leitungskraft mit ihren originären Aufgaben. Vor Gericht stellt sich später heraus, dass die Pflegedokumentation lückenhaft und teilweise sogar gefälscht war.

Qualitätsmängel in der Versorgung dementer Menschen sind in 33% aller untersuchten ambulanten und in 30% aller untersuchten stationären Einrichtungen vorzufinden[42]. (vgl. Kap. 1) Der Dritte Bericht zur Lage der älteren Generation nennt Defizite bei der Versorgung gerontopsychiatrisch veränderter Menschen und freiheitentziehende Maßnahmen zu den am häufigsten anzutref-

---

41) Radio Berlin-Brandenburg: Kontraste vom 02.03.2006, Sendemanuskript, S. 1

42) MDK Nordrhein und Westfalen-Lippe: Memorandum zur Situation in der stationären Pflege in NRW, 2003

fenden Qualitätsmängeln in der pflegerischen Versorgung alter Menschen[43]. Resultierend aus einer eher diffusen Forschungslage, der oft tabuisierenden Haltung gegenüber dem Thema Gewalt in Pflegeeinrichtungen und mangelhaftem bzw. unspezifischem Rechts- und Fachwissen dürfte auch die folgende Feststellung nachvollziehbar sein: „In einem Drittel aller Fälle, bei denen eine regelmäßige oder dauerhafte freiheitsbeschränkende bzw. freiheitsberaubende Maßnahme durchgeführt wurde, konnte keine schriftliche Einwilligung oder richterliche Genehmigung vorgelegt werden."[44]

Das Phänomen der Gewalt in pflegerischen Beziehungen ist bislang nur sehr unzureichend erforscht worden[45]. Es gibt auch keine gesetzlich vorgegebene Dokumentations- und Anzeigepflicht zu Gewaltsituationen in der Pflege. „Verletzungen von Patientinnen und Patienten werden in der Regel lediglich in den Patientenakten dokumentiert"[46]. Dass Gewalt häufig in engen sozialen (und familiären) Beziehungen auftritt, liegt in der Natur der Sache, denn Interaktion stellt eine wesentliche Voraussetzungen für die Genese und die Verwirklichung des Phänomens Gewalt dar. Insofern ist die Feststellung, dass zwischen den Opfern und den Tätern in der Regel eine wechselseitige – emotionale, finanzielle usw. – Abhängigkeit besteht, die den Gewaltkreislauf als gegenseitige Verstrickung ermöglicht bzw. intensiviert, eine logische Aussage. Emotionalisierende, dramatisierende und personifizierende Zuschreibungen („Das ist Gewalt, was Du da gemacht hast!") helfen in der Praxis nicht weiter. Sie werden weder dem Verständnis des vielschichtigen Phänomens gerecht, noch helfen sie den Beteili-

43) BMFSFJ: Dritter Altenbericht, 2002, S. 90
44) MDK Nordrhein und Westfalen-Lippe: Memorandum zur Situation in der stationären Pflege in NRW, 2003
45) Vgl. Vierter Altenbericht der Bundesregierung, 2003, S. 133ff
46) Anke, M. et. al.: Deeskalationsstrategien in der psychiatrischen Arbeit. In: Psychosoziale Arbeitshilfe 23, Bonn, 2003, S. 7

gten in ihren gewaltbelasteten Situationen weiter. Asymmetrische Beziehungsstrukturen – auch unter Kollegen – werden durch derartige Schuldzuweiungen lediglich verstärkt, im Sinne belastender Zuschreibungen auf der einen Seite („Du bist schuld!“) und gleichzeitiger Suche nach Entlastung auf der anderen Seite („Wenn Du schuld bist, steht fest, dass ich damit nichts zu tun habe!“). Eine kontraproduktive Simplifizierung, die mehr verbaut, als hilft. Diese Formen personifizierter Fremdzuschreibungen unter Ausblendung des sozialen Kontextes sind Ausdruck einer gesellschaftlich tabuisierten und unzulänglich aufbereiten Haltung zum Thema Gewalt.

Wo es jedoch keine Klarheit darüber gibt, was eigentlich Gewalt ist und wo die Grenzen verlaufen zu anderen sozialen und personalen Phänomenen (Selbstbestimmung, Autonomie etc.), kann auch ein sicherer und professioneller Umgang mit freiheitsentziehenden Maßnahmen und die Wahrung der Freiheitsrechte nicht ernsthaft erwartet werden. Das Delta zwischen der Wahrung der Selbstbestimmung alter dementer Menschen einerseits und dem Schutzerfordernis der Pflegenden andererseits verlangt nach einer Klärung der hinter diesen Begriffen stehenden Inhalte. Denn um haftungsrechtlichen Forderungen und Risiken sowie ungerechtfertigten Vorwürfen begegnen zu können, sollten zentrale Begriffe – die von Beschwerdeführern häufig verwendet werden – inhaltlich geklärt werden. Beginnen wir hierzu mit dem Begriff der Autonomie. Was also bedeutet Autonomie, welchen Stellenwert hat sie bei dementen Menschen?

Autonomie, Autarkie und Freiheit

Autonomie ist bei E. Kant Grundprinzip der Ethik. Der kantische Autonomiebegriff beinhaltet die Unabhängigkeit des Willens von jeglichen materiellen Bestimmungsgründen. Autonomie (grch. autos = selbst, nomos = Gesetz) bedeutet, der Wille gibt sich selbst sein Gesetz. Autonomie kann jedoch niemals als Willkür verstanden werden, zu tun und zu lassen, was uns passt. Der französischschweizerische Philosoph J.J. Rousseau bezeichnete Autonomie als „die Freiheit als Gehorsam gegenüber dem selbst gesetzten Gesetz". Die Autonomie ist ein Prinzip der Würde des Menschen; Fürsorge – wir kommen darauf später zurück – ein anderes, ebenso bedeutsames Prinzip der Menschwürde.

Da sich das Verständnis von Begriffen durch die jeweiligen Gegenbegriffe erschließt, soll der Gegenbegriff zur Autonomie – die Heteronomie – hier kurz erläutert werden. Nach E. Kant stellt Heteronomie (grch. heteronom = von fremden Gesetzen abhängig) eine fremdgesetzliche Bestimmung dar. Heteronomie bedeutet den Verzicht (oder das Versagen), sittlich selbständig und eigenverantwortlich zu handeln. Heteronom verhält sich ein Mensch, wenn er seine Wünsche und seine Interessen von anderen bestimmen lässt, aus Angst vor Repression oder um z.B. Anerkennung zu erlangen.

Zur weiteren Verdeutlichung soll an dieser Stelle noch ein weiterer Begriff, nämlich der der Autarkie, eingeführt werden. Autarkie (grch.: Selbstgenügsamkeit, Selbständigkeit) stellt ein Grundprinzip der Lebenshaltung des Einzelnen wie auch der Gemeinschaft gegenüber seiner Umwelt dar. Ein zufriedenstellendes Leben ist im Sinne Platons nur möglich, wenn man nicht gezwungen ist, sich nach Konventionen zu richten, um in gewissem Maße autark leben kann.

Ein dementer Mensch kann durch seine Krankheit bedingt und sicherlich durch einen Umzug in ein Altenheim ein Stück seiner Autarkie (Selbständigkeit) verlieren. Seine Autonomie verliert er deshalb aber noch nicht. D.h., er muss auch weiterhin nach seinen eigenen Gesetzen leben können, solange er damit nicht die Belange Dritter verletzt[47].

Wie hängen nun Autonomie und Freiheit zusammen? Beide Begriffe werden häufig synonym verwandt, was semantisch jedoch

---

47) »Die Freiheit besteht darin, alles tun zu können, was keinem schadet.« (Erklärung der Menschenrechte von 1791)

ihre Aussagekraft erheblich schmälert, denn beide Begriffe meinen durchaus Unterschiedliches. Als zentrale Kategorie der Ethik versteht E. Kant unter Autonomie jene Freiheit, die wir heute als Entscheidungs- oder Willensfreiheit bezeichnen. I. Berlin unterscheidet in seinem Essay „Two conpets of Liberty" (1958, dt.: „Zwei Freiheitsbegriffe") zwei zentrale Formen von Freiheit. Die negative Freiheit im Sinne einer ‚Freiheit von'; hierbei handelt es sich um Handlungsfreiheit im Sinne der Abwesenheit von inneren oder äußeren Zwängen (z.B. der Freiheit von der Verpflichtung zu bestimmten von Dritten vorgegebenen Zeiten essen zu müssen, zur Toilette gehen zu müssen etc.). Entscheidungs- oder Willensfreiheit ist demgegenüber eine ‚Freiheit zu' und damit positiv bestimmt. In der Entscheidungs- oder Willenfreiheit geben wir dem eigenen Wollen eine Richtung. Sie bezeichnet die Fähigkeit eines Menschen zur sittlichen Selbstbestimmung (Frei zu sein, dorthin gehen zu können, wohin man gehen möchte). Freiheit in diesem Sinne ist in ihrer Bedeutung gleichzusetzen mit Autonomie. Abb. 5.1 verdeutlicht die unterschiedlichen Freiheitsbegriffe und ihren Zusammenhang zum Autonomiebegriff.

Abb. 5.1.: Grundbegriffe der Freiheit

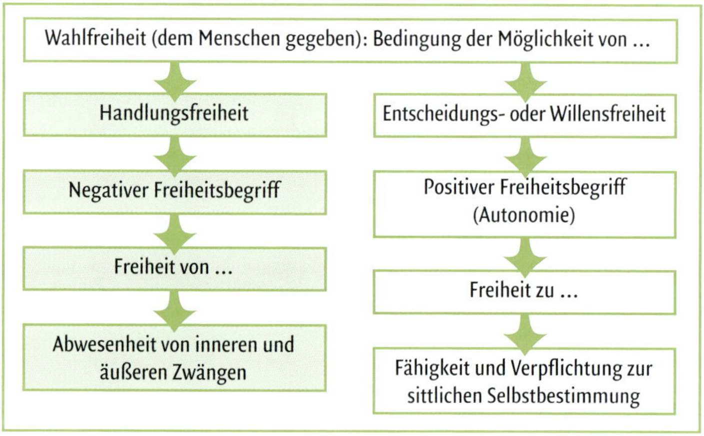

Wahlfreiheit ist dem Menschen unmittelbar gegeben und gleichzeitig stets Bedingung und Möglichkeit von Handlungs- und Willensfreiheit. D.h., ohne die Möglichkeit der Wahl ist ein Handeln unter dem Prinzip und dem Anspruch von Freiheit ebenso wenig möglich wie eine Entscheidung. Entscheidungen und Handlungen setzen somit Wahlmöglichkeiten voraus. Es wird erkennbar, dass Autonomie eine Form von Freiheit (i.S. positiver Freiheit), Handlungsfreiheit eine andere Form im Medium der Freiheit darstellt. Die analytische Philosophie unterscheidet zudem noch zwischen Determinismus und Indeterminisums. Deterministen bestreiten eine Willensfreiheit des Menschen. Das Handeln der Menschen unterliegt demnach vollkommen äußeren Umständen (soziales Umfeld) oder inneren (genetischen, neurophysiologischen) Bedingungen. Der Indeterminismus bestreitet zwar das Vorhandensein dieser Einflüsse nicht, dennoch besteht in konkreten Situationen immer eine freie Wahl: „Du hast immer eine Wahl" (H. von Foerster). Die indeterministische Bejahung der Willensfreiheit ist Ausdruck und Basis der Selbstbestimmung des Menschen.

Autonomie versus Fürsorge

T. Rehbock hat sich in einem lesenswerten Aufsatz bzw. Vortrag anlässlich der Diskussion der praktischen Relevanz von Patientenverfügungen mit der Autonomie bei nicht-einwilligungsfähigen Patienten auseinandergesetzt[48]. Sie beschreibt sehr anschaulich die Folgen eines willkürlich verwendeten Autonomiebegriffs in der Pflege. So wäre es sarkastisch, einem bettlägrigen Heimbewohner, der zum Aufstehen auf Hilfe angewiesen ist, zu sagen: „Sie sind frei, Sie können gehen, wohin Sie wollen." Dies käme einer menschenverachtenden Autonomie gleich. Also muss es

---

48) T. Rehbock: Achtung der Autonomie gegenüber ‚nicht-einwilligungsfähigen' Patienten? – Zur ethischen Problematik von Patientenverfügungen. In: Pflege. Die wissenschaftliche Zeitschrift für Pflegeberufe, 18 Jg. 2005, 381-388

neben der Autonomie, als Ausdruck der Menschenwürde (s.o.), noch eine weitere ethische Größe geben, die in der Pflege von – dementen – Menschen relevant ist. T. Rehbock führt hier den etwas antiquiert klingenden, aber semantsich gehaltvollen Begriff der Fürsorge ein. In Anlehnung an ihre Ausführungen und mit eignen Ergänzungen stellt sich die Wahrung der Menschenwürde wie folgt dar (vgl. Abb. 5.2).

Im alltäglichen bzw. beruflichen Leben wird einem Menschen Würde i.d.R. als soziale Würde zuerkannt, d.h., sie basiert auf einer beruflichen Tätigkeit, auf einem Ehrenamt, einem Mandat etc. Diese soziale Würde kann jederzeit verloren gehen. Gibt man eine Tätigkeit, ein Ehrenamt auf, geht damit auch die rollengebundene soziale Würde verloren. Es handelt sich damit um eine bedingte Würde. Demgegenüber ist die moralische Würde unbedingt, d.h., sie ist unantastbar. Moralische Würde hat ein Mensch allein aufgrund seines Menschseins. Sie kann nicht genommen, wohl aber verletzt werden, z.B. bei einem dementen Menschen. Eine Missachtung von Freiheitsrechten im Altenheim stellt eine solche Verletzung der moralischen Würde dar. Ebenso das Vorenthalten der erforderlichen Pflege seines physischen und psychischen Wohlergehens. Ein autonomes Leben setzt eine Achtung der physischen und psychischen Belange voraus. Die Menschenwürde ist der „...übergeordnete Orientierungspunkt des moralischen Urteils im Rahmen einer Moral wechselseitiger Achtung ... Denn nur in diesem Rahmen sind die Achtung der Autonomie und die Pflicht zur Fürsorge für das Wohl des anderen als zwei Aspekte der Achtung der Menschenwürde zu begreifen, die sich wechselseitig bedingen und begrenzen und immer beide gleichermaßen zu berücksichtigen sind.“[49]

---

49) T. Rehbock: a.a.O., S. 384

Abb. 5.2: Autonomie und Fürsorge als Prinzipien der Menschenwürde (in Anlehnung an T. Rehbock, 2005)

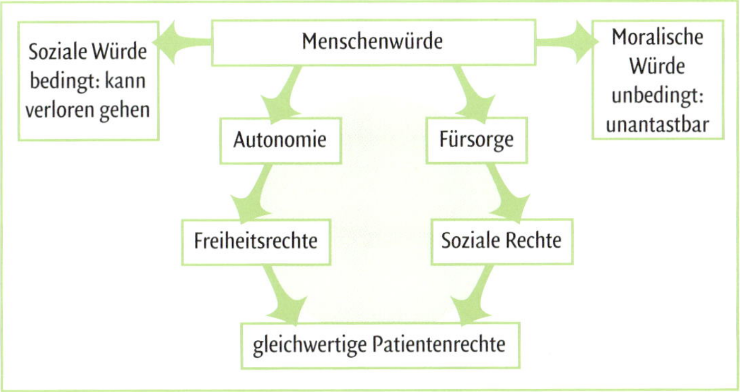

Besonders verletzbar wird diese Würde vor allem in Situationen, in denen Menschen selbst keine Entscheidungen mehr treffen können, also z.B. bei dementen Menschen. Hier, in diesem hoch relevanten Risikobereich der Pflege, setzen sich Einrichtungen und Pflegende besonders schnell dem (Vor-)Urteil der „Gewalthandlung" aus. Würde gründet sich aber nicht allein auf Vernunft oder Autonomie. „Sie gründet sich vielmehr primär auf die Einsicht in die Nicht-Verfügbarkeit, in die Endlichkeit, Bedürftigkeit, Verletzlichkeit und Sterblichkeit der menschlichen Existenz, an der ausnahmslos jeder Mensch teilhat: gleichgültig wie sehr seine personalen Fähigkeiten entwickelt oder ausgebildet oder aber noch eingeschränkt, beeinträchtigt oder gänzlich verloren sein mögen."[50] Je geringer also die Autarkie eines Menschen, umso höher wird der Stellenwert der Fürsorge als Ausdruck des Prinzips der Menschenwürde. Autonomismus bedeutet in diesem Zusammenhang, eben diese Fürsorge mit dem Hinweis auf die prinzipielle Handlungsfreiheit eines Menschen zu verweigern.

50) T. Rehbock, ebd.

Professionelles Pflegehandeln setzt die Passung von Regelwissen (Fachwissen, das regelgeleitet, also nicht willkürlich ist) auf den Fall[51] voraus. Und es setzt Handlungsbegründung voraus. Die viel zitierte Aussage, der Bewohner habe seine Medikamentengabe verweigert, dies habe man in die Dokumentationsmappe eingetragen und ansonsten nichts Weiteres unternommen, verdeutlicht das, was mit Autonomismus gemeint ist. Hier verbirgt sich eine Haltung der Gleichgültigkeit, die in dem Bewohner/Patienten nur noch den autonomen Kunden sieht, nach dem Motto: „Ich tue, was der Patient wünscht. Er ist ja schließlich der Kunde (und damit der König seiner Entscheidungen). Was kümmern mich die Folgen?" (n. T. Rehbock). Diese Haltung lässt die Tatsache außen vor, dass auch der nicht demente Patient, um eine eigenständige, autonome Entscheidung treffen zu können, der sachgerechten Aufklärung und Beratung bedarf und ebenso der persönlichen Anteilnahme und einfühlsamen Begleitung. Nichts anderes ist mit dem Begriff der Fürsorge gemeint. Wenn ich den Menschen in seiner Fallwirklichkeit verstehen will, dann erfordert dies sowohl die Wahrung seiner Autonomie als auch die Respektierung seiner subjektiven Betroffenheit und damit seiner Schmerzen, seiner depressiven Verstimmungen, seiner Desorientiertheit etc. Beides – Wahrung der Autonomie und Respektierung der subjektiven Betroffenheit (im Sinne der Fürsorge) – sind Ausdruck des professionellen Handelns nach U. Oevermann [52].

51) Unter ‚Fall' wird hier nicht despektierlich der Pflegefall verstanden, sondern aus phänomenologischer Sicht der Mensch als soziales, historisches Wesen, mit allem, was er als Mensch mitbringt

52) Vgl. F. Weidner: Was bedeutet Professionalisierung für die Pflegeberufe? In: D. Sauter und D. Richter (Hrsg): Experten für den Pflegealltag. Professionelle Pflege in psychiatrischen Handlungsfeldern, Bonn, 1999, 18-38. U. Oevermann: Theoretische Skizzen einer revidierten Theorie professionellen Handelns. In: A. Combe und W. Helsper (Hrsg.): Pädagogische Professionalität. Untersuchung zum Typus pädagogischen Handelns, Frankfurt a. M., 1996, 70-182

Autonomiestärkende Gestaltung der Pflegebeziehung

Was bedeutet nun eine autonomiestärkende Pflege für die Gestaltung der Pflegebeziehung? Eine autonomiestärkende Pflege setzt zunächst eine Beziehungsgestaltung voraus, die sich dort prinzipiell um Gleichheit und Wechselseitigkeit (Reziprozität) bemüht, wo in der Regel ungleiche Bedingungen vorzufinden sind. Es handelt sich zunächst also um die Auflösung einer Paradoxie. Diese ungleichen Bedingungen sollen beispielhaft an drei Aspekten in der Pflegebeziehung verdeutlicht werden:

1] Die Handlungsmöglichkeiten von Pflegekräften und pflegebedürftigen Menschen sind unterschiedlich:
Die aktiveren Handlungschancen und -potenziale liegen eindeutig bei der Pflegekraft, während der Patient/Bewohner in seinen Handlungsmöglichkeiten in Relation zu anderen Menschen (incl. Pflegekräften) eingeschränkt ist.

2] Die subjektive Betroffenheit ist unterschiedlich:
Beim Patienten/Bewohner ist sie vital existenziell (hier geht es um Leben und Tod); bei der Pflegekraft ist sie beruflich existenziell (hier geht es um den Arbeitsplatz).

3] Rolle, Sprachvermögen und Wissen sind unterschiedlich:
Pflegekräfte bedienen sich qua Rolle einer (mehr oder weniger ausgeprägten) Fachsprache und eines Fachwissens und sind damit in der Kommunikation mit anderen Berufsgruppen (Ärzten, Therapeuten etc.) anschlussfähig. Patienten verfügen über ein – bezogen auf ihre Krankheit – Erfahrungswissen, das für die Pflege von entscheidender Bedeutung ist, dabei bedienen sie sich eher einer Alltagssprache.

Eine autonomiestärkende Pflege ist stets darum bemüht die o.a. Paradoxie aufzuheben; d.h., im pflegerischen Handeln den eigenen Macht- und Wissensvorsprung nicht zur Degradierung der Bedürfnisse eines pflegebedürftigen Menschen auszulösen. Dies entspricht dem verständigungsorientierten, kommunikativen

Handeln (n. J. Habermas). Es geht um Auftragsklärung zwischen Pflegekraft und pflegebedürftigem Menschen (bzw. seinem Betreuer als Anwalt seiner Belange). Instrumentelles Handeln bezieht sich demgegenüber nur auf das eigene Fachwissen unter Ausblendung der Fallwirklichkeit. Strategisches Handeln bezieht die Fallwirklichkeit zwar zweckrational mit ein, das Handlungsergebnis stellt jedoch ausschließlich die Realisierung des von der Pflegekraft intendierten Pflegezwecks dar, auch wenn dies nicht im Interesse der pflegebedürftigen Menschen liegt. Der Patient wird „überredet", die vorhandene soziale Beziehung wird (aus-)genutzt, um das pflegerische Ziel zu erreichen. Mit professioneller Pflege i. S. d. kommunikativen Handelns hat dies nichts zu tun. Die Wechselseitigkeit von Autonomie und Fürsorge würde im instrumentellen und strategischen Handeln missachtet.

Übersetzung und Anwendung der Inhalte zur gewaltfreien Pflege auf die Merkmale der HRO's

Um Autonomie stärkende Pflege in Pflegeeinrichtungen in Anlehnung an die Merkmale der hoch reliablen Organisationen anzubinden, sollen diese in der folgenden Tabelle verbindend erläutert werden:

Tab. 5.1: Merkmale hoch zuverlässiger Pflegeeinrichtungen im Hinblick auf eine die Autonomie stärkende Pflege

HRO-Merkmale	Relevanz für die Stärkung von Autonomie in der Pflege und Reduktion potenzieller Gewaltfelder
Konzentration auf Fehler	• Wie werden (Beinahe-)Gewaltsituationen analysiert? • Wie setzt sich die Einrichtung mit wiederkehrenden Belastungssituationen in der Pflege auseinander? • Was gilt als pflegerischer Erfolg für Pflegende und Einrichtungsleitung? • Wie steht die Leitung zum Thema Gewalt in der Pflege und Gewalt in ihrer Einrichtung?

Keine verein-fachenden und personifizie-renden Inter-pretationen	• Was tut die Einrichtung zur Etablierung einer non-punitiven (nicht strafendenden) Fehlerkultur? • Wie vermeidet die Einrichtung Trivialisierungen (und sorgt für ein Ernstnehmen des Erlebten)? • Wie werden beobachtete stereotypen Aussagen („Die ist durch den Wind") reflektiert? • Wie werden dahinterstehende Haltungen, mögliche Belastungen und Überforderungen reflektiert? (Sensibilisierung für eine Beobachtungsweise 2. Ordnung) • Wie und wo können komplexere Vorstellungen im Hinblick auf Bewohnerfallkonstrukte und Gewaltsituationen (vgl. Fallarbeit, Kap. 6) entwickelt werden?
Sensibilität für betriebliche Abläufe und Beziehungen	• Wo und wie werden strukturelle Gegebenheiten analysiert und reflektiert? • Relevanz von Pflegeplanung, Angehörigenarbeit, Biografiearbeit, hermeneutischer Fallarbeit etc. • Lebensräume, Lebensqualität • Arbeitsbedingungen, Personalschlüssel • Fachliche Qualifikation der Pflegenden im Hinblick auf das zu betreuende Klientel • Wo und wie werden kernpflegerische Prozesse analysiert? • Wo und wie werden die bestehenden Kommunikations-strukturen und die Kommunikationskultur reflektiert? • Wo werden welche Themen wie angesprochen? • Wo können sich Pflegende mit ihren Wahrnehmungen, Erlebnissen, Sichtweisen einbringen? • Welche Formen der Bearbeitung von Belastungssituationen (z.B. Supervision) hält die Einrichtung in welcher Regelmäßigkeit für ihre Mitarbeiter/innen vor?
Antizipation und Flexibilität	• Über welche antizipativen Fähigkeiten (das frühzeitige Erkennen möglicher Gewalthandlungen) verfügen die Pflegekräfte? • Werden Schulungen zum Erlernen antizipativer Kompetenzen angeboten? • Welchen Stellenwert hat Flexibilität in der Einrichtung? • Können Mitarbeiter/innen flexibel auf konkrete Situationen reagieren, ohne im Nachhinein hierfür (wg. Abweichung vom Standard) verantwortlich gemacht zu werden? • Wie fördert die Einrichtung flexible Fähigkeiten ihrer Mitarbeiter?

Respekt vor fachlichem Wissen und Können	• Wie werden die unterschiedlichen Wissensbestände und Erfahrungen der Mitarbeiter vernetzt? • Wie werden besondere Interessen und Fähigkeiten (interne Evidenzen) von Mitarbeiter/innen gewertschätzt und für die Organisation nutzbar gemacht? • Gibt es fachspezifische Spezialisten (Beauftragte), die Mitarbeiter/innen abteilungsübergreifend zu Rate ziehen können? • Welche abteilungsübergreifenden und interdisziplinären Gremien gibt es in der Organisation? • Zu welchen Themen wird die vorhandene Kompetenz einzelner Mitarbeiter/innen genutzt? • Wie wird der Zugriff auf aktuelles wissenschaftlich abgesichertes Pflegewissen (externe Evidenzen) sichergestellt? • Wie wird der je aktuelle Bildungsbedarf ermittelt? • Nach welchen Kriterien werden Mitarbeiter/innen zu Fortbildungen entsandt? • Welche Möglichkeiten der Explizierung (präsentieren, darstellen, verbreiten, austauschen) von Wissen bietet die Einrichtung ihren Mitarbeiter/innen, die Fortbildungen besucht haben?

Gewaltfreie Pflege

Die sinnvolle Abgrenzung des Gewaltbegriffs von anderen Begriffen (z.B. Aggression) erfolgt in der Fachliteratur teilweise nur sehr unzureichend. Nicht selten werden Aggression und Gewalt gleichgesetzt. Tut man dies, ist eine Vermischung der dahinterliegenden personalen Zuschreibungen unausweichlich. Dies trägt zu einer Verwirrung der Phänomendarstellung, der Folgen und der Verantwortlichkeiten bei. Zunächst greifen wir die von J. Galtung (1975/1993) und R. D. Hirsch (2001) herausgearbeitete Differenzierung der Gewaltformen auf[53].

53) Gewaltprophylaxe in der Gerontopsychiatrie. Bonner Initiative gegen Gewalt im Alter e. V. (HsM); R. D. Hirsch, 2001

Abb. 5.3: Gewaltfelder in der Pflege (nach Galtung und Hirsch)

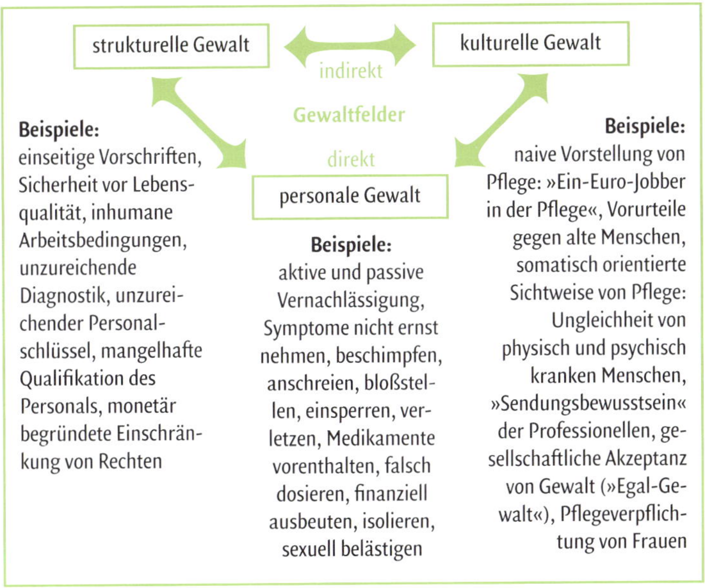

Gewalt stellt eine vermeidbare Beeinträchtigung menschlicher Grundbedürfnisse dar.

„Gewalt ist jedes Handeln, welches potenziell realisierbare grundlegende menschliche Bedürfnisse durch direkte (personale) und/oder strukturelle und/oder kulturelle Determinanten beeinträchtigt, einschränkt oder deren Befriedigung verhindert. Jeder kann, muss aber nicht gewalttätig sein“ (nach R.D. Hirsch, 2001).

Während personale Gewalt manifest und damit erkennbar ist, fällt strukturelle Gewalt nicht direkt auf. Sie geschieht eher verdeckt und ist deshalb weniger fassbar. Zur strukturellen Gewalt gehören auch die gehorsame und gedankenlose Ausführung von inhumanen Anordnungen, Dienstanweisung sowie undifferenzierte Gesetzesauslegungen durch Einrichtungsträger, Pflegende, Prüfbehörden und Leistungsträger (Pflegekassen). S. Milgram spricht in diesem Kontext von Autoritarismus, in dem autonome Menschen, sobald sie Mitglied einer Organisation werden, eine Wesensveränderung durchlaufen, die sie von Moralvorstellungen und Geboten der Menschlichkeit befreit und nur noch auf Sanktionen seitens der organisationalen Autorität achten lässt[54]. H. W. Gärtner spricht von „Organisationen, die Gefühle machen können" und das Wesen der in ihnen arbeitenden Personen erheblich irritieren können. Kulturelle Gewalt bezieht sich auf immanente Wertvorstellungen und kollektive Vorurteile in der Gesellschaft bzw. in gesellschaftlichen Funktionssystemen (Politik, Gesundheitswesen, Recht etc.) und ihren Organisationen (Parlamente, Krankenhäuser, Gerichte etc.).

Hoch relevant ist die Differenz zwischen dem Gewaltbegriff und dem Begriff der Aggression. Aggressives Verhalten liegt nur dann vor, wenn die Absicht zur Schädigung bei einem Täter vorhanden ist. Wenn also eine Person absichtlich etwas macht oder unterlässt, um eine psychische oder physische Beeinträchtigung einer anderen Person herbeizuführen, verhält sie sich aggressiv. Aggression wird aufgrund einer Intention eines Täters definiert (n. U. Ruthemann, 1993)[55].

» »Gewalt wird also von der Wirkung auf ein Opfer her definiert, Aggression von der Absicht zur Schädigung.« *U. Ruthemann*

---

54) S. Milgram: Das Milgram-Experiment. Zur Gehorsamsbereitschaft gegenüber Autoritäten, Hamburg, 2000

55) U. Ruthemann: Aggression und Gewalt im Altenheim, Basel 1993

Was heißt das für den Pflegealltag?

1] In der Pflege gibt es mehr Gewalt als Aggression.

2] Es geschieht eine Menge an Gewalt, ohne dass irgendjemand eine schädigende Absicht haben muss.

3] Die Betroffenen der Gewalt reagieren mit der Suche nach Schuldigen (persönlich Verantwortlichen) und unterstellen schnell aggressive Absichten. Hierbei handelt es sich um einen fatalen Denkautomatismus, der in der Folge zu weiteren Konflikten führen kann.

4] Es muss darum gehen, die Quellen der Gewalt zu erkennen, zu benennen und zu reflektieren.

R.D. Hirsch hat hierzu ein Modell der Gewaltentstehungsfaktoren entwickelt[56], das den Akteuren helfen kann, das Risiko der Gewalt in Pflegeeinrichtungen zu minimieren. Hirsch nennt in seinem Modell

a] prädisponierende Faktoren: individuelle, familiäre, soziale, strukturelle, kulturelle und institutionelle Faktoren,

b] vermittelnde Faktoren: soziale Stützsysteme, soziale Netzwerke, institutionelle Faktoren,

c] auslösende Faktoren: bestimmende Ereignisse, aktuelle Situationen etc[57].

Die Differenz zwischen den genannten drei Faktoren und ihren Unterpunkten verdeutlicht eine wichtige Feststellung: Gewalt ist stets multikausal und nicht auf einen einzelnen Faktor zurückzurechnen. Die individuellen, familiären, sozialen, strukturellen und ggf. kulturellen Faktoren sind im Rahmen der Biografiearbeit und

---

56) R. D. Hirsch: Gewaltprophylaxe in der Gerontopsychiatrie, Bonn, 2001
57) R. D. Hirsch: a. a. O.

der Pflegeanamnese (erster Schritt des Pflegeprozesskreislaufs n. Fiechter/Maier; Grodon und im WHO-Pflegeprozessmodell) zu ermitteln. Hier erfolgt in der professionellen Pflege auf der Basis von Beobachtung und Befragung eine Einschätzung von Gewalterfahrungen und potenzieller Gewaltbereitschaft.
Vermittelnde Faktoren sind ebenfalls im Rahmen des ersten Pflegeplanungsschrittes zu analysieren und einzuschätzen. Hierzu gehört die Qualität vorhandener sozialer Beziehungen zu Freunden, Angehörigen, Bekannten, Nachbarn ebenso wie die Zugehörigkeit zu Institutionen und Vereinen. Die vermittelnden Faktoren wirken sich in einem Altenheim auch institutionell aus bzw. prägt die Institution die Wirkungsweise der v.g. vermittelnden Faktoren mehr oder weniger erheblich. Institutionelle Stützsysteme können nach R.D. Hirsch u.a. sein:

- Besuchsmöglichkeiten von Angehörigen, Bekannten, Freunden,
- Übernachtungsangebote für Angehörige,
- Formen der Beteiligung bei der Gestaltung des Alltags und bei Angeboten,
- Anzahl und Qualifikation der Mitarbeiter/innen.

Im Rahmen der Diagnostik (2. Prozessschritt n. M. Gordon) sowie in der hermeneutischen Fallarbeit kann das Hinzuziehen von Pflegediagnosen, z.B. „Gefahr der Gewalttätigkeit“ hilfreich sein. Pflegediagnosen „...stellen eine systematische und kriterienorientierte, logisch nachvollziehbare Bewertung und sprachlich verdichtete Beschreibung“ eines Pflegephänomens dar[58]. Sie sind strukturiert nach Problemen, Einflussfaktoren/Ätiologie und Symptomen (PÄS-Format).

58) Vgl. Deutsches Institut für angewandte Pflegeforschung Pflegequalität und Pflegeleistung I. (LEP I), Freiburg/Köln 2001, S. 131ff.

Etablierung von Deeskalationsstrategien

Die eigene Lebensgeschichte und die Bewertung spezifischer lebensgeschichtlicher Erlebnisse sowie die erlernten Verarbeitungsschemata in erlebten Krisen- und Gewaltsituationen prägen in Verbindung mit der aktuell erlebten Situation (z.B. als neuer Heimbewohner) die Bereitschaft zu Gewalthandlungen.
Gewaltreduzierung kann auf drei unterschiedlichen Ebenen realisiert werden:

1] Gewaltprävention,

2] Gewaltbewältigung in der konkreten Situation,

3] Nachbearbeitung und Evaluation von erlebten Gewaltsituationen[59].

Die präventiven Maßnahmen (1) können in zwei Bereiche untergliedert werden:

a] organisatorische Maßnahmen,

b] konzeptionelle Maßnahmen.

Zu den organisatorischen Maßnahmen zählen folgende Punkte:

- Einarbeitungsgespräche und -leitfäden, die die Thematik Gewalt beinhalten,
- Kommunikationsinfrastruktur, die die Problematisierung von Gewalt ermöglicht, erleichtert und fördert,
- Organisation der Arbeitszeiten (separate Pausenräume außerhalb des Arbeitsbereichs),
- bauliche Maßnahmen wie Möblierung nach milieutherapeutischen Ansätzen.

---

59) Vgl.: Anke, M. et. al.: a. a. O.

Zu den konzeptionellen Maßnahmen zählen:

- Klare, nachvollziehbare Regeln im Umgang mit Patientenübergriffen:
  - Was ist zu tun?
  - Wer ist anzusprechen?

- Bildung interdisziplinärer Arbeitsgruppe zum Thema Gewalt,
- Auftragsklärung mit Leitung,
- Erfassung problematischer Situationen/Geschehnisse,
- Ausarbeitung von Lösungsansätzen und -vorschlägen.

Beispielhafte interdisziplinäre Zusammensetzung:

- Trägervertreter / Leitungskraft,
- Kooperativer Facharzt (Neurologe),
- Pflegedienstleitung,
- erfahrene und interessierte Pflegekräfte,
- Mitarbeiter-/Personalratsvertreter.

Häufig sind Pflegende unsicher, ob sie Gewaltsymptome bei Patienten/Heimbewohner richtig wahrnehmen. Organische Merkmale können mithilfe des folgenden Gewalt-Assessments (nach Lachs & Pillemer, 1995) erfasst bzw. reflektiert werden:

Tab. 5.2: Organische Merkmale von Gewalthandlungen

Allgemeinszustand	Hygiene; Zustand der Kleidung (der Situation und dem Wetter angemessen)?
Haut und Schleimhäute	Hautturgor (Schwellungen); andere Zeichen von Exsikkose Multiple Hautläsion in verschiedenen Verlaufsstadien Prellmarken, Druckgeschwüre Beurteilung, wie die Hautläsionen gepflegt wurden
Kopf und Nacken	Traumatische Alopezie (gewaltsamer Haarausriss) Kopfhauthämatome Platzwunden, Abschürfungen
Stamm	Prellmarken, Schwellungen, wobei die Form einer Ursache nahe liegen kann, z. B. Bügeleisen oder Gürtel
Ausscheidungsorgane	Rektalbluten Vaginalbluten Druckgeschwüre, Parasitenbefall
Extremitäten	Läsion an Hand- und Fußgelenke, die durch Fixierung verursacht werden können; Verbrühungszeichen (Socken- bzw. Handschuhverteilungsmuster)
Muskel / Knochensystem	Auf okkulte Frakturen und Schmerzen zu untersuchen, Beurteilung des Gangmusters
Neurologisch-psychiatrischer Status	Untersuchung des Neurostatus auf fokale Zeichen Depressive Symptome, Angst Andere psychiatrische Symptome, Beurteilung von Wahn und Halluzinationen Formale Beurteilung der kognitiv-mnestischen (das Gedächtnis betreffende) Kompetenz (durch Minimental-Status-Examination – MMST) Beurteilung der kognitiven Beeinträchtigung durch Delir oder Demenz kann zur Beurteilung der Geschäftsfähigkeit ausschlaggebend sein
Bildgebende und Laboruntersuchungen	Indikation nach klinischer Beurteilung Albumin (Eiweiß im Blutplasma), Harnstoff und Kreatinin, Medikamentenspiegel (Beurteilung der Comliance mit medizinischer Versorgung)

In der situativen Gewaltbewältigung (2) sind Elemente professionellen Handelns relevant:

- das Erkennen non-verbaler Signale,
- hinreichende Antizipation kritischer Situationen,
- Erkennen von Körpersprache und -reaktionen,
- Wahrnehmung verbaler Signale,
- Einsatz einer deeskalierenden Kommunikation (Einsatz von talk-down-Strategien).

Diese Haltung kann wie folgt umschrieben werden: Sich der Risiken im Berufsalltag bewusst zu sein, ohne sich ständig bedroht zu fühlen. Das Erlernen einer assertiven Haltung bzw. von Assertivität (n. H. Aebli) bedeutet, das Einnehmen einer „ruhigen Festigkeit“. Gemeint ist die Fähigkeit, im eigenen Interesse zu handeln (sich zu schützen, Angriffe abzuwehren), dies jedoch ohne übertriebene Angst zu tun und Gefühle natürlich auszudrücken, ohne anderen dabei unnötig zu schaden. Es geht um eine nichtverletzende Geltendmachung der eigenen Belange. H. Aebli[60] unterscheidet zwischen:

a] reaktiver Assertivität:
der Fähigkeit, Zumutungen und Forderungen, deren Befriedigung uns selbst schädigen (z.B. sexuelle Handlungen am Patienten vorzunehmen), ruhig und bestimmt abzulehnen, ohne dabei in emotionale oder moralisierende Vorwürfe zu verfallen;

b] aktiver Assertivität:
eine aktive, ruhige, auf sich selbst vertrauende Verhaltens-

---

60) H. Aebli: Grundlagen des Lehrens. Eine allgemeine Didaktik auf psychologischer Grundlage, 4. Aufl., Stuttgart, 1997, S. 272ff.

weise, um Menschen zu etwas aufzufordern; z.B. die Aufforderungen akute kneifende, kratzende Verhaltensweisen zu beenden,

c] expressiver Assertivität:
die Fähigkeit, seine Gefühle in einer kontrollierten, der Situation und den Erfordernissen angepassten Weise auszudrücken; also nicht zu schreien oder um sich zu schlagen etc.

Gewalthandlungen von Bewohnern kann mit dieser Haltung sehr effektiv begegnet werden. Aufgabe des Pflegemanagements ist es, regelmäßig zeitliche Räume zur Schulung in Form von Rollenspielen bereit zu stellen. Wer in der Pflege gerontopsychiatrisch veränderter Menschen arbeitet, braucht den Raum Belastungssituationen zu reflektieren und seine Haltung im Sinne der Assertivität zu trainieren.
Die Nachbearbeitung bzw. Evaluation erlebter Gewaltsituationen erfolgt sinnhaft in der hermeneutischen Fallarbeit. Dort werden Erlebnisse, Beobachtungen und Wahrnehmungen reflektiert und im Sinne der Wahrnehmungsvervollständigung aus der Perspektive der Beobachtung zweiter Ordnung diskutiert. Maßnahmen werden interdisziplinär und für alle verbindlich festgelegt (vgl. hierzu Kap. 7).

Freiheitsentziehende Maßnahmen in der Pflege

Die Anwendung freiheitsentziehender Maßnahmen (Fixierungen) stellt Pflegeeinrichtungen nicht nur vor die Auseinandersetzung mit dem Thema Gewalt, denn jede freiheitsentziehende Maßnahme gegen oder ohne Einwilligung des Bewohners wird von diesem als Gewalt erlebt. Neben dem sozio-psychologischen Aspekt treten bei Fixierungen unmittelbar auch rechtliche Anforderungen in den Vordergrund, die oft die psychologischen und interaktiven Aspekte der Pflegebeziehung in den Hintergrund verschwinden lassen.
Wenn für ein Drittel aller angewandten freiheitsentziehenden Maßnahmen keine rechtsgültige Genehmigung vorliegt (s.o.),

dann macht dies auch die mangelhafte Rechtskenntnis der verantwortlichen Akteure deutlich. Pedal und Mattern[61] haben bereits vor zehn Jahren auf den empirisch nachgewiesenen Zusammenhang zwischen Verletzungen und Todesfällen bei der Anwendung von Fixierungen sowie der Qualifikation des Personals hingewiesen. J. Wojnar hat – ebenfalls bereits in den 90er Jahren nachweisen können, dass durch gezielte Fortbildung des Pflegepersonals ca. 90 % der vorherigen Fixierungsmaßnahmen abgebaut werden konnten, ohne dass hierdurch ein Bewohner zu Schaden gekommen wäre. C. Wilhelm-Gößling hat in einer durchgeführten Studie belegen können, dass durch Weiterbildung des Pflegepersonals im Umgang mit Neuroleptika der Verbrauch ohne erkennbare Nachteile für die Bewohner um 70 % reduziert werden konnte.[62]

Im Rahmen ihrer Garantenstellung (§ 823 Abs. 2 BGB i.V.m. § 13 StGB, Unterlassung) und auf der vertraglichen Basis des Heimvertrags übernehmen Pflegeeinrichtungen und ihre Mitarbeiter die Verantwortung zur Minimierung von Risiken, die durch Schäden auftreten, die durch den Betrieb und die Arbeitsabläufe in der Einrichtung möglich werden.

Der BGH hat in seinem Urteil vom 14.07.2005 unter Hinweis auf ein Urteil des LG Essen vom 21.08.1998 diesbezüglich u.a. den folgenden Grundsatz aufgestellt:

> » »In jedem Einzelfall ist unter Berücksichtigung des körperlichen und geistigen Zustands sowie der Würde des einzelnen Heimbewohners abzuwägen, welche seiner Sicherheit dienenden Maßnahmen als verhältnismäßig angesehen werden kann. Dabei sind stets therapeutische Zielvorstellungen zu beachten.« *BGH Urt. v. 14.07.2005. – III ZR 391/04*

---

61) I. Pedal et. al.: Plötzliche Todesfälle mechanisch fixierter Patienten. In: Zeitschrift für Gerontologie und Geriatrie, Band 29, H3, 1996, S. 180-184

62) C. Wilhelm-Gößling in: Soziale Psychiatrie, 23. Jg. 1999 H2, S. 16

Das im Gesetz über die Freiwillige Gerichtsbarkeit (FGG, ab § 65) dargelegte Verfahren sieht bei der beabsichtigten Anwendung freiheitsentziehender Maßnahmen u.a. die Beteiligung eines Facharztes (Neurologe, Psychiater) vor (§ 70e Abs. 1 FGG). Des Weiteren ist u. a. „der Leiter der Einrichtung, in der der Betroffene lebt", zu beteiligen (§ 70d Abs. 1 FGG). Diese Aufgabe kann die Einrichtungsleitung delegieren, z. B. an die Pflegedienstleitung, die Wohnbereichsleitung oder die zuständige Bezugspflegekraft. Damit sind die verantwortlichen Pflegekräfte an den Prozess der Einleitung unterbringungsähnlicher Maßnahmen (Fixierungen) gem. § 1906 Abs. 4 BGB immer zu beteiligen (s. Ablaufschema im Anhang). Aufgabe der verantwortlichen Pflegekräfte ist es dabei, im Sinne des o. g. Urteils des BGHs, die Verhältnismäßigkeit des Eingriffes darzulegen und zu begründen, welche anderen therapeutisch-pflegerischen Maßnahmen erfolglos ausgeschöpft wurden. Denn jede freiheitsentziehende Maßnahme stellt eine ultima ratio dar, die letzte aller anzuwendenden Möglichkeiten.

Die therapeutischen Zielsetzungen (dargelegt in der Pflegeplanung) sind bei der Abwägung vorrangig zu berücksichtigen.

» »Die aus dem Heimvertrag erwachsenen Nebenpflichten, den Bewohner vor Schäden zu bewahren, ist auf die in Pflegeheimen üblichen Maßnahmen begrenzt, die mit einem vernünftigen finanziellen und personellen Aufwand realisierbar sind.« *LG Essen, Urt. v. 21.08.1998 – 30 266/98*

Die im vg. Urteil des LG Essen dargelegten „üblichen Maßnahmen" haben sich dabei nach dem state-of-the-art-Prinzip zu richten, d.h., nach dem jeweils aktuell anerkannten Stand der Pflegewissenschaft (vgl. auch §§ 11 Abs. 1 und 28 Abs. 3 SGB XI).
Zu den „üblichen Maßnahmen" gehört auch die Einhaltung der üblichen Sorgfaltspflichten, die sich wiederum an

- den (heim-)vertraglichen Ansprüchen des Bewohners
- den vertraglichen Regelungen aus dem SGB XI und
- der Wahrung der persönlichen Integrität

zu orientieren haben.

Bei den haftungsrechtlichen Sorgfaltspflichten erfolgt eine strikte Trennung nach:

a] der Organisationsverantwortung der Einrichtung und ihrer Leitung,

b] der Eigenverantwortung der Pflegekräfte.

Im Rahmen der Organisationsverantwortung (a) haben Leitungskräfte daher eine Führungsverantwortung wahrzunehmen, die u. a. beinhaltet:

- fachgerechte Auswahl der Pflegekräfte,
- Regelung von Absprachen, Zielvereinbarungen etc.,
- Sicherstellung notwendiger Fort- und Weiterbildungsmaßnahmen,
- Regelungen zur interdisziplinären Kooperation (mit Ärzten, Vormundschaftsgerichten, Betreuern, Behörden etc.),
- Sicherstellung von für die Pflege erforderlichem Material und Gegenständen

Der Grundsatz der Eigenverantwortung der Pflegekräfte (b) lautet: „Es haftet der, der es tut (oder unterlässt). Pflegefachkräfte übernehmen – qua Arbeitsvertrag – die Verantwortung für eine fachgerechte, an den allgemein anerkannten pflegewissenschaftlichen Erkenntnissen ausgerichtete Pflege.

Rechtliche Grundlagen der Zulässigkeit von Fixierungen

Zu den zentralen Rechtsgrundsätzen im Umgang mit freiheitsentziehenden Maßnahmen gehören die Art. 2 und 104 unseres Grundgesetzes. Art. 104 sichert die Rechtsgarantie bei Freiheitsentziehung:

» 1. Die Freiheit der Person kann nur aufgrund eines förmlichen Gesetztes ... beschränkt werden.

» 2. Über die Zulässigkeit und Fortdauer einer Freiheitsentziehung hat nur der Richter zu entscheiden ... Die Polizei darf aus eigener Machtvollkommenheit niemanden länger als bis zum Ende des Tages nach dem Ergreifen in eigenem Gewahrsam halten.

Somit unterliegt jede vorzunehmende freiheitsentziehende Maßnahme dem Richtervorbehalt. Andere Entscheidungsträger für einen derart weitreichenden Eingriff in die Unversehrtheit eines Menschen kennt das Grundgesetz nicht, also weder Angehörige, Ärzte, Pflegekräfte noch Leistungskräfte dürfen ohne Genehmigung des Vormundschaftsgerichts eine freiheitsentziehende Maßnahme durchführen. Selbst Betreuer dürfen dies im Regelfall nur bei vorliegender Genehmigung durch das zuständige Vormundschaftsgericht (§ 1906 Abs. 2 BGB). Von der Freiheitsentziehung zu unterscheiden ist die Freiheitsbeschränkung (s. Abb. 5.4).

Abb. 5.4 Grundrechtliche Voraussetzungen zur Anwendung freiheitsentziehender Maßnahmen

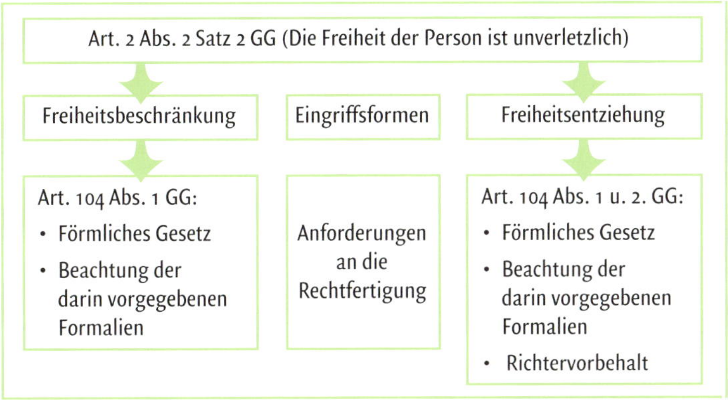

Zur Operationalisierung dieser grundrechtlichen Vorgaben liefert der Gesetzgeber zwei für den Pflegebereich relevante Gesetzesgrundlagen: das zivilrechtliche Betreuungsrecht (im 4. Buch des

BGB – Familienrecht) und die im öffentlichen Recht angesiedelten Unterbringungsgesetze (PsychKG/UBG) der einzelnen Bundesländer.
Während die Unterbringungsgesetze sowohl den Schutz vor Gefährdungen Dritten gegenüber als auch den Schutz des Betroffenen selbst als Zielsetzungen formulieren (z.B. § 11 Abs. 1 PsychKG NRW), dienen die einschränkenden Möglichkeiten des Betreuungsrecht lediglich dem „Wohl des Betroffenen“ (§1896 ff.BGB). Somit wird eine vormundschaftsgerichtliche Genehmigung zur Anwendung freiheitsentziehender Maßnahmen im Sinne des Betreuungsrechts auch nur dann erteilt, wenn diese dem Wohl des Betroffenen dient. „Eine Gefährdung Dritter kann nicht mit Mitteln der zivilrechtlichen Gefahrenabwehr des Betreuungsrechts begegnet werden, weil das Betreuungsrecht Zwangsmaßnahmen lediglich aus Gründen der Selbstgefährdung zulässt.[63]“ „Personalmangel kann niemals eine Fixierungsmaßnahme rechtfertigen“ (OLG Köln, 1999). § 1906 Abs. 4 BGB bietet somit die materielle Rechtsgrundlage zur Anwendung freiheitsentziehender Maßnahmen.

Klärung der Einwilligungsfähigkeit und Anwendung der Verfahrensanweisung

Ohne erkennbare Einwilligung des Betroffenen gibt es keine Rechtfertigung für einen Eingriff in das Selbstbestimmungsrecht. Werden Menschen dennoch ohne vorliegende Einwilligung fixiert, ist der Tatbestand der Freiheitsberaubung (§ 239 StGB) gegeben. Umso bedeutsamer ist die Klärung, ob ein Bewohner selbst noch in der Lage ist, eine Einwilligung zu erteilen oder ob ihm dies – aufgrund einer vorliegenden Demenz – nicht mehr möglich ist. Einwilligungsunfähigkeit kann im Sinne des Betreuungsrechts gegeben sein beim Vorliegen einer psychischen Krankheit bzw. einer geistigen oder seelischen Behinderung. Die Krankheit allein

---

63) LG Essen, a. a. O.

liefert jedoch noch keinen hinreichend abgesicherten Grund für das Vorliegen von Einwilligungsunfähigkeit. Ergänzend müssen folgende Faktoren gegeben sein: Der Betroffene kann aufgrund der Krankheit oder Behinderung

- nicht mehr die grundlegenden Fakten (Art, Bedeutung und Tragweite der erforderlichen Maßnahme) verstehen,
- den individuellen Wert seiner Entscheidung für die davon berührten persönlichen Güter (Unversehrtheit von Leib und Leben) und Interessen (Bewegungsfreiheit etc.) nicht mehr erfassen,
- mögliche Risiken aus seiner Entscheidung nicht mehr hinreichend abwägen.

Erst die Kombination aus vorliegender Krankheit bzw. Behinderung und den beschriebenen Folgen rechtfertigt im Sinne des Betreuungsrechts eine freiheitsentziehende Maßnahme zum Schutz vor Selbstgefährdung.
Die Feststellung, ob Einwilligungsunfähigkeit im v.g. Sinne vorliegt, ist stets eine interdisziplinäre Aufgabe von zuständigem Facharzt (Neurologe, vgl. § 70e FGG), verantwortlicher Pflegefachkraft (vgl. § 70d FGG) und Betreuern sowie dem Vormundschaftsgericht. Das Vormundschaftsgericht stellt dabei die legalisierende Instanz dar, die zu prüfen hat, ob die beantragte Maßnahme dem Gesetz entspricht. Alle am Verfahren Beteiligten (Betreuer, Pflegekraft, Facharzt etc.) bilden die legitimierende Instanz. Sie haben die Verantwortung zur Klärung der Frage, ob der Eingriff in die Grundrechte gerechtfertigt ist. Damit kommt den genannten Beteiligten die Aufgabe der ethisch-fachlichen Abwägung zu.
Die in der Anlage beigefügte Verfahrensanweisung (VA) „Freiheitsentziehende Maßnahmen“ stellt das Instrument der Leitungskraft zur Steuerung dieses zentralen kernpflegerischen Bereichs dar. Besondere Bedeutung kommt dabei, vor dem Hintergrund des weiter

oben ausgeführten Defizits in den Rechts- und Fachkenntnissen, den in der VA dargelegten Bildungsinterventionen zu.
Zu ergänzen ist die Klärung der Frage, wer in der Pflegeeinrichtung befugt ist, mit den Vormundschaftsgerichten Absprachen unter welchen Bedingungen zu treffen; wer also die verbindliche Rolle der „Überbrückungsfunktion" innehat. In Beziehungen mit entsprechend hoher Komplexität agieren in den kooperierenden Organisationen sinnvollerweise derartige boundary-role-persons[64].

Anhang

Verfahrensanweisung Prüfung der Erfordernis und Anwendung freiheitsentziehender Maßnahmen

Titel der VA	Prävention von Mangelernährung
Zweck der VA für die Einrichtung	• Jede Pflegefachkraft (PFK) kennt die betreuungsrechtlichen Voraussetzungen zur Anwendung freiheitsentziehender Maßnahmen (FE-Maßnahmen). • Jede PFK ist in der Lage, eine professionelle Abwägung zwischen den relevanten grundrechtlichen Werten (Leben, körperliche Unversehrtheit versus Freiheitsrecht) vorzunehmen und zu begründen. • Kenntnis der Belastungsfaktoren durch FE-Maßnahmen. • Realisierung von Haftungsausschluss. • Erlangung und Realisierung von Vertragsfähigkeit und Gesetzeskonformität.
Thematische Einführung	Institutionelle Perspektive: • Freiheitsentziehende Maßnahmen (Fixierungen) sind im stationären Altenpflegebereich – insbesondere in der Betreuung dementer Menschen ein hoch relevantes Thema (vgl. Erster Bericht des MDS gem. § 118 SGB XI, 2004).

64) Vgl. hierzu: H. K. Stahl: Dauerhafte Kunde-Lieferanten-Beziehungen und ihre Einordnung in eine systemisch-konstruktivistische Perspektive. In: ders. und P. M. Hejl: Management und Wirklichkeit. das Konstruieren von Unternehmen, Märkten und Zukünften, Heidelberg 2000, S. 387-406

Thematische Einführung

- Defizite bei freiheitseinschränkenden Maßnahmen gehören mit zu den häufigsten Qualitätsmängeln in der stationären Pflege (BMFSFJ: 3. Bericht zur Lage der älteren Generation, 2004).
- Ca. 400.000 freiheitsentziehende Maßnahmen werden täglich in bundesdeutschen Altenheimen angewendet („Freiburger Studie“, Klie, 1998).

Personale Perspektive:
- 95% aller Pflegemitarbeiter haben bereits einmal oder mehrfach fixiert (Borutta 1994/2000).
- Mehr als 90% der angewandten Fixierungen werden mit Sturzgefahr begründet.
- Eine einmal getroffene Entscheidung für eine Fixierung führt zu längerfristigen und dauerhaft über viele Stunden angewandte Fixierungsmaßnahmen.

Klienten-Perspektive:
- Derzeit werden zwischen 5 – 10% der HB in Deutschland körpernah fixiert.
- Bei 20 – 30% der HB werden darüber hinaus andere Bewegungseinschränkungen angewandt.
- Ca. 40 – 50% der Heimbewohner werden mit potenziell bewegungseinschränkenden Psychopharmaka behandelt (Koczy, Klie et. al, 2005).

Empirische und epistemologische Perspektive:
- Fixierungen sind weder ein adäquates noch evidenzbasiertes Mittel zur Verhinderung von Stürzen oder zur Beeinflussung von fordernden Verhaltensweisen bei demenzkranken alten Menschen (Bredthauer, Becker et.al., 2005).
- Die unsachgemäße Durchführung von Fixierungen kann zu erheblichen Verletzungen und zum Tode des Heimbewohners führen. Primäre Todesursachen sind Thoraxkompression durch Leibgurte und Strangulation durch Schutzdecken (Pedal, Mattern et. al. 1996).
- Fixierungen können erhebliche Nebenwirkungen verursachen: Quetschungen, Nervenverletzungen, Ischämien, Strangulation, plötzlicher Herztod, etc. Die Immobilisation führt zu Dekonditionierung (Verminderung der körperlichen Leistungsfähigkeit) und Stress (Projektbericht Redufix , Evgl. FH und Robert-Bosch-Gesellschaft 2005).

Richtlinien: Relevante Gesetze und VO	• Art. 1 i. V. m. Art. 2 und Art. 104 GG, • § 2 Abs. 1 Pkt. 1 i. V. m. § 11 Abs. 1 Pkt. und 2 HeimG, • §§ 223 und 239 StGB, • § 280 Abs.1 Satz 1 BGB (vertragliche Haftung) und § 823 BGB (deliktische Haftung), • Landesrahmenvertrag NRW gem. § 75 SGB XI, • Gemeinsame Grundsätze und Maßstäbe der Qualitätsentwicklung gem. § 80 SGB XI, • Leistungs- und Qualitätsvereinbarung (LQV) gem. § 80a SGB XI.
Literaturbezug: Welche evidenzbasierten klinischen Leitlinien, Studien und Basisliteratur sind maßgeblich?	Basisliteratur: • Altenpflege 8/2006, Vincentz-Network, Hannover; Schwerpunktthema Fixierung, 26 – 34 • Borutta, M.: Pflege zwischen Schutz und Freiheit. Das Selbstbestimmungsrecht verwirrter alter Menschen, Hannover 2000 • Klie, T. und Hoffmann, B.: Freiheitsentziehende Maßnahme. Unterbringung und unterbringungsähnliche Maßnahmen in Betreuungsrecht und -praxis, Heidelberg 2004 • Klie, T., Pfundenstein, T. und Stoffer, F.J.: „Pflege ohne Gewalt?" Freiheitsentziehende Maßnahmen in Pflegeheimen. Entwicklung von Präventions- und Handlungsstrategien, KDA Köln 2005 • Projektgruppe ReduFix: ReduFix. Alternativen zu Fixierungsmaßnahmen oder: Mit Recht fixiert?, Hannover 2007 • Robert Bosch Gesellschaft für medizinische Forschung mbH (RBMF) und Kontaktstelle für praxisorientierte Forschung an der Evangelischen Fachhochschule Freiburg: Reduktion von körpernaher Fixierung bei demenzerkrankten Heimbewohnern, 2006 (www.efh-freiburg.de/Dokumente/agp/00%20 Tagungsbericht.pdf) Relevante Studien: • Bredthauer, D., Becker, C. et. al: Anwendung von mechanischen Fixierungsmaßnahmen in der stationären Gerontopsychiatrie: ein ein wichtiger Aspekt des Problemfeldes Gewalt gegen alte Menschen. In: Zeitschrift für Gerontologie und Geriatrie, Band 38, Heft 1, 2005, 10 – 18 • Hamers, J.P.H., Huizing, A.R.: Warum fixieren wir alte Menschen? In: Zeitschrift für Gerontologie und Geriatrie, Band 38, Heft 1, 2005, 26 – 32 • Koczy, P., Klie, T.: et. al.: Effektivität einer multifaktoriellen Intervention zur Reduktion von körpernaher Fixierung bei demenzkranken Heimbewohnern. In: Zeitschrift für Gerontologie und Geriatrie, Band 38, Heft 1, 2005, 33 – 39 • Pedal, Mattern u. a.: Plötzliche Todesfälle mechanisch fixierter Patientienten. In: Zeitschrift für Gerontologie und Geriatrie 03/ 1996, S. 180ff

Literaturbezug: Welche evidenzbasierten klinischen Leitlinien, Studien und Basisliteratur sind maßgeblich?	• Redufix-Studie: Robert Bosch Gesellschaft für medizinische Forschung mbH (RBMF) und Kontaktstelle für praxisorientierte Forschung an der Evangelischen Fachhochschule Freiburg: Reduktion von körpernaher Fixierung bei demenzerkrankten Heimbewohnern, 2006 und Anlagen (www.efh-freiburg.de/ agp/redufix.htm) Datenbanken: • http://agp.kda.de/literatur/index.htm • http://www.dza.de/gerolit/gerolit-online • http://www.dimdi.de/static/de/db/gui/
Ziele der VA	• Minimierung von FE-Maßnahmen (im Sinne der ultima ratio). • Rechtssicherheit bei der Anwendung von FE-Maßnahmen.
Dokumentation	Die durchgeführten Maßnahmen sind nach den allgemeinen Grundsätzen zu dokumentieren. Die Dokumentation von FE-Maßnahmen muss eine fachliche Begründung beinhalten. Hierzu gehören: • Anlass der Fixierung (Warum?), • Anordnung der konkret durchgeführten Fixierung (Wer?), • Art der Fixierung (Wie?), • Zeitdauer der Fixierung (Wie lange?), • durchführende Pflegefachkraft (Wer?), • betreuende Pflegefachkraft (Wer?), • Begründung, warum keine andere pflegerische Maßnahme durchgeführt wurde.
Überwachungsmethoden	• Fallbesprechungen, • Pflegevisiten.
Kritische Faktoren, die die Anwendung von FE-Maßnahmen begünstigen	Beobachtbare Kausalitäten für häufiges Fixieren in der Pflege: • mangelhafte Fach- und Rechtskenntnisse der PFK, • defizitäres Professionsverständnis (Haltung), • nachteilige Strukturen der Organisation (z. B. unklare Entscheidungs- und Kooperationskompetenzen, etc.), • Sturzgefahr von gangunsicheren Bewohnern.
Assessmentverfahren: zur Einschätzung des jeweiligen Risikos	Es liegt derzeit kein evidenzbasiertes Assessmentverfahren (im Sinne einer konditionalen Entscheidungshilfe bzw. -vorgabe) zur Risikoeinschätzung im Hinblick auf die Erforderlichkeit von FE-Maßnahmen vor. Dies macht es – auch grundrechtlich – erforderlich, zweckorientierte Einzelfallentscheidungen im interdisziplinären Team und auf der Grundlage der hermeneutischen Fallarbeit zu treffen.

Präventive Maßnahmen	• Klärung der Gründe für den Heimaufenthalt.
	• Differenzialdiagnostische Abklärung einer potenziell vorliegenden Demenz.
	• Klärung der Einwilligungsfähigkeit.
	• Beobachtung des Verhaltens im Hinblick auf Orientiertheit.
	• Diagnostik der Selbstbestimmungspotenzial: Nutzung
	  • der Bewegungsfreiheit,
	  • der Beziehungsfreiheit,
	  • des Aktivitätsspielraums,
	  • des Kontrollspielraums,
	  • des Entscheidungsspielraums.
	• Durchführung hermeneutischer Fallkonferenzen.

Mitgeltende Dokumente	• Dokumentationsblatt.
	• Antrag an das zuständige Amtsgericht zwecks Genehmigung von FE-Maßnahmen.
	• Anregung zur Betreuerbestellung (zur Vorlage beim Vormundschaftsgericht).
	• Dokumente der Willensbekundung des Bewohners
	  • Vorsorgevollmacht des Bewohners,
	  • Betreuerverfügung des Bewohners,
	  • Patientenverfügung des Bewohners.

Anlagen zur VA	• Ablaufschemata:
	  • Antrag zur Anwendung freiheitsentziehender Maßnahmen nach § 1906 Abs. 4 BGB,
	  • Verfahren zur Unterbringung nach § 1906 Abs. 1 – 3 BGB,
	  • Verfahren zur Durchführung von FE-Maßnahmen nach § 1906 Abs. 4 BGB,
	  • Verfahren bei einstweiliger Anordnung (i.S. des § 70h Abs. 1 i.V.m. § 69f FGG),
	  • Verfahren bei eiliger einstweilliger Anordnung (i.S. des § 70h Abs. 1 Satz 2 I.V.m. § 69f Abs. 1 Satz 4 FGG.
	• Checkliste für das Unterbringungsverfahren.

Bildungsintervention	• Lesen der Basisliteratur (siehe Punkt 4) durch die PFK. • Gemeinsame Lese- und Auswertungsarbeit. • Ggf. Inhouse-Seminare mit Selbsterfahrungsübungen.

Ablaufschema Unterbringungsverfahren

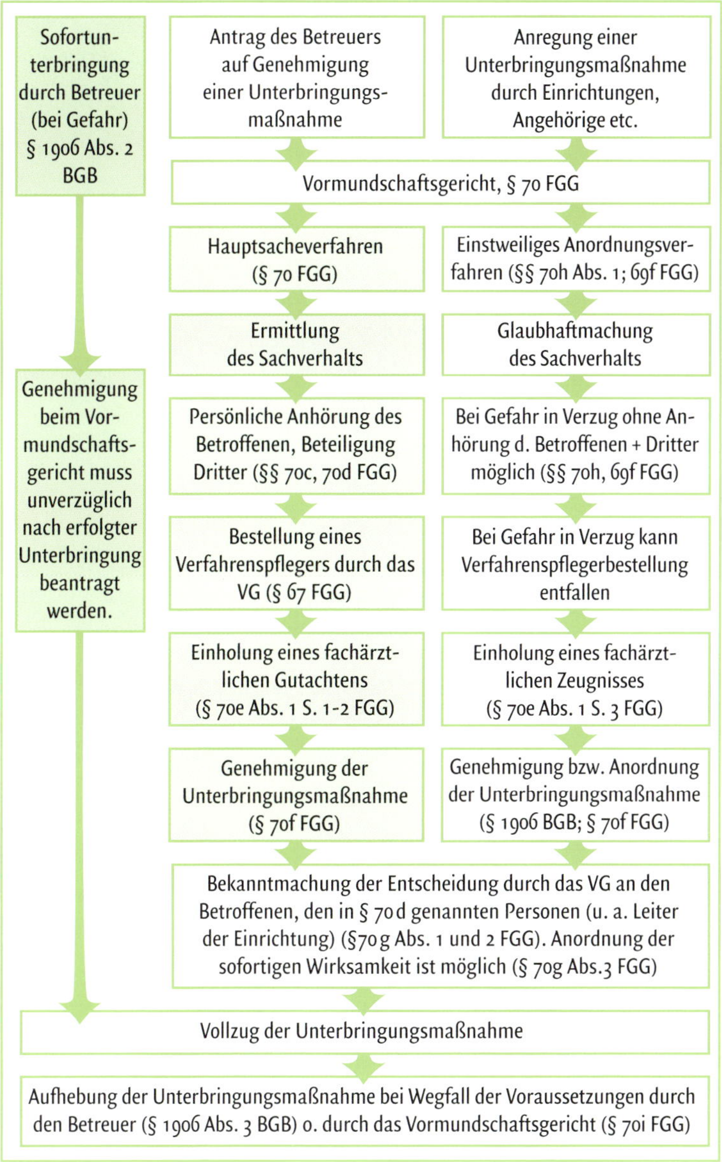

5

6. Fallarbeit

Wieso hermeneutische Fallarbeit?

Die Pflege – insbesondere gerontopsychiatrisch veränderter – alter Menschen geschieht in Interaktion zwischen dem alten pflegebedürftigen Menschen und der (Bezugs-) Pflegekraft. Diese Interaktion ist niemals konfliktfrei; es können Differenzen auftreten, die in der Interaktion selbst, in den Voraussetzungen der Interaktionspartner (eigene Geschichte, eigenes Erleben etc.), in der organisatorischen und/oder den gesellschaftlichen Voraussetzungen begründet sein können. „Werden diese Probleme als Interaktionsprobleme mit dem Focus auf den Interaktionszusammenhang thematisiert, um über einen multiperspektivischen Blick auf das Problem neue Handlungsperspektiven zu entwickeln, so kann man von ‚Fallarbeit' sprechen.[65]"
Die eigene persönliche Sichtweise (der einzelnen Pflegekraft) geht stets mit blinden Flecken einher; mit anderen Worten:

» »Wir glauben nur, was wir sehen, leider sehen wir nur, was wir glauben.« *Peter Atteslander*

Um einen Fall in seiner vollen Fallwirklichkeit erfassen zu können, bedarf es einer multiperspektivischen Herangehensweise. D.h., nicht die Erklärung oder Interpretation einer einzelnen Pflegekraft (Hermeneuse) verschafft uns ein Fallverstehen, sondern die methodisch abgesicherte regelgeleitete Deutung und Interpretation aus unterschiedlichen Perspektiven (Hermeneutik) kann eine Vervollständigung des Fallkonstrukts ermöglichen. Dabei fließen verschiedene Wahrnehmungen und Beobachtungen in die Fallarbeit ein und werden aus unterschiedlichen Perspektiven variierend erörtert.
Hermeneutik (grch.: hermeneuein – aussagen, auslegen) „...ist die Kunst der Auslegung (Interpretation) bzw. die Theorie der Aus-

65) Hennig, A. und Müller, M.: Multiperspektivische Fallarbeit als Ansatz zur Verbesserung der pflege mit psychisch veränderten Menschen: Definition – Praxisbeispiel. In: PrInternet 04/2002, 73-81

legung als einer Reflexion auf die Bedingungen und Normen des Verstehens und seiner praktischen Äußerungen."[66] Gegenstand der Hermeneutik können prinzipiell alle Lebensäußerungen sein (Texte, Musik, Kunstwerke, aber auch Handlungen von Menschen. Die ‚Kunst der Auslegung' bezog sich bis zum Beginn der Neuzeit vorwiegend auf – christliche – Texte. Durch die so genannte erste hermeutische Wende im 18. Jhd., hier vor allem durch Friedrich D. E. Schleiermacher und seiner Definition der Hermeneutik als ‚Kunstlehre des Verstehens', entstand eine umfassende Theorie des Verstehens. Die zweite hermeneutische Wende zu Beginn des 20. Jhd. wurde mit Martin Heideggers ‚Hermeneutik des Daseins' eingeleitet. Verstehen wird bei Heidegger als die Weise des Existierens selbst charakterisiert. Das schon durch eigene Erfahrungen vorhandene Wissen, von dem, was jeweils Gegenstand des Verstehens werden soll, bezeichnet Heidegger als hermeneutischen Zirkel. Hans Georg Gadamer führte die Arbeiten Heideggers fort (insbesondere in ‚Wahrheit und Methode' 1962), indem er das Verhältnis von Vorverständnis und Verständnis im Verstehen analysierte. Verstehen ist danach ein ‚Einrücken in ein Überlieferungsgeschehen'. Das Wissen um das Nichtwissen (zurückgehend auf Sokrates' Aussage, dass er kein Wissen besitze[67], außer dem Wissen, dass er kein Wissen besitze) war nach eigener Aussage ein Lebensmotto Gadamers.
Hermeneutik weiß und befasst sich insofern mit dem Nichtwissen und sie weiß um das Nichtwissen. Hinter dieser Aussage des Wissens um das Nichtwissen steht die Annahme, dass der andere Recht haben könnte bzw. meine Wahrnehmung unvollständig ist und mich deshalb täuschen kann. Aufgabe der Hermeneutik ist der Umgang mit der Vieldeutigkeit des Lebens, eines wahrgenommenen Sachverhalts, einer Handlung etc. Hermeneutik hat ein Gespür (und verlangt selbiges) für den Bedeutungsreichtum der Welt. Hierzu ist es – so Gadamer – erforderlich „nicht nur zu begreifen,

66) Der Brosckhaus Philosophie. Ideen, Denker und Begriffe; Mannheim 2004, 131
67) Eigentlich leugnete Sokrates nicht Wissen zu besitzen, sondern er leugnete den Besitz von Weisheit (Apologie 21b)

sondern sich ergreifen zu lassen. Verstehen als Akt der (eigenen) Verwandlung“[68]. Der Hermeneutik gelingt es, – so Gadamer – den Graben von Vergangenheit zur Gegenwart zu überwinden. „Auslegung ist eine immanente Haltung, nicht eine objektivierende“[69]. Es geht nicht darum, Objektivität anzustreben; vielmehr geht es um das Einnehmen einer verstehenden – und dadurch verständlichen – Haltung z. B. gegenüber fremden, unbekannten Verhaltensweisen.

„Hermeneutik sucht nicht danach, als objektiver Beobachter etwas festzustellen. Sie sucht das, was in einem Sinngefüge eigentlich zu verstehen ist. Sie sucht keine objektiven Feststellungen, sondern Sinnstrukturen zum Sprechen zu bringen. Dies verlangt ein anderes Engagement als ein nur kognitives ...“ (Gadamer)[70]. Deutung meint also ein Verstehen durch sich Hineinversetzen, indem sich der Deutende immer seines Vorverständnisses bedient, das er in anderen Deutungszusammenhängen bereits entwickelt hat. Das beschreibt den hermeneutischen Zirkel (s. Abb. 6.1).

Abb. 6.1: Hermeneutischer Zirkel

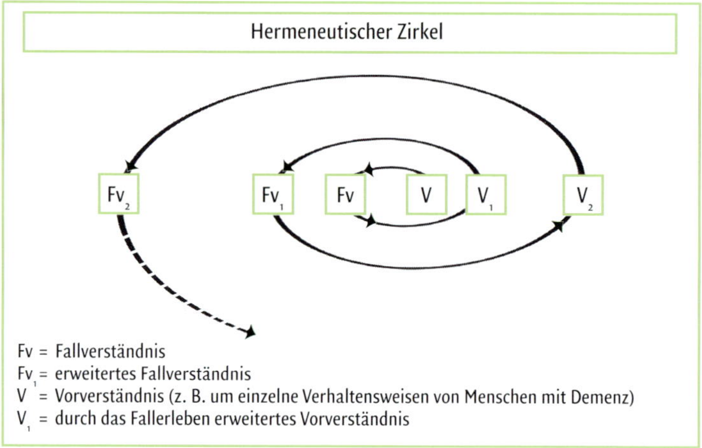

---

68) Philosophie heute. Die Kunst des Verstehens. Hans georg Gadamer (WDR-Video, 1996)
69), 70) Philosophie heute. a. a. O.

In der Pflege gerontopsychiatrisch veränderter Menschen stoßen Pflegende regelmäßig auf fremde bzw. befremdliche Verhaltensweisen, die sich nicht selten bedrohlich für den betroffenen Menschen selbst oder sein Umfeld darstellen. Im Hinblick auf diese wahrgenommenen bedrohlichen Verhaltensweisen (z. B. Schreien, Schlagen, Spucken, Beißen etc.) verfügen wir über ein (berufliches wie persönliches) Vorverständnis. Die Auseinandersetzung in der hermeneutischen Fallarbeit mit

a] weiteren Wahrnehmungen anderer Beteiligter,

b] in anderen Situationen gemachten Erfahrungen.

reichert unser Vorverständnis an und verändert im multiperspektischen Blickwinkel dieses, so dass wir zu einem neuen Fallverständnis gelangen können (Fv). Das hieraus erlangte Wissen bzw. Verstehen (durchaus im Sinne von Verständnis) fließt in die Interaktion mit dem pflegebedürftigen Menschen ein. Es kommt zu einem erweiterten Vorverständnis (V1), dass wiederum das Fallverständnis anreichert usw.
Beim hermeneutischen Zirkel, der eigentlich eine Spirale ist, handelt es sich nicht um eine einfache Addition neuen Wissens. „Inhaltlich bedeutet dieser Zirkel, dass das Verstehen von Teilen sich aus dem Ganzen und das Verstehen des Ganzen sich aus den Teilen ergibt.“[71]
Was bedeutet in diesem Zusammenhang nun ‚Verstehen'?
„Die Natur erklären wir, das Seelenleben verstehen wir“ (Dilthey, 1961, S. 144). „Verstehen umfasst insofern mehr als ‚erklären', weil es versucht, die Bedeutung eines Sachverhalts zu ergründen. Verstehen ist das ‚Erkennen von etwas als etwas Menschliches und gleichzeitig das Erfassen seiner Bedeutung.“[72]

71) Lamnek, S.: Qualitative Sozialforschung, Band 1 Methodologie; 3. Aifl., Weinheim 1995, 78
72) Danner, H. (19979, 34) zitiert nach Lamnek, S.: a. a. O., 79.

Beim Erklären versucht man Tatsachen aus Ursachen und Gegebenheiten von einem Prinzip herzuleiten. Das Verstehen zielt auf das Erfassen von Bedeutungen ab. Nicht warum jemand etwas tut, sondern was er tut, steht im Zentrum des Interesses.
DILTEY definiert ‚Verstehen' folgendermaßen: „Wir nennen den Vorgang, in welchem wir aus Zeichen, die von außen sinnlich gegeben sind, ein Inneres erkennen: Verstehen!" Dabei umfasst das Verstehen nicht nur das Verstehen des anderen, sondern ebenso das Sich-selbst-verstehen im Erleben des Verhaltens anderer.
Aufgrund der Interaktionsbedingungen und der Subjekt-Subjekt-Beziehung zwischen Pflegendem und pflegebedürftigem Menschen gehört das „sich-selbst-Verstehen" konstitutiv zur Fallarbeit dazu. In der Fallarbeit erfahren Pflegende nicht nur etwas neues, bislang Unbekanntes über den Fall (den Bewohner, Patienten etc.), sondern auch über sich selbst als Interaktionspartner.

Struktur der hermeneutischen Fallkonferenz

Der Fall wird in der hermeneutischen Fallarbeit auf der Ebene der vollen Fallwirklichkeit rekonstruiert; d. h., aus allem heraus, was dem Pflegenden an Wissen, Informationen (externe Evidenz), Erfahrungen und Empfindungen (interne Evidenz) zur Verfügung steht.
Die hermeneutische Fallarbeit bedarf (im Gegensatz zur oben beschriebenen Hermeneuse) eines Regelinventars. Es wird also nicht fidel drauflos gedeutet, ohne Reflexion der eigenen Sichtweisen der Pflegenden, sondern es wird regelgeleitet vorgegangen.
Im Folgenden sollen die wesentlichen Vorraussetzungen zur professionellen Fallarbeit kurz beschrieben werden. Des Weiteren wird zur Vervollständigung des hier Ausgeführten auf die in der Anlage beigefügte Verfahrensanweisung zur hermeneutischen Fallarbeit verwiesen.

Rahmenbedingungen

Der Termin und der Ort für die erste Fallarbeitsitzung sollte allen Beteiligten frühzeitig (mindestens 3 Wochen vorher) bekannt sein.

Der Zeitrahmen sollte 1 ½ bis 2 Stunden nicht überschreiten und vorher vereinbart werden. Der störungsfreie Ablauf der Sitzung ist unbedingt zu gewährleisten (keine Rufbereitschaft in der Fallarbeitsitzung!). Der erforderliche Arbeitsablauf im Wohnbereich ist z.B. durch die kooperative Beteiligung der Kollegen aus anderen Wohnbereichen sicherzustellen. Alle erforderlichen Unterlagen sind in der Sitzung verfügbar. Die Wahrnehmungen der nicht an der Sitzung Teilnehmenden (z.B. Facharzt) ist über die Bezugspflegekraft vorher einzuholen und als solche in der Sitzung darzulegen.

Aufgaben der Moderation
Hier empfiehlt sich die Heranziehung der Moderationskriterien nach Irving D. Yalom, die wir im Folgenden kurz darlegen werden. Demzufolge hat der Moderator drei zentrale Aufgaben wahrzunehmen:

Emotionale Anregung und Anregung (Authentizität)
verlangt auffordernde Aktivität und eindringliche Beispielgebung D.h.:

- kein Abschotten hinter der Rolle als Moderator,
- offenes Auftreten in der Rolle als Moderator.

Wertschätzender Umgang durch Lob (positive Verstärkung insbesondere der eher ruhigeren Teilnehmer), Unterstützung, verstehende Anteilnahme bei erkennbarer Betroffenheit einzelner Akteure im Sinne von wertfreier Akzeptanz der einzelnen Wahrnehmungen.
Zur Authentizität gehört auch der Schutz der „Nachgruppenkultur“. D.h., dass, was nach einer Fallarbeit an wertenden (kritischen oder auch positiven) Anmerkungen über den Sitzungsverlauf von Teilnehmenden geäußert wird, darf vom Moderator nur aufgegriffen werden, wenn die Teilnehmenden dies selbst zur Sprache bringen.

Exekutive Funktion
verlangt vom Moderator, dass er ein Setting schafft; d.h.:

- Regeln und Grenzen müssen auf seine Initiative hin vereinbart werden,
- (Teil-)Ziele müssen klar erkennbar gesetzt,
- die Zeiteinteilung muss von ihm eingehalten werden,
- das Tempo des Fortschreitens wird von ihm bestimmt,
- das Verfahren wird von ihm angehalten und unterbrochen, wenn nötig.

Mit anderen Worten: Er hat die Verantwortung für das Einhalten der Regeln. Themenwechsel werden von ihm konsequent angesprochen. Der Moderator sorgt für eine konsequente Ergebnissicherung (wobei nicht er selber, sondern jemand anderes während der Sitzung protokollieren sollte). Er unterzeichnet für die Richtigkeit das Protokolls mit. Der Moderator akzeptiert selber das vereinbarte Setting.

Sinnführung
verlangt der Sitzung und den Äußerungen der Beteiligten einen kognitiven Raum zu geben durch:

- aktive, freie Aufmerksamkeit,
- nachfragendes Interpretieren,
- nachfragendes Klarstellen.

Gefühle und Erlebnisse sollten von den Beteiligten in Ideen übersetzt werden können. Er achtet bei der Falldarstellung auf eine Trennung von Beobachtung und Bewertung des Beobachteten durch die Akteure. Zudem achtet der Moderator darauf, „eine zu schnelle und zu enge Auswahl der für die Fallbearbeitung relevanten Informationen zu verhindern und den Blick für

andere Möglichkeiten offen zu halten“[73]. Denn es geht im Sinne U. Oevermanns auch darum, ‚unwahrscheinliche Lesarten' des Falls in Betracht zu ziehen bzw. zuzulassen und damit „vorgefasste Meinungen hinterfragbar zu machen.“[74]
Je stärker die Anteilnahme und je ausgeprägter die Sinngebung, desto höher die positiven Ergebnisse. Zu viel oder zu wenig an emotionaler Anregung und an Exekutive führen zu einem negativen Ergebnis.

Problemanalyse
In der Problemanalyse steht die möglichst verhaltensnahe und optinonale Beschreibung im Vordergrund. Optional, weil die von der Bezugspflegekraft angefertigte Fallbeschreibung nicht zwingend so sein muss, wie sie von ihr wahrgenommen wird. Sie behält einen zunächst unverbindlichen Charakter. Umso wichtiger ist die hierbei vorzunehmende Trennung von Beobachtung und Bewertung (s. Aufgabe der Moderation).

Mögliche Fragen in der Sinnführung:

- Welches Verhalten ist konkret beobachtbar?
  - Wann – wo – bei wem – wie oft ist es zu beobachten?
- Was ist das Problem?
  - Wie äußert es sich?
- Für wen ist das vorgestellte Verhalten ein Problem?
  - Wer hat welches Problem?
- Welchen Veränderungsbedarf gibt es?
  - Was sollte sich für wen konkret ändern?

---

73) Müller, M. und Hennig, A.: Multiperspektivische Fallarbeit als Ansatz zur Verbesserung der pflege mit psychisch veränderten Menschen: Definition – Praxisbeispiel. In: PRInternet 02/2002, 73-81
74) Müller, M. und Hennig, A.: a. a. O., 75

Wahrnehmungsvervollständigung und Wissenssammlung
Um ein Fallverstehen entwickeln zu können, das der Fallwirklichkeit möglichst umfassend entspricht, bedarf es der Heranziehung interner und externer Evidenzen (vgl. Kap. 8).
Interne Evidenz bedeutet im Rahmen der Wissenssammlung und -generierung auf berufliches Erfahrungswissen, biografisches Fallwissen, berufliche Intuition, eigene Lebenserfahrungen und soziale Kompetenzen als Pflegefachkraft zurückgreifen zu können.
Externe Evidenz bedeutet den Rückgriff auf deduktive (Pflege-) Theorien[75], evidenzbasierte Leitlinien. Während eine problemorientierte Pflege ausschließlich auf externe Evidenzen setzt, kommen in der fallorientierten Pflege sowohl interne als auch externe Evidenzen zum Tragen.
Wahrnehmungsvervollständigung bedeutet hier auch, dass biografische Kenntnisse zum besseren Verständnis des Falls präzisiert werden müssen. Vor dem Hintergrund des ‚Sogewordenseins' und des Verstehens der individuellen Geschichte eröffnen sich Ressourcen für den Zugang zum demenziell veränderten Menschen.

Reflexion eigener Erklärungstheorien
Wir alle neigen dazu, aus beobachtetem Verhalten Interpretationen zu entwickeln. Diese Interpretationen beeinflussen – meist unbewusst – unser Handeln. Wir verknüpfen dabei konkret Erlebtes mit bereits gemachten Beobachtungen und Erfahrungen. Aggressiv wirkendes Verhalten wird somit in der Regel negativ interpretiert bzw. erfährt so eine negative Konnotation (eine assoziierte Bedeutung). Inwiefern erlebte Aggression zurückzuführen ist auf Formen der Erlangungsaggression (Wunsch nach Auf-

---

75) Deduktiv i. S. es Entwickelns spezifischer Verhersagen aus allgemeinen Prinzipien heraus..

merksamkeit) oder Abwehraggression (Reaktion aus Angst) kann im Rahmen der Fallarbeit geklärt werden. Eigene – durchaus zunächst naiv wirkende – Erklärungstheorien werden zur Diskussion gestellt und eröffnen die Möglichkeit, sie an der Bewohnerrealität in der Fallkonferenz diskursiv (gesprächsweise schlussfolgernd) zu prüfen. Dabei geht es auch darum, den eigenen Anteil an den erörterten Problemen von den Problemen des gerontopsychiatrisch veränderten Menschen zu unterscheiden. Dies wird möglich durch einen – der Fallkonferenz immanenten – Perspektivwechsel der Akteure. D.h., jeder der Beteiligten sieht sich mit den unterschiedlichen Perspektiven seiner Kollegen konfrontiert, die es zu reflektieren gilt.

Erarbeitung von Lösungsvorschlägen
Lösungsvorschläge werden nach der Wahrnehmungsvervollständigung, der Wissensgenerierung und der Reflexion eigener (subjektiver) Erklärungstheorien gesammelt. „Dabei ist es im Kontext der multiperspektivischen Fallarbeit wichtig, das Problem nicht aus dem Kontext der konkreten Situation zu lösen. Die Fallarbeit zielt nicht darauf ab herauszufinden, was mit dem Betroffenen ‚eigentlich los ist'."[76]

Die Lösungsvorschläge sollten von allen Akteuren mitgetragen werden, sie sollten konsensfähig sein, so dass die Interventionen aus der Perspektive des Fall nicht unabgestimmt wirken und ggf. noch mehr zu seiner Desorientiertheit beitragen.

Pflegeintervention
Die in der Fallkonferenz ausgearbeiteten Interventionen fließen in die Pflegeplanung ein. Hier spiegelt sich das Ergebnis der Fallarbeit wider. Die Interventionen und die Reaktionen auf selbige

---

76) Müller, M. und Hennig, A.: a. a. O., 75.

werden entsprechend dokumentiert. Die Dokumentation dient in der nächsten Fallkonferenz als Basis für eine Evaluation (Auswertung) der Interventionen und erneuten Problemanalyse. Der Kreislauf schließt sich somit.

Zusammenfassung

Absicht der hermeneutischen Fallarbeit ist es, die Rekonstruktion des Falls auf der Ebene der vollen Fallwirklichkeit, aus allem heraus zu betreiben, was den Pflegenden an Wissen (externe Evidenz) und Informationen (Biografie, persönliche Bedeutungszuschreibung), Erfahrungen, Intuition und Empfindungen (interne Evidenz) zur Verfügung steht.

Die Legitimation durch die in der Fallarbeit erarbeiteten Ansätze zur Pflegeintervention und den ihnen zu Grunde liegenden Entscheidungen stellen insbesondere auch ein „möglichst störungsfreies Lernen im sozialen System" Altenheim dar[77]. Das Verfahren in der hermeneutischen Fallarbeit liefert quasi die Legitimation für das pflegerische Handeln einerseits und für ein erfolgreiches Lernen veränderter Handlungsweisen durch die Akteure (Pflegende, Betreuer, Ärzte, Angehörige etc.), ohne dass diese Akteure ihre berufliche und persönliche Identität verlieren. Es kommt zur Herausbildung neuer Erwartungsstrukturen, die durch das gemeinsam betriebene Verfahren von den Beteiligten leichter verstanden und angenommen werden können, als wenn diese qua Dienstanweisung hierarchisch verordnet würden. Die Fallarbeit bietet so gesehen eine Alternative zur bekannten Hierarchie und ihren begrenzten Möglichkeiten. Das Verfahren der hermeneutischen Fallarbeit macht aus Befehlsempfängern beteiligte Akteure, die interprofessionell und multiperspektivisch zum Wohle des Patienten/Bewohners kooperieren.

77) Luhmann, N.: Legitimation durch Verfahren, Frankfurt a. M., 1983, S. 34ff

Anhang

Verfahrensanweisung zur hermeneutischen Fallarbeit

Titel der VA	Hermeneutische Fallarbeit in der gerontopsychiatrischen Pflege und Betreuung
Indikationsbereich	Diese Verfahrensanweisung beschreibt die Vorgehensweise bei der pflegerischen Prozedur: • Autonomiestärkende Pflege- und Betreuung von Bewohnern und Bewohnerinnen mit demenziellen Erkrankungen, deren multiple kognitive Defizite signifikante Beeinträchtigungen sozialer Funktionen verursachen - und (für die Umwelt) zu „herausfordernden" Handlungs- und Verhaltensweisen führen können, welche aus dem Sinnzusammenhang einer objektiven Realität herausgelöst und für die Umwelt nicht ad hoc verstehbar sind. Solche Verhaltensweisen desorientierter alter Menschen (bspw. ausgeprägte Unruhe, ausgeprägte Suchhaltung, seltsam anmutende Rituale, ständiges Rufen etc.) sind oft nur vor dem Hintergrund deren subjektiver Realität bzw. dem individuellen Sinnzusammenhang der Person zu verstehen. • „Beim Sinn-Verstehen (auf das es in der Hermeneutik vorrangig ankommt) handelt es sich um Verstehen eines Sachverhalts durch die Beleuchtung und Erfassung des Sinnzusammenhangs, in den dieser eingeordnet werden muß. Der Sachverhalt muß also in etwas Übergeordnetes eingebettet werden". (Lamnek: Qualitative Sozialforschung, Band 1, Methodologie; Weinheim 1995, S. 80). • Im Kontext evidenzbasierter Pflegepraxis bietet die hermeneutische Fallarbeit für Teams in gerontopsychiatrischen Arbeitsfeldern, die Möglichkeit – pflegerische Erfahrung und Intuition (interne Evidenzen) und pflegewissenschaftliche Erkenntnislage (externe Evidenzen) für die Arbeit „am Fall" gemeinsam zu definieren. – konstitutive Elemente pflegerischen Handelns wie evidenzbasiert - pflegerisches Regelwissen, situatives – biographiebezogenes Verständnis des Falls sowie die gesellschaftlichen Rahmenbedingungen pflegerischen Handelns, im Verstehen der Situation und dem Fällen pflegerischer Entscheidungen zu integrieren. • Die Absicht der hermeneutischen Fallarbeit ist die Rekonstruktion des Falls auf der Ebene der vollen Fallwirklichkeit, aus allem heraus, was den Pflegenden an Wissen (externe Evidenz), Informationen (Biografie, persönliche Bedeutungszuschreibung), Erfahrungen, Intuition und Empfindungen (interne Evidenz) zur Verfügung steht.

Titel der VA	Hermeneutische Fallarbeit in der gerontopsychiatrischen Pflege und Betreuung
Spezielle Geltungsbereiche	• Für welche Mitarbeiter wurde die VA verfasst? Diese VA ist gültig für alle therapeutisch tätigen Mitarbeiter im Gerontopsychiatriebereich (interdisziplinär: Pfegebereich /sozialer Dienst u./o. Ergotherapie/ärztlicher Dienst u.a. an der Versorgung Beteiligter). • Bei welcher Fallgruppe findet die VA Anwendung? Diese VA findet Anwendung bei Bewohnern und Bewohnerinnen mit demenziellen Erkrankungen. Kriterien: Schweregrad: ab MMST-score < 24 Die Umwelt erlebt „herausfordernde" Handlungs- und Verhaltensweisen, welche aus dem Sinnzusammenhang einer objektiven Realität herausgelöst und nicht ad hoc verstehbar sind.
Welche Ziele sollen mit der VA erreicht werden?	• Ziele der Einrichtung: – Systematische, sachliche und insbesondere teamstrukturierte gemeinsame Bearbeitung von individuellen Bewohnerfallkonstrukte. – Die Fallwirklichkeit dementer Bewohner/innen ist angemessen und hinreichend erfasst. Herausfordernde Verhaltensweisen werden vor deren individuellem Sinnkontext gedeutet . • Angemessen bedeutet: Das mit Hilfe der VA erarbeitete Fallkonstrukt wahrt die Autonomie des Klienten (Bewohners) und erfasst respektierend seine subjektive Betroffenheit • Hinreichend meint: Pflegerisch – therapeutische Entscheidungen können in der vollen Fallwirklichkeit (hermeneutisch) begründet werden. Die Basis für die Anschlussfähigkeit an Regelwissen (zur Herstellung von Passung zwischen Regelwissen und Fallverstehen) ist gegeben. Das erarbeitete Fallkonstrukt ermöglicht zudem den Pflegekräften eine hinreichende therapeutisch – analytische Distanz. • Ziele der Pflegekasse: Erfüllung der Verpflichtungen aus der LQV. • Gesetzliche Vorgaben: – Heimgesetz (HeimG.) §§ 3/11 – Landesrahmenvertrag § 2 – Leistungen – SGB XI Forderung: Gleichmäßige, bedarfsgerechte, dem aktuellen pflegefachlichen Stand entsprechende Versorgung der Pflegebedürftigen, in der individuelle Besonderheiten berücksichtigt werden.

Titel der VA	Hermeneutische Fallarbeit in der gerontopsychiatrischen Pflege und Betreuung
Arbeitsalgorhitmus Fallarbeit im Überblick	Demenz-Schweregrad: MMST-score < 24 ↓ Beeinträchtigte soziale Funktionen (herausfordernde Verhaltensweisen)? ↓ *ja* (*nein* → Laufendes Monitoring) Vorstellung des Bew. in hermeneutischer Fallkonferenz: durch die Bezugspflegekraft. Externe Bezugspersonen wie bspw. nahestehende Angehörige des Bewohners können hinzugezogen werden ↓ 1. Problemanalyse: Interaktionelles Erleben: Methode: sachliche Problemdarstellung und interaktionelles Erleben durch Rollenspiele ↓ 2. Wissenssammlung: Wahrnehmungsvervollständigung: biografische Daten werden präzisiert, die Wahrnehmung über ein »Fallkonstrukt« vervollständigt ↓ 3. Reflexion eigener Erklärungstheorien: Methode: Brainstorming ↓ 4. Erarbeitung von Lösungsvorschlägen – Pflegeinterventionsstrategien: hermeneutisch begründet aus der individuellen Fallwirklichkeit heraus, unter Berücksichtigung externer Evidenzen ↓ Bearbeitung der Lösungsmöglichkeiten im Pflegeprozess, Definition eines individuellen Therapiezieles ↓ o.k.? — *nein* → zurück zur Vorstellung in der Fallkonferenz; *ja* → Laufendes Monitoring: über den Pflegeprozess

Titel der VA	Hermeneutische Fallarbeit in der gerontopsychiatrischen Pflege und Betreuung
Arbeitsalgorithmus Die Fallkonferenz	1. Problemanalyse und interaktionelles Erleben Zu Beginn einer Fallkonferenz steht eine möglichst sachliche, verhaltensnahe und optionale Beschreibung des als problematisch oder schwierig erlebten Verhaltens. Mögliche Fragen, die sich in diesem Zusammenhang stellen: • Worin besteht konkret das Problem? • Wie äußert es sich? Wann tritt das problematische Verhalten auf? • Gibt es Unterschiede im Tages- oder Wochenverlauf? • Gibt es Unterschiede in der individuellen Wahrnehmung des Verhaltens? • Was würde sich ändern, wenn das Problem nicht vorhanden wäre? • Für wen ist die vorgestellte Verhaltensweise ein Problem ? (Bewohner? Teammitglied? Sonstige?) Die akribische Analyse hat zum Ziel, sich über die unterschiedlichen Sicht- und Erlebensweisen der beteiligten Personen auszutauschen. Sie schärft den Blick für die zahlreichen Facetten im Verhalten des besprochenen Bewohners. (Perrar K.M. 2004) Interaktionelles Erleben: Das herausfordernde Verhalten sollte von Teammitgliedern in einem Rollenspiel dargestellt werden. Ein wesentlich hermeneutisches Moment besteht darin, dass Pflegende durch diese Art der Darstellung die Interaktion und Gefühle des Bewohners in sich repräsentierend erlebt. Pflegende erleben sich stellvertretend in der Situation des Bewohners, was bedeutet, ein innerpsychisches Spiel mit wichtigen Beziehungspersonen zu gestalten. In der Rolle des Bewohners (im Rollenspiel wird das Verhalten realitätsnah dargestellt), erlebt die Pflegekraft unmittelbar, was der Bewohner in dieser Situation empfindet.
	2. Wissenssammlung und Wahrnehmungsvervollständigung Auch wenn biografische Daten über einen Bewohner existieren, so sind sie den Teammitgliedern meist unterschiedlich bekannt oder sie sind trotz standardisiertem Erhebungsbogen lückenhaft. Es macht also Sinn – vor allem gemeinsam mit Angehörigen – sich der Frage zu widmen, was von bzw. über den betroffenen Bewohner bekannt ist und welche Informationen fehlen. Durch Anwesenheiten von Angehörigen können fehlende Angaben der Lebensgeschichte ergänzt und durch Beispiele oder Erläuterungen mit Leben gefüllt werden. Die biografischen Daten werden so präzisiert, die Wahrnehmung über ein „Fallkonstrukt“ vervollständigt.

<table>
<tr><th>Titel der VA</th><th>Hermeneutische Fallarbeit in der gerontopsychiatrischen Pflege und Betreuung</th></tr>
<tr><td>Arbeitsalgorithmus

Die Fallkonferenz</td><td>Die Sammlung von Angaben zum Lebenslauf, zu den Vorlieben, Abneigungen, Wünschen, Hoffnungen oder vielleicht auch Brüchen ergibt ein besseres Verständnis des Bewohners. So soll – mit aller Vorsicht bei der Interpretation – nachvollziehbar gemacht werden, was ein Bewohner denkt, was er fühlt, was er will, worauf er stolz ist, oder was ihn in seinem Handeln leitet. Vor dem Hintergrund des „Sogewordenseins“ und des Verstehens seiner Geschichte können sich Ressourcen für den Zugang zu dem Demenzkranken öffnen, oder sich bestimmte Verhaltensweisen erklären. Der Mensch wird als historisches Produkt verstanden, dessen Wesen man erst begreifen kann, wenn man es aus unterschiedlichen Blickwinkeln betrachtet. Hier spielen Fragen nach ...

• dem Mann/Frau sein; der früheren und jetzigen Lebenswelt
• den historischen Aspekten des jeweiligen Zeitalters während der Kindheit, der Jugend oder des Erwachsenseins, sowie der Zugehörigkeit zu einer Klasse, einer Religionsgemeinschaft oder einer Bevölkerungsgruppe

eine Rolle. (Perrar K.M. 2004)

Hinweis zur Methode:
Befragungen und Diskussion. Insofern nahe externen Bezugspersonen einbezogen sind versteht sich ein taktvoller Umgang mit ihnen von selbst.</td></tr>
<tr><td></td><td>3. Reflexion eigener Erklärungstheorien
Menschen neigen dazu, sich Sachverhalte mehr oder weniger spontan erklären zu wollen. Wir ordnen ein, schreiben Personen oder Gegenständen Eigenschaften zu, oder suchen nach einem tieferen Sinn. Im Erleben des Verhaltens der Bewohner, vor allem, wenn es nicht in das gewohnte Handeln passt und das Umfeld herausfordert, generieren wir überraschend schnell Annahmen darüber, wie dieses Verhalten zu erklären sei und warum ein Bewohner sich so und nicht anders verhält. Diese Zuschreibungen entlasten unser Erleben, weil sie komplexe, uns zunächst nicht verstehbare Wahrnehmungen scheinbar begründen und so nachvollziehbar machen. Bekanntlich ist das Verhalten eines dementen Menschen mit zunehmender Entwicklung der Krankheit immer weniger spontan verständlich, sondern bedarf der Deutung durch seine Umgebung. Unabhängig davon, ob diese Interpretationen objektiv zutreffend sind, leiten sie unser Verhalten und beeinflussen unsere Wahr-</td></tr>
</table>

Titel der VA	Hermeneutische Fallarbeit in der gerontopsychiatrischen Pflege und Betreuung
Arbeitsalgorithmus Die Fallkonferenz	nehmung. Sich über diese naiven Erklärungstheorien auszutauschen, sie zur kritischen Diskussion zu stellen, eröffnet die Möglichkeit, sie an der Realität, d.h. individuell auf den Bewohner bezogen, zu überprüfen. Im Rahmen der Fallkonferenz kann durch die Rückbesinnung auf die konkreten, problematisierten Verhaltensweisen eines Bewohners, durch das Verstehen dieses Menschen aus seinem historischen Kontext heraus, die eigne Wahrnehmung bzw. das eigene Handeln korrigiert, modifiziert oder auch bestätigt werden. (Perrar K.M. 2004) Hinweis zur Methode: Grundvoraussetzung für die Teamarbeit in Schritt 3 ist eine Atmosphäre, in der die unterschiedlichen Annahmen wertschätzend zur Diskussion gestellt werden können. Aus diesem Grund sollte die Brainstormingmethode angewandt werden: • Jedes Teammitglied soll adhoc seine Verhaltensdeutung/Interpretation erläutern, ohne vorher groß hin und her zu überlegen. • Jede Deutung/Interpretation wird von einem Teammitglied am Flipchart aufgeschrieben. • Die Deutungen/Interpretationen werden während des Verfahrens nicht von den anderen Teammitgliedern gewertet. • Keine Deutung ist zu unorthodox oder „blöd“, um nicht erfasst zu werden! Im Anschluss an das Brainstormingverfahren werden die am Flipchart dargestellten Interpretationen gewertet, d.h. jede Interpretation wird nun wertschätzend diskutiert. Eine Rangfolge kann per Konsens gebildet werden.
	4. Erarbeitung von Lösungsvorschlägen Die zuvor genannten drei Schritte der Problemanalyse, der Wissenssammlung sowie der Reflexion eigener Erklärungstheorien ermöglichen es in einem vierten Schritt, gemeinsam Lösungsvorschläge zur Veränderung der problematisierten Verhaltensweisen zu erarbeiten. Bislang erfolgreiche Strategien werden festgehalten, neue Ideen gesammelt und konkret ausformuliert (Externe Evidenzen/Anwenderkonzepte wie in der Leitlinie Demenz der Uni WH von 5/2005 beschrieben, sind hier unbedingt zu berücksichtigen und zu integrieren). Hilfreich ist ebenso die Festlegung von Verantwortlichkeiten, wer welche Aufgaben übernimmt – (in der

Titel der VA	Hermeneutische Fallarbeit in der gerontopsychiatrischen Pflege und Betreuung
Arbeitsalgorithmus Die Fallkonferenz	fallsteuernden Bezugspflege ist dies intern größtenteils erfolgt. Wesentlich ist dieser Punkt für die Interaktion mit Angehörigen). Durch die Teilnahme der verschiedenen Berufsgruppen sowie der Angehörigen in der Fallkonferenz lassen sich Strategien vernetzen oder unterschiedliche Ressourcen besser nutzen. Nicht selten kann es jedoch Ergebnis sein, dass sich weniger die Verhaltensweisen des Bewohners ändert, sondern sich vielmehr die Einstellung seiner Umgebung ihm gegenüber verändert (BEISPIEL: Validation statt Realitätsorientierte Vorgehensweise). Ratsam ist es, die erarbeiteten Lösungsvorschläge bzw. Interventionen in die Pflegeplanung einzuarbeiten. (vgl. Perrar K.M. 2004) Nicht zuletzt kann die intensive Diskussion dazu führen, dass fachliche Wissensdefizite entdeckt werden. Diese angesprochenen Themen können als Vorschlag in das Fortbildungsprogramm einfließen. Hinweis zur Methode: Auch in Schritt 4 gilt: Grundvoraussetzung für die Teamarbeit ist eine Atmosphäre, in der die unterschiedlichen Lösungsvorschläge wertschätzend zur Diskussion gestellt werden können. Aus diesem Grund kann auch hier ggf. die Brainstormingmethode angewandt werden. • Nicht nur Deutungen/Interpretationen, sondern auch Pflegeinterventionen können unorthodox scheinen und sind hermeneutisch lediglich aus dem Fallverstehen heraus zu begründen. Die so erarbeitete Pflegeintervention kann direkt in den Pflegeplan übertragen werden. Verantwortlichkeiten und Evaluationszeitspannen sind festzulegen.
EBM/EBN: zugrundegelegte Leitlinien, Literatur, Anwenderkonzepte	Leitlinienbezug Demenz – Schweregradbeurteilung sowie externe Evidenzen zu Diagnose und Therapie von Demenzerkrankungen: • Medizinisches Wissensnetzwerk „evidence.de“ Universität Witten/Herdecke: Demenz – Evidenzbasierte Leitlinie zu Diagnose und Therapie; Version 05/2005 Direkter Literaturbezug Strukturierte Vorgehensweise in der moderierten hermeneutischen Fallkonferenz in multidisziplinären gerontopsychiatrischen Teams: • Perrar, Klaus Maria: Angehörige als Partner im multiprofessionellen Team – Fallkonferenzen in der Altenpflege; Tagungsreihe

Titel der VA	Hermeneutische Fallarbeit in der gerontopsychiatrischen Pflege und Betreuung
EBM/EBN: zugrundegelegte Leitlinien, Literatur, Anwenderkonzepte	der Deutschen Alzheimer Gesellschaft e.V. – Band 5: „Keine Zeit zu verlieren"; Referat auf dem 4. Kongress der Deutschen Alzheimer Gesellschaft; Lübeck 9. – 11. September 2004 Mittelbarer Literaturbezug • Barde, Benjamin: Therapeutische Teams – Theorie – Empirie – Klinik; Göttingen 1993; ISBN: 3-525-45745-6 • Borutta, Manfred; Lennefer, Joachim; Palm, Gerd: Menschen mit Demenz; Hannover 2004 • Gaidys U./ Fleming V.; Glasgow Caledonian University: Gadamers philosophische Hermeneutik in der Pflegeforschung – eine Diskussion; in: Pflege, Vol 18 (06), p: 0389-0395; 2005 / ISSN: 1012-5302/DOI: 10.1024/1012-5302. 18. 6. 389 • Holm – Hadulla, Rainer M.: Die psychotherapeutische Kunst – Hermeneutik als Basis therapeutischen Handelns; Göttingen 1997 • Koch – Straube, Ursula: Verwirrtheit als Antwort auf unbewältigte Lebenssituationen – Der Verlust des roten Fadens; S. 96 – 107; in: Schindler Ulrich (Hrsg.): Die Pflege demenziell Erkrankter neu erleben – Mäeutik im Pflegealltag; Hannover 2003 • Kurt, Ronald: Hermeneutik. Eine sozialwissenschaftliche Einführung, Konstanz 2004 (UTB) • Lamnek: Qualitative Sozialforschung, Band 1, Methodologie; Weinheim 1995; insbes. S. 71 – 88) • Müller, Margret; Henning, Andre: Multiperspektivische Fallarbeit als Ansatz zur Verbesserung der Pflege mit psychisch veränderten Menschen: Definition – Praxisbeispiel. Management; PR Internet für Pflege, 2002 (4): 73 – 81 • Müller Hergel, Christian: Die Herausforderung sozialer Beziehungen; in: Schindler Ulrich (Hrsg.): Die Pflege demenziell Erkrankter neu erleben; Hannover 2003; S. 109 – 122 • Nerheim, Hjördis: Die Wissenschaftlichkeit der Pflege – Paradigmata, Modelle und kommunikative Strategien für eine Philosophie der Pflege- und Gesundheitswissenschaften; Bern (u.a.), 2001; • Oevermann, Ulrich: Theoretische Skizze einer revidierten Theorie professionalisierten Handelns; in: Combe, Arno u. Helsper, Werner: Pädagogische Professionalität, Frankfurt a.M.. 1997, S. 71 – 181

Titel der VA	Hermeneutische Fallarbeit in der gerontopsychiatrischen Pflege und Betreuung
EBM/EBN: zugrundegelegte Leitlinien, Literatur, Anwenderkonzepte	• Petzold, Hilarion: Lebensgeschichten verstehen, Selbstverstehen, Andere verstehen lernen. Polyloge collagierender Hermeneutik und narrative Biographiearbeit bei Traumabelastungen und Behinderungen; in: Intergrative Therapie, 2002, 28(3 – 4), 148/332; ISSN: 0342-6831 • Rothenbacher, Dietrich; Brenner, Hermann; Rüter, Gernot: Typ-2-Diabetes-mellitus: Betreuung von chronisch Kranken in der Hausarztpraxis; Dtsch Arztebl 2005; 102: A 2408 – 2412 (Heft 36) • Schwerdt Ruth, Tschainer Sabine: Spezifische Anforderungen an die Pflege demenziell erkrankter Menschen; S. 182 – 287; in: Deutsches Zentrum für Altersfragen (Hrsg.): Expertisen zum 4. Altenbericht der Bundesregierung – Hochaltrigkeit und Demenz als Herausforderung an die Gesundheits- und Pflegeversorgung; Hannover 2002 • Siebolds M, Jacobs G, Horaczek U: Patientenfallkonferenz am Beispiel Diabetes, Qualimed 4, 1999, S. 102 – 111. • Siebolds, Marcus: Hermeneutische Fallarbeit als Grundmodell professionellen Handelns – Die Kunst der Falldeutung; in: Der Hausarzt – 12/00 S. 25 – 28
Zu benutzende Dokumentationsmedien Wo und wie muss die Umsetzung der VA dokumentiert werden?	Regelrechte Umsetzung: In der Bewohnerbezogenen Dokumentation: Im MMST-Test wird der erreichte Gesamtpunktwert unter „score“ dokumentiert. Dieser Punktwert wird anschließend in die Schweregrad – Beurteilungstabelle übertragen und gibt Auskunft über den Schweregrad der demenziellen Entwicklung. Geplante Pflegeinterventionen als Ergebnis der Fallkonferenz werden von der verantwortlichen Pflegebezugskraft direkt in den Pflegeplan übertragen In Protokollen/u.a. Medien: Im Protokoll „Fallkonferenz“ wird Folgendes dokumentiert: • Datum – Moderator • Teilnehmende Mitarbeiter • besprochener Bewohner • Veränderung der Pflegeplanung? Die in der Fallkonferenz angefertigten Flipcharts zu den einzelnen Prozessschritten werden aufgehoben, da sie ggf. zu einem späteren Evaluationszeitpunkt nochmals benötigt werden.

Titel der VA	Hermeneutische Fallarbeit in der gerontopsychiatrischen Pflege und Betreuung
VA-Anhänge: Arbeitsanweisungen (AA), mitgeltende Konzepte, Assessments	Verwendete Assessments • MMST • Schweregradbeurteilung gem. Tabelle 3 – Medizinisches Wissensnetzwerk „evidence.de" Universität Witten/Herdecke: Demenz – Evidenzbasierte Leitlinie zu Diagnose und Therapie; Version 05/2005. Mitgeltende Konzepte • Gerontopsychiatriekonzept der Einrichtung (zusammengefasste externe Evidenzen/Betreuungs- und Interaktionsstandards).
Abweichungen	Mögliche Begründungen für Abweichungen von der VA: • Entscheidungen eines Pflegebedürftigen u./o. dessen gesetzlichem Betreuer, die eine VA-konforme Diagnostik und Therapie unmöglich machen (Bsp: Ein Betreuer verweigert eine vielleicht mögliche paradoxe Pflegeintervention; oder: Die Bekanntgabe biographischer Daten im Team und eine evt. daraus abzuleitende Intervention wird durch Betreuer/Bewohner/Angehörige verweigert; o.ä.). Dokumentation im Abweichungsprotokoll oder in der Risiko-Fehlermeldung: • Abweichungen im Verlauf der Interventionsphase, wenn bspw. paradoxe Reaktionen auf Pflegeinterventionen erfolgen.

Controlling: Welche Kennzahlen werden erhoben?	Halbjährliche statistische Erfassung/Kennzahlen:
	• Inzidenz (wieviele Demenzkranke sind zu welcher Zeit in welchem Stadium hinzugekommen?) - und
	• Prävalenz (wieviele Demenzkranke sind zum Erhebungszeitpunkt in welchem Stadium?) – differenziert nach Schweregraden:
	  • leichte Demenz
	  • mittelschwere Demenz
	  • schwere Demenz.
	• Anzahl der hermeneutischen Fallkonferenzen pro Jahr gesamt
	• Häufigkeitsverteilung der Fallkonferenzen in den einzelnen Demenzstadien (leicht/mittel/schwer).

Assessment Demenz – Schweregrad

Um das N. Feil Stadienmodell „erweiterte“ – Tabelle 3 – aus:
Demenz – evidenzbasierte Leitlinie zur Diagnostik und Therapie; 5/2005; Uni WH

Schweregrad	Kognition	Lebensführung	Störungen von Antrieb und Affekt	MMST score (max. 30 Punkte)	entspricht Stadium nach N. Feil
leicht	Komplizierte tägliche Aufgaben oder Freizeitbeschäftigungen können nicht (mehr) ausgeführt werden.	Die selbstständige Lebensführung ist zwar eingeschränkt, ein unabhängiges Leben ist aber noch möglich.	• Aspontanität • Depression • Antriebsmangel • Reizbarkeit • Stimmungslabilität	unter 23-24	1
mittel	Nur einfache Tätigkeiten werden beibehalten; andere werden nicht mehr vollständig oder angemessen ausgeführt.	Ein unabhängiges Leben ist nicht mehr möglich. Patienten sind auf fremde Hilfe angewiesen, eine selbstständige Lebensführung ist aber noch teilweise möglich.	• Unruhe • Wutausbrüche • Aggressive Verhaltensweisen	unter 20	1 / 2
schwer	Es können keine Gedankengänge mehr nachvollziehbar kommuniziert werden.	Die selbstständige Lebensführung ist gänzlich aufgehoben.	• Unruhe • Nesteln • Störungen des Tag / Nacht-Rhythmus	unter 10	2/3/4

Fallbeispiel des Herrn C.

Um das Konstrukt der hermeneutischen Fallarbeit abzurunden, ergänzen wir die Verfahrensanweisung um die Darstellung eines Fallbeispiels aus dem gerontopsychiatrischen Pflegealltag. Das bemerkenswerte an diesem Fallbeispiel ist eine vielleicht paradoxe, aber situationsangemessene Pflegeintervention als Ergebnis einer Fallsitzung. Eine Intervention, die hermeneutisch begründet aus dem individuellen Fallgeschehen heraus zu erklären ist und die den Kriterien professionellen Handelns nach Oevermann gerecht wird.

Aufnahme und Diagnose

Herr C., ein ehemaliger Landwirt aus der Eifel, wurde 1996 84-jährig in einer stationären Pflegeeinrichtung aufgenommen. Es bestand die Diagnose „senile Demenz Alzheimer Typ – SDAT". Herr C. befand sich zum Zeitpunkt der Aufnahme im Stadium 2 der Zeitverwirrung nach N. Feil. Der MMST-Test bestätigte den demenziellen Entwicklungsstatus. Allgemein- und Ernährungszustand waren stabil und im Normbereich. Bei erhaltener Mobilität bestand keine vorhersehbare Sturzgefährdung. Herr C. bezog ein Einzelzimmer in einer segregativ - stadiendifferenzierten Hausgemeinschaft. Die fallsteuernde verantwortliche Bezugspflege übernahm ein Fachkrankenpfleger für psychiatrische Pflege (nachfolgend auch verantwortliche Bezugspflegekraft – „VBK" genannt), die primäre Beziehungspflege wurde von einer Pflegeassistentin übernommen (nachfolgend auch primäre Bezugspflegekraft – „PBK" genannt).

Verlauf – oder – warum Herr C in die Fallkonferenz gelangt

Drei Monate nach dem Einzug beschrieb die VBK Regressionstendenzen bei Herrn C. Er wirkte zunehmend verschlossener und zeigte in interaktionellen Beziehungen ein abwehrendes Verhalten. Herr C. reagierte Pflegenden gegenüber sowohl mit verbaler als auch mit physischer Abwehr. Selbst die Anwendung von Validationstechniken nach N. Feil[78] führten nicht zu einer Veränderung der Situation im Sinne einer Deeskalation oder Entspannung. Eine körperliche Akuterkrankung konnte nach allgemeinmedizinischen Untersuchungen ausgeschlossen werden. Die Mitarbeiterinnen waren ratlos und konnten sich die Handlungslogik des Bewohners nicht erklären. Sie regten an, Herrn C. in der nächsten hermeneutischen Fallkonferenz zu besprechen.

Vorbereitung der Fallkonferenz

In unserer Beispieleinrichtung vertreten VBK und PBK „ihre" Bewohner als Anwalt im Gesamtteam und sind aufgrund dessen auch gemeinsam verantwortlich für die Vorbereitung der Fallkonferenzen, in denen „ihre Bewohner" thematisiert werden. Die Vorbereitung umfasst:

- die Festlegung des Sitzungstermins,

Hinweis: Fallkonferenzen sollten nicht länger als eineinhalb Stunden dauern, beispielsweise in der Zeit zwischen 13.15h und 14.45h liegen. Beginn nach einer verkürzten Übergabe.

- die Überarbeitung vorhandener biografischer Daten,
- das Kümmern um Moderation und Präsentation. – Wer kann an dem Tag moderieren? Sollte ggf. ein externer Moderator aus einer anderen Hausgemeinschaft oder von außerhalb hinzugezogen werden? Wer ist bereit, den Sitzungsprozess phasenweise am Flipchart zu visualisieren, d.h. während eines Brainstormingverfahrens die Ideen stichpunktartig mitzuschreiben?

Hinweis: Ein externer Moderator ist inhaltlich nicht involviert und kann seine Aufmerksamkeit auf die Moderation richten. In Häusern mit mehreren Wohnbereichen empfiehlt sich das „cross-over-Modell", d.h. Fallkonferenzen werden von Mitarbeitern anderer

78) Vgl.: Feil Naomi: Validation; 3. Auflage; Augsburg Wien 1992

Wohnbereiche moderiert. Die Moderation von Fallkonferenzen durch einen qualifizierten externen Supervisor ist unzweifelhaft der Goldstandard und bedeutet größtmögliche Wertschöpfung in diesem Kernprozess. Organisationsinterne Moderatoren sollten zumindest über angemessene und hinreichende Qualifikationen verfügen im Sinn von Moderatorentraining.

- die Einschätzung, ob und welche Angehörige eingeladen werden. Im Falle des Herrn C. war lediglich die Existenz eines noch jüngeren Bruders bekannt, der jedoch in der Woche vor der anberaumten Konferenz nicht erreichbar war.

Hinweis: Erfahrungswerte zeigen, dass viele Angehörige den Fallkonferenzen große Wertschätzung zollen. Positive Rückmeldungen von Angehörigen wie: „Man nimmt sich hier Zeit und macht sich Gedanken um meinen Angehörigen. Er wird nicht einfach mit Medikamenten abgeschossen" werden von den Protagonisten und Anwendern der Methode beschrieben und haben einen nicht unwesentlichen Einfluss auf den Ruf der Einrichtung.[79]

Die Fallkonferenz

Die Moderation der Fallkonferenz wurde von der Mentorin eines anderen Wohnbereiches übernommen.

Vorstellung des Bewohners durch die PBK

Die VBK stellte den anwesenden Teilnehmern Herrn C. kurz vor.

Hinweis: Die Vorstellung eines bereits allen bekannten Bewohners sollte kurz und knapp erfolgen und sich insbesondere auf markante Eckpunkte wie Stammdaten, Diagnosen und Medikation beschränken. Die Teilnehmer werden sensibilisiert, die Vielfalt und Differenzierungen medizinischer Diagnosen und der verordneten Medikation bei ihren demenzkranken Bezugsbewohnern durchaus kritisch zu hinterfragen. Die medizinische Sichtweise kann nicht vernachlässigt werden. Sie steht weder als vorherrschende

---

79) MM, u. a.: Perrar, Klaus Maria – 2005; Klawiter, Vera – 2006

Therapieform noch in Konkurrenz zu pflegewissenschaftlichen, soziologischen und ökologischen Sichtweisen. Im Bemühen um die Etablierung eines Pflegeprofessionellen Denkstils[80] ergänzen sich die einzelnen Berufsgruppen und deren spezifische Sichtweisen und Ansätze in einem interdisziplinären Team, welches sich gegenseitig zuarbeitet und die anzuwendenden Evidenzen und Methoden zum Wohle und Nutzen des Patienten/Bewohners bespricht.

Schritt 1 gem. VA: Problembeschreibung und interaktionelles Erleben

Im Team wird das als herausfordernd erlebte Verhalten des Bewohners entlang den Fragen aus der Verfahrensanweisung erörtert.

- Welches Verhalten ist konkret beobachtbar? Wann – wo – bei wem – wie oft ist es zu beobachten?

Herr C. zeigte ein ausgeprägtes Abwehrverhalten in fast allen Pflegesituationen und den Versuchen einer Beziehungsgestaltung. Er wirkte auf die Mitarbeiter gereizt – depressiv und wendete sich bei Ansprache ab. Dieses Verhalten wurde als durchgängig und tagesformunabhängig erlebt. Die PBK berichtete in diesem Zusammenhang, dass der Herr C. sie laufend mit dem Namen „Maria" anspreche und in der interaktionellen Beziehungsgestaltung relativ positiv auf direktive Ansprache reagiere, d.h. wenn sie klare Grenzen setze. Andere Teamplayer teilen diese Erfahrung bei Anwendung gleicher Kommunikationsmuster nicht.

Auf Anregung der Moderatorin wurden markante Sequenzen interaktioneller Beziehungen zwischen Bewohner und Mitarbeitern in Rollenspielen inszeniert, wobei die PBK die Rolle des Bewohners übernahm. Nach den Rollenspielen wünschte die PBK eine kurze Auszeit, da das „stellvertretende Erleben" der Bewohnerwirklich-

80) zum Thema vgl. auch: »Denkstile in der Pflege«; Brühe Roland, Rottländer Ruth, Theis Sabine; in der Zeitschrift: Pflege, 2004, Heft 17: 306-311

keit im Rollenspiel bzw. das Eintauchen in die subjektive Realität des Bewohners sie doch sehr berührte.

Hinweis: Das herausfordernde Verhalten kann – (muss nicht) – von Teammitgliedern in einem Rollenspiel dargestellt werden. Ein wesentlich hermeneutisches Moment besteht darin, dass Pflegende durch diese Art der Darstellung die Interaktion und Gefühle des Bewohners an sich erleben. Pflegende erleben sich stellvertretend in der Situation des Bewohners, was bedeutet, ein innerpsychisches Spiel mit wichtigen Beziehungspersonen zu gestalten. In der Rolle des Bewohners (im Rollenspiel wird das Verhalten realitätsnah dargestellt) erlebt die Pflegekraft unmittelbar, was der Bewohner in dieser Situation empfindet.

Für wen ist das vorgestellte Verhalten ein Problem? Wer hat welches Problem?

Die PBK berichtet nach den Rollenspielen, stellvertretend für „ihren" Bewohner, dass eine von Betreuungskräften im Rollenspiel praktizierte nondirektive „warme Sorge" sie eher aufgebracht hat. Eine im Rollenspiel praktizierte wertschätzend – direktive, grenzsetzende Haltung der Betreuungskräfte, habe ihr eher das Gefühl einer haltgebenden Struktur vermittelt. Gemäß ihrer Darstellung ist das Pflegeteam „Besitzer" des Problems, welches mit den bekannten und konzeptionell beschriebenen Methoden und Evidenzen im individuellen Fall an seine Grenzen stößt.

Für andere Teamplayer stand die eigene persönliche Kränkung im Vordergrund. In seinem Abwehrverhalten interagiert der Bewohner Pflegekräften gegenüber beleidigend und kränkend. Das Team befürchtet für den weiteren Verlauf eine Verstärkung des Erlebens eigener Unzulänglichkeit und Hilflosigkeit und infolgedessen ein Beziehungsvermeidungsverhalten seitens der Teamplayer.

Hinweis: Es geht in diesem Schritt um die sachliche Problemdarstellung und den Erfahrungsaustausch (auch über das persönliche Erleben). In diesem Schritt sollte jedoch weitestgehend auf eine Kommentierung oder Bewertung des Verhaltens verzichtet werden. Erfahrungsgemäß ist der Moderator hier am meisten gefordert.

Schritt 2 gem. VA: Wissenssammlung und Wahrnehmungsvervollständigung

Die VBK stellte den Teilnehmern die ihr bekannten biografischen Eckdaten vor. Über die Befragung des Bruders war ihr Folgendes bekannt:

- Am 05.04.1912 wird Herr C in einem kleinen Dorf in der Nordeifel geboren. Er hat drei ältere Schwestern und einen fünf Jahre jüngeren Bruder.
- Schulbildung: Volksschule bis 1927, keine anschließende Ausbildung.
- Ausgeübter Beruf: Als Landwirt in den elterlichen Betrieb eingearbeitet, bereits als Kind im Familienbetrieb integriert (Tiere versorgen vor der Schule etc.). Mit 25 Jahren übernimmt er 1937 als erstgeborener Sohn den elterlichen Hof.
- Im selben Jahr heiratet er seine Frau Maria-Theresia, die Ehe blieb kinderlos.
- Im 2. Weltkrieg war er nur kurze Zeit als Soldat an der Front. Eine Bauchverletzung bedingte eine relativ schnelle Heimkehr.
- 1993 verstirbt die Ehefrau. Bis zu diesem Zeitpunkt lebten die Eheleute auf ihrem Hof, den sie, wenn auch in stark reduzierter Art und Weise, noch bewirtschafteten (Kleintierhaltung, Ponys etc.).
- Während eines Krankenhausaufenthaltes 1996 wurde die Diagnose „senile Demenz vom Alzheimer Typ (SDAT) mit stark eingeschränkter Alltagskompetenz“ gestellt. Der jüngere Bruder kümmerte sich um eine Heimunterbringung.
- Den Aussagen des Bruders zufolge war Herr C. Mitglied des Kleintierzuchtvereines, raucht viel und gerne und trinkt auch gerne das ein oder andere Bier.

Bis auf diese „üblichen“ Eckpfeiler lagen weite Teile der Biografie des Bewohners im Dunkeln; insbesondere solche, die vielleicht einen entscheidenden Einfluss auf hermeneutisch begründete individuelle Pflegeinterventionen haben könnten.
Das Team diskutierte das Wertgefüge eines Landwirtes aus der Eifel auf Basis der kulturhistorischen Biografie, die allen Menschen einer bestimmten Generation gemein ist und erarbeitete offene Fragen, wie beispielsweise:

- Welche Rituale, Feste, Highlights und auch Nöte prägten das Leben des Bewohners?
- Wie hat er die Ehe erlebt? Warum blieb sie kinderlos?
- Wie gestaltete sich das Alltagsleben? u.a.m.

Eine gelungene Vertrauensbasis vorausgesetzt, sollen PBK/VBK diese Fragen im weiteren Verlauf mit dem Bruder des Bewohners erörtern.

Schritt 3 gem. VA: Reflexion eigener Erklärtheorien
Die nachfolgend dargestellten Explikationen bilden die Bandbreite der von den Teilnehmern geäußerten „naiven Erklärmuster“ für das Verhalten des Bewohners ab.

- Herr C. fühlt sich unwohl in der Umgebung, kann sich nicht einleben und vermisst sein gewohntes Umfeld (Hof, Tiere, etc.). Pflege- und Betreuungskräfte stellen als fremde Personen eine Bedrohung dar, die er abwehrt.
- Herr C. ist unzufrieden mit seinem gelebten Leben und kann jetzt nichts mehr ändern.
- Herr C. möchte Aufmerksamkeit.
- Die Ehefrau des Bewohners hatte vor ihrem Ableben in der Ehebeziehung „die Hosen an“.[81] Der Bewohner vermisst seine

81) Anmerk. des Verfassers: gemeint ist die dominant-lenkende Rolle

Ehefrau und insbesondere die in der langjährigen Ehe eingeschliffenen Interaktionsmuster, in denen die Ehefrau ihre dominante Rolle in direktiv-lenkender Form ihrem Ehemann gegenüber praktizierte. Von daher verunsichert ihn ein von Pflegenden nondirektives „fürsorgliches" Kommunikationsmuster. Die PBK begründet ihre Theorie auch damit, dass Herr C. sie mit dem Namen der Ehefrau anspricht.

- Herr C. war immer schon so „barsch". Er setzt dieses Kommunikationsmuster nur i.S. einer Überspitzung bzw. Karikierung bestimmter Persönlichkeitszüge im Alter fort.
- Herr C. leidet unter dem Verlust von Kompetenzen und Selbstständigkeit und wehrt Abhängigkeit von anderen Menschen ab.
- Herr C. bewegt sich im Tagesverlauf unkalkulierbar zwischen Stadium 1 und 2 der Desorientierung hin und her. Unsere Methoden sind zu wenig stadiendifferenziert.

Das Team nutzte eingangs die Methode des Brainstormings und die Visualisierung der Beiträge am Flipchart.
Hinweis: Brainstorming als strukturierte Methode ist eine gute Übung in „Teamdisziplin", da keine Deutung oder Interpretation von Verhalten während des Verfahrens von den übrigen Teammitgliedern kommentiert oder bewertet wird. Dies bedeutet, alle Beiträge, und scheinen sie in den Augen anderer auch noch so abwegig, werden erfasst. Erfahrungsgemäß können die Interpretationen der Teilnehmer durchaus konträr sein. Brainstorming kann hier einen Beitrag liefern, gegensätzliche Meinungen nicht direkt auszudiskutieren. Die Aufgabe des Moderators ist zum einen, darauf zu achten, dass auch die für ihre Zurückhaltung bekannten Teilnehmer zu Wort kommen und zum anderen, Diskussionen während des Verfahrens zu unterbinden.
Die so veröffentlichten Erklärtheorien der Mitarbeiter werden im Anschluss an das Brainstormingverfahren zur Diskussion gestellt.

Auch hier achtet die Moderatorin auf die Schaffung einer Atmosphäre, in der die unterschiedlichen Annahmen wertschätzend diskutiert werden.
Merke: Wie u. a. auch Frau Koch-Straube in einem Beitrag betont, sind die Erklärtheorien nur Vermutungen und es ist niemandem gestattet, das Verhalten eines Bewohners abschließend oder endgültig zu erklären. Wesentliche Schritte zu einem angemessenen Umgang mit dem Bewohner sind jedoch getan: Zum einen sind die Mitarbeiter überzeugt vom Sinn hinter ihren Worten und zum anderen eröffnet sich ein Zugang zu möglichen hermeneutisch begründeten Pflegeinterventionen, welche die Individualität eines Bewohners, wie sie im SGB XI explizit gefordert wird, berücksichtigt.[82]
Aus dem Diskurs heraus entwickelt sich der Teamkonsens weiterführend zwei Erklärtheorien zu folgen:

1] Herr C. vermisst seine Ehefrau und insbesondere evt. eingeschliffene Interaktionsmuster. Es wird vermutet, dass die PBK Ähnlichkeiten mit der Ehefrau aufweist – (Persönlichkeit, Wesen, Körperstatur, Stimme, Bewegungen o. ä.).

2] Die bislang angewandte validierende Kommunikation ist zu wenig stadiendifferenziert ausgerichtet.[83]

Schritt 4 gem. VA: Erarbeitung von Pflegeinterventionsstrategien
In der Diskussion um die Erarbeitung von Problemlösungsstrategien wurden mehrere mögliche Interventionen erörtert. Um es an dieser Stelle ein wenig abzukürzen, soll hier nur das Ergebnis

---

82) Vgl.: Koch – Straube, Ursula: Verwirrtheit als Antwort auf unbewältigte Lebenssituationen – Der verlust des roten Fadens; S. 96-107/S. 101; in: Schindler Ulrich (Hrsg.): Die Pflege demenziell Erkrankter neu erleben – Mäeutik im Pflegealltag; Hannover 2003
83) gemeint ist die Differenzierung bevorzugt anzuwendender Validationstechniken in Stadium 1 und 2 der Desorientierung. Während in Stadium 1 bspw. Berührungen oftmals unerwünscht sind und Gefühle des Bewohners seitens der Pflegekraft nicht verbalisiert werden sollten, ist emotionales Spiegeln und Einsatz von gezielten Berührungen in Stadium 2 der Desorientierung Programm.

abgebildet werden, welches als Eingabe in den Pflegeprozess und nach Freigabe betroffener Personen zukünftig handlungsleitend sein sollte.
Mit dem Ziel, die persönliche Integrität des Bewohners zu erhalten und „ehetypische" langjährig eingeschliffene Interaktionsmuster weitererleben zu können, sollte dem Bewohner die (Ersatz-) Rolle der Ehefrau zur Verfügung gestellt werden. Diese wird (durch Supervision begleitet) von der PBK übernommen. Eine solche Pflegeintervention muss nicht unbedingt als paradox gelten, da sie aus dem Schatten diffuser Rollenanteile von Pflegenden in gerontopsychiatrischen Bereichen evaluierbar hervorgehoben wird in das Licht explizierter Interventionsstrategien.
Sehr bewusst verständigte man sich darauf, dass ausschließlich die PBK als (Ersatz-) Ehefrau direktiv-grenzsetzende Interaktionsmuster auf Basis noch zu ermittelnder biografischer Daten praktizieren soll (hierzu gehört beispielsweise auch die persönliche Anrede mit „du").
Für alle anderen Teilnehmer sollte die Methode der Validation stadienorientierter als bislang praktiziert ausgerichtet werden. Es sollte zudem darauf geachtet werden, dass in der Folge nicht alle Mitarbeiter nach Vorbild der PBK handeln (außer der PBK sollte niemand dem Bewohner gegenüber Duzen oder eheähnliche Kommunikationsmuster praktizieren!).
Zwecks größtmöglicher Annäherung an die subjektive Realität des Bewohners i.S. einer objektiven Hermeneutik erschien es dem Team zudem wichtig, vor der Freigabe der Interventionen im Pflegeplan, den Bruder zu einem geeigneten Zeitpunkt mit der Erklärtheorie zu konfrontieren.
Hinweis: Nahe Angehörige sind im Pflegeprozessgeschehen demenzkranker Menschen in einer Form zu „empowern"[84], d.h. ein-

---

84) im englischen Sprachgebrauch bedeutet der Begriff »empower« – ermächtigen, befähigen

beziehend zu beraten, dass sie sich insbesondere im Hinblick auf hermeneutisch begründete, individuell ausgerichtete Pflegeinterventionen ein Urteil bilden und zu einer Entscheidung hinsichtlich der Freigabe der Intervention beitragen können. Es kann von daher von großem Vorteil sein, wenn nahe Angehörige bei den Fallkonferenzen persönlich anwesend sind.

Nachbereitung der Fallkonferenz

Die Nachbereitung der Konferenz umfasste im konkreten Fallbeispiel die Bearbeitung des Pflegeplanes und das weiterführende Feedbackgespräch mit den nahen Angehörigen. Verantwortlich für die Durchführung waren auch hier beide Bezugspflegekräfte.

Empowerment der nahen Angehörigen

VBK und PBK einigten sich darauf, vor einer verbindlichen Festschreibung der besprochenen Pflegeinterventionen, zuerst das Gespräch mit dem Bruder des Bewohners zu suchen. Nach telefonischer Absprache erfolgte dies an einem Samstagnachmittag, vier Tage nach der Konferenz.

Problem / Ressourcen Pflegediagnosen	Ziele
Pflegediagnose: Bewohner ist desorientiert und bewegt sich im Tagesverlauf und für Pflegekräfte unkalkulierbar zwischen Stadium 1 und 2 nach N. Feil hin und her (bzw. zeigt im mittelschweren Stadium der Demenz symptomatische Anteile aus Stadium 1). spez. Ausprägungen: Bew. ist des Öfteren gereizt – abwehrend und nicht zugänglich. Er reagiert insbes. bei PBK in diesen Phasen auf direktiv-grenzsetzende Ansprache. Team Konsens nach Fallarbeit: Bew. vermisst seine Ehefrau, insbesondere die „ehetypischen" Interaktionsmuster. Die bislang angewandte validierende Kommunikation ist zu wenig stadiendifferenziert ausgerichtet.	Eine „ehetypische" Interaktion fördert Zugänglichkeit zum Bew. und sichert seine persönliche Integrität. Bew. ist entspannter.

Die beim Gespräch ebenfalls anwesende Schwägerin des Bewohners bestätigte die Vermutungen des Teams hinsichtlich dessen Ehe. Sie schilderte (im Rahmen ihrer Möglichkeiten), den Bezugspflegekräften „ehetypische" Begebenheiten, Interaktionsmuster, Highlights und einige unklare biografische Daten, die in der Konferenz offengeblieben waren. Die Familie des Herrn C. erklärte sehr wertschätzend ihr Einverständnis zu der geplanten Pflegeintervention und versprach, die PBK durch häufige Kontakte zu unterstützen.

Bearbeitung der Pflegeinterventionen im Pflegeprozess

Nach dem ergiebigen Gespräch mit den nahen Angehörigen überarbeiteten VBK und PBK gemeinsam den Pflegeplan, der hier beispielhaft dargestellt ist. Das dargestellte Konstrukt wurde von den Bezugspflegekräften zu den Aktivitäten und existenziellen Erfahrungen des Lebens (AedL) nach Krohwinkel zugeordnet und berührt AedL 1, 12, 13.

Maßnahmen Pflegeintervention	Evaluation Ergebnisse
Paradoxe Intervention (interne Evidenz) • Mitarbeiterin übernimmt als PBK die (Ersatz-) Rolle der Ehefrau. Ihr sind insbesondere „ehetypische" Interaktionsmuster aus der Biografie bekannt. • Diese sehr direktiven und im ortsüblichen Dialekt praktizierten Interaktionsmuster sind ausschl. der PBK vorbehalten. – Dies gilt auch für die persönliche Anrede in der „Duz-Form"). (externe Evidenz) • Für alle anderen Mitarbeiter gilt die Anwendung einer stadiendifferenzierten Validation gem. Feil/Richards als 24 Stunden Konzept. • In Problemsituationen wird die PBK (nach Möglichkeit) immer hinzugezogen.	3 Monate nach Erstellung des Planes – Evaluation durch PBK/VBK und kurze Besprechung im Rahmen einer Übergabe. Die geplanten Interventionen zeigten positive Wirkung beim Bewohner. Ein „Zusammenleben" war deutlich einfacher für alle Beteiligten. Die Ziele können als erreicht bezeichnet werden. Das Konstrukt blieb bis zum Ableben des Bewohners so bestehen.

Individuelle Fallarbeit in Abgleich mit den Kriterien professionellen Handelns gem. der Strukturlogik U. Oevermanns

Kriterien professionellen Handelns nach Oevermann	Individuelle Fallarbeit im Beispiel des Herrn C.
Widersprüchliche Einheit von Regelwissen und Fallverstehen	In der Fallarbeit stehen EBN-Wissen (evidence-based-nursing) oder theoriebasierte konzeptionelle Ansätze oft im Widerspruch zu dem, was der Bewohner kann und will. Die geplante Intervention, die Rolle einer (Ersatz-) Ehefrau zur Verfügung zu stellen, ist in der allgemein - verfügbaren Literatur zu theoriebasierten gerontopsychiatrischen Anwenderkonzepten oder gar EBN-Wissen nicht verbucht!
Dialektik von Begründungs- und Entscheidungszwängen	Pflegerische Entscheidungen können in der vollen Fallwirklichkeit nur hermeneutisch begründet werden. Die geplante Intervention ist eine aus dem Fallgeschehen heraus begründete Maßnahme und stellt eine interne Evidenz dar, die sich an die verfügbare externe Evidenz der stadiendifferenzierten Validationsmethode koppelt.
Autonomie der Lebenspraxis Subjektive Betroffenheit des Bewohners	Für Bewohner ist die subjektive Bedeutung ihres Krankseins wichtig, nicht was medizinisch/pflegerisch vernünftig wäre! Herrn C. sind unsere verfügbaren Evidenzen ziemlich egal. Er benötigte eine Intervention abseits üblicher Evidenzen, die jedoch begründet ist.
Analytische Distanz der Pflegekraft in der Pflegebeziehung	Die Güte des Regelwissens hat eine Bedeutung für die Beziehungsgestaltung. Das Ergebnis der Fallarbeit ist nicht zu verwechseln mit „Pflegeinterventionen Einzelner aus dem Bauch heraus“. Die PBK in der (Ersatz-) Rolle der Ehefrau wird durch Supervision begleitet.
Keine vollständigen Handlungsstandards	Es gibt kein allgemeingültiges Regelwissen, nur dokumentiert falltypisches! Das Fallbeispiel des Herrn C. ist hier wohl als Klassiker einzustufen.

7. Haftungsrechtliche Aspekte am Beispiel der Problematik von Stürzen

Einleitung

In den zentralen Risikoprozessen der Pflege gewinnen besonders die Themen der Sturz- und Dekubitusprävention weiterhin deutlich an Raum. Mit steigendem Alter und zunehmender Morbidität steigt das Risiko zu stürzen. Nach einer aktuellen Mitteilung der Ärztekammer Nordrhein und des BKK Landesverbandes NRW erleiden in Deutschland jährlich ca. 100.000 ältere Menschen bei Stürzen einen Hüftbruch. Diese Sturzschäden sind mit einer vermehrten Inanspruchnahme von gesundheitlichen Versorgungsleistungen verbunden. Allein durch die unmittelbare medizinische Behandlung von Hüftfrakturen entstehen pro Jahr Kosten von über 1 Mrd. Euro, hinzukommen die Langzeitkosten und die indirekten Kosten für die anschließenden Rehabilitations- und Pflegemaßnahmen einschließlich der Kosten für die erforderlichen Hilfsmittel.

Diese gesundheitsökonomische Dimension hat dazu geführt, dass in Staat und Gesellschaft eine immer gründlichere Auseinandersetzung mit dem Phänomen „Sturz“ und dem Thema „Mobilität im Alter“ erfolgt. Aus der intensiven Diskussion entsprang eine Fülle neuer Ansätze zur Prävention von Stürzen, die von ärztlichen und pflegerischen Initiativen zur Vermeidung von Sturzunfällen aufgegriffen und evaluiert worden sind. Vor dem Hintergrund der Zunahme der älteren Bevölkerung und dem zu erwartenden Anstieg der Sturzereignisse ist diese Entwicklung aus gesundheitspolitischer Sicht sehr zu begrüßen. Jedoch darf diese Tendenz nicht darüber hinwegtäuschen, dass derzeit die rechtlichen Folgen der Sturzfälle für die Einrichtungen des Gesundheitswesens und deren Personal immer bedeutsamer werden. In zunehmendem Maße werden die durch den Sturz verursachten Kosten vor den Zivilgerichten geltend gemacht und verschärfen die angespannte Situation der ambulanten und stationären Gesundheitseinrichtungen. Die Problematik einer erfolgreichen Haftungsabwehr und der gleichzeitigen Gewährleistung einer sach- und fachgerechten Pflege ist somit als eine der wesentlichen Herausforderungen aller Beteiligten anzusehen.

Haftungssituation

Eine genaue Betrachtung der zahlreichen Schadensersatzprozesse ergibt, dass in der Regel nicht der geschädigte Patient/Bewohner die klageführende Partei ist, sondern die gesetzlichen Leistungsträger (GKV, PKV, Sozialhilfeträger), die die vorauslagten Behandlungskosten der bei ihnen versicherten, sturzgeschädigten Senioren ersetzt verlangen. Werden aufgrund eines Sturzes von einem gesetzlichen Versicherungs- oder Sozialhilfeträger Leistungen erbracht, die der Schadensbehebung dienen, geht der materielle Schadensersatzanspruch des Geschädigten gem. § 116 SGB X auf den Leistungsträger über. Dieser kann dann in eigenem Namen die Behandlungskosten gerichtlich geltend machen, selbst wenn eine derartige Vorgehensweise dem Interesse des Geschädigten widersprechen sollte. Von dem Recht aus gesetzlichem Forderungsübergang machen derzeit vor allem die gesetzlichen Krankenversicherer Gebrauch.
Sofern der Schaden des Bewohners/Patienten auf einem Fehlverhalten des medizinischen Personals beruht, erfolgt die Regulierung meist auf der Basis eines Teilungsabkommens zwischen dem Sozialleistungsträger und dem Haftpflichtversicherer. In diesen Vereinbarungen haben sich Haftpflichtversicherer zur Zahlung einer bestimmten Schadenquote an den Sozialversicherungsträger verpflichtet. Bei dieser pauschalierten Vorgehensweise bleibt der jeweilige Verschuldensbeitrag des Versicherungsnehmers (Einrichtung/Arzt/Pflegekraft) ungeprüft. Wegen der finanzintensiven Inanspruchnahme in der medizinischen Haftpflichtsparte hat das Interesse der Haftpflichtversicherer an den Teilungsabkommen deutlich nachgelassen und teilweise zur Kündigung der Regulierungsabkommen geführt[85].

85) Großkopf, V.; Schanz, M.: Rechtsdepesche für das Gesundheitswesen, Prof. Dr. V. Großkopf (Hrsg.), G&S Verlag, Köln, 2004 (03), S. 41ff.

Diese haftpflichtversicherungsrechtliche Entwicklung kann das Schadensrisiko „Sturz“ in besonderer Weise betreffen, denn bei den Versicherern besteht das grundsätzliche Bedürfnis, Haftpflichtgefahren dort einzugrenzen, wo unübersehbare Haftungsrisiken einer kontrollierten Kalkulation gegenüberstehen. Prognostiziert ein Versicherungsunternehmen für bestimmte Bereiche ein ungünstiges Risiko, kann sich aus versicherungsmathematischer Sicht das Bedürfnis ergeben, die auszukehrenden Summen für das Schadensereignis „Sturz“ zu reduzieren.
Ein Einschränkungspotenzial könnte in zweifacher Hinsicht in Betracht kommen:

1] Ausschluss der Haftung für grob fahrlässiges Fehlverhalten,

2] Herausnahme des Sturzunfalls aus dem Umfang der Haftpflichtversicherung.

Für die Einrichtungen und deren Mitarbeiter hätten derartige Beschränkungen fatale Folgen: Würde der Sturzschaden auf einem grob fahrlässigen Sorgfaltspflichtverstoß des medizinischen Personals beruhen, wäre der angestellte Arzt oder die Pflegekraft immer das letzte Glied der Haftungskette[86]. Bei einem kompletten Ausschluss des Sturzes aus dem Haftungsumfang bliebe der Versicherer ohnehin leistungsfrei. Der Ausgleich verbliebe bei dem Schadensverursacher bzw. der Einrichtung. Diese Prognose und die erhöhte Schadenfrequenz in der Haftung für Sturzereignisse sowie der wirtschaftliche Aufwand zur Behebung eines Sturzschadens (z. T. über 80000,- Euro) erfordern daher dringend Konzepte zur Senkung der Sturzrate und Verringerung der Sturzfolgen.

---

86) zum Innenregress: Entscheidungdes LAG Köln in Großkopf, V.; Schanz, M.: Rechtsdepesche für das Gesundheitswesen, Prof. Dr. V. Großkopf (Hrsg.), G&S Verlag, Köln, 2005 (06), S. 143

Aktuelle Rechtsprechung des Bundesgerichtshofs

Die Entwicklung von sturzpräventiven, rechtssicheren Handlungsstrategien birgt jedoch Schwierigkeiten, da von den Zivilgerichten in der Bewertung der haftungsbegründenden Umstände keine einheitliche Linie vertreten wird. Orientierung bieten zwei BGH-Entscheidungen aus dem Jahre 2005[87,88]. Wenngleich in beiden Fällen die Krankenversicherungen mit ihrem Klagebegehren gegen die Einrichtungsträger nicht durchdrangen, wurde festgestellt, dass einer Pflegeeinrichtung grundsätzlich Obhutspflichten zum Schutz der körperlichen Unversehrtheit gegenüber dem Heimbewohner obliegen, deren schuldhafte Verletzung geeignet ist, einen vertraglichen (§ 280 ff. BGB) oder deliktischen Anspruch (§ 823 BGB) zu begründen. In beiden Entscheidungen kam der Beweislastverteilung eine entscheidende Rolle zu: Wird Schadensersatz begehrt, müssen von der klagenden Partei in der Regel alle anspruchsbegründenden Voraussetzungen bewiesen werden. Dazu zählen neben dem Vorliegen eines Schadens der Nachweis des schuldhaften Fehlverhaltens sowie der Beleg des ursächlichen Zusammenhangs zwischen Sorgfaltspflichtverletzung und Schaden. Insbesondere wird die Beweisführung hinsichtlich des Fehlverhaltens und der Kausalität nur schwer gelingen, da dem Kläger der notwendige Sachverstand zur Beurteilung des Gesamtgeschehens fehlt und er hierfür auf die Unwägbarkeit einer gutachterlichen Bewertung zugreifen muss. Aufgrund dieser ungünstigen prozessualen Ausgangsposition werden Pflegehaftungsprozesse im Allgemeinen, sowie Prozesse im Bereich des Sturzes im Besonderen häufig nur dann zugunsten der klagenden Partei entschieden, wenn Beweis-

87) Großkopf, V.; Schanz, M.: Rechtsdepesche für das Gesundheitswesen, Prof. Dr. V. Großkopf (Hrsg.), G&S Verlag, Köln, 2005 (04), S. 89f.
88) Großkopf, V.; Schanz, M.: Rechtsdepesche für das Gesundheitswesen, Prof. Dr. V. Großkopf (Hrsg.), G&S Verlag, Köln, 2005 (05), S. 123f.

erleichterungen anerkannt werden. Zu einer Beweiserleichterung können u. a. führen:

- eine mangelhafte, unzulängliche, lückenhafte oder manipulierte Dokumentation,
- Fehlverhalten, das als grob fehlerhaft eingestuft wird,
- der Einsatz nicht hinreichend qualifizierten Personals sowie
- eine Schadensrealisierung im voll beherrschbaren Herrschafts- und Organisationsbereich.

Um einer solchen Haftungsverlagerung durch beweisrechtliche Mittel bei einem Sturzunfall entgegenzuwirken, müssen daher – soweit dies beeinflussbar ist – aus pflegerisch-medizinischer Sicht Fehlverrichtungen, die zu einer Beweiserleichterung führen können, vermieden werden.

Stand der Wissenschaft und Forschung

Pflegebedürftige Menschen sind unweigerlich umfangreichen Risiken ausgesetzt, deshalb ist die Pflegequalität untrennbar mit der Vermeidung von Gefahren wie einem Sturz bei einem Patienten/Bewohner verbunden. Diese Gefahr sollte frühzeitig erkannt, vorhergesagt, professionell geplant und bearbeitet werden (1. Merkmal hoher Zuverlässigkeit: Konzentration auf Fehler, vgl. Kap. 1). Den Einrichtungen steht hierzu u. a. der vierte nationale Expertenstandard in der Pflege zur Verfügung. Mit diesem Standard lässt sich in der pflegerischen Praxis die gesetzlich geforderte „Evidenzbasierung“ in der inhaltlichen Ausführung von vertraglich vereinbarten Leistungen herstellen.
Die Notwendigkeit zur Nutzung und Anwendung von Leitlinien, Expertenstandards oder anderen Wissensbeständen ist aus haftungsrechtlichen und pflegefachlichen Gründen durchaus gegeben: So geht doch ein Heimbewohner naturgemäß davon aus, dass er nach den neuesten pflegewissenschaftlichen Erkenntnissen versorgt wird. Im Bereich der Sturzprophylaxe ist der Experten-

standard neben einer AWMF-Leitlinie unweigerlich das aktuellste verfügbare Wissen zu dieser Thematik. Um nicht dem Vorwurf eines (groben) Sorgfaltspflichtverstoßes ausgesetzt zu sein, ist es somit von großer praktischer und juristischer Relevanz, dass sich das Handeln des eingesetzten Personals am anerkannten und gesicherten Qualitätsstandard der Wissenschaft und Forschung orientiert. In der hausärztlichen Versorgung bietet die AWMF-Leitlinie „Ältere Sturzpatienten" aus dem Jahre 2004 (AWMF-Leitlinien-Register Nr. 53/004) den dort tätigen Ärzten und Pflegekräften eine Vielzahl von Entscheidungshilfen für den Umgang mit sturzgefährdeten Patienten. Es lässt sich festhalten, dass im Bereich der Pflege die anzuwendende fachgerechte Sorgfalt im Umgang mit sturzgefährdeten Personen seit dem Jahr 2005 durch den Expertenstandard „Sturzprophylaxe" des Deutschen Netzwerks für Qualitätsentwicklung in der Pflege (DNQP) repräsentiert wird.
Die Regelwerke bieten dem Verwender eine Vielzahl von Entscheidungshilfen an. Die gefährdeten Personen sind zunächst einem Sturzassessments zuzuführen, in dessen Verlauf die medizinischen, psychischen, sozialen und funktionellen Einschränkungen und Ressourcen des künftigen Patienten/Bewohners erfasst und protokolliert werden. Neben der Bewertung der verhaltensbedingten (intrinsischen) und umgebungsbezogenen (extrinsischen) Sturzrisikofaktoren ist es für die Anwender des Standards (oder der Leitlinie) wesentlich, welche Ansatzpunkte für Präventionsmaßnahmen ergriffen werden können. Die Bandbreite der Interventionsangebote bewegt sich zwischen der Beseitigung von Stolperfallen, der Wahl des richtigen Schuhwerks, des Muskelaufbaus durch Training bis hin zur Anpassung der Ernährung oder Medikation.

Leitlinien, Expertenstandards und Verfahrensanweisungen

Weder die Expertenstandards noch die Leitlinien sind explizit juristisch verpflichtend, da diese Handlungsempfehlungen nicht von Körperschaften des Gesetzgebers erlassen werden. Ihre Wirkung entfalten sie erst über die einrichtungsinternen Anweisungen des jeweiligen Dienstvorgesetzten.

„Leitlinien und Expertenstandards zeigen auf, was unter rationalen Gesichtspunkten für die einzelne Pflegekraft zurzeit in der Pflege sinnvoll wäre. Sie haben damit keinen formalen Verpflichtungscharakter. Demgegenüber verpflichten Organisationsregeln die Organisationsmitglieder, diese einzuhalten und nur in begründeten Ausnahmen anders zu handeln.“

„Der Übersetzungsprozess wird von der Leitlinie oder dem Expertenstandard zur Organisationsregel über die Verfahrensanweisungen geleistet. Verfahrensanweisungen überführen die allgemeinen wissenschaftlichen Aussagen der Leitlinien in handlungsverbindliche Organisationsregeln für die Pflegekraft.“

Es entsteht somit das Problem, wie diese wissenschaftlichen Grundlagen in die Organisation bzw. in anwendbare Organisationsregeln zu übersetzen sind [89].

„Eine Verfahrensanweisung gemäß DIN 55 350-11 in Qualitätsmanagementsystemen ist die dokumentierte Festlegung eines Verfahrens“[90].

Verfahrensanweisungen stellen somit ein Element von Qualitätsmanagementsystemen dar, das unabhängig vom übergeordneten Qualitätsmanagementsystem immer nach denselben Vorgaben zu formulieren und einzuführen sein wird[91].

Einsatz von freiheitseinschränkenden und sonstigen Hilfsmitteln

In den gerichtlichen Auseinandersetzungen um den Ersatz der Sturzschäden werfen die Vertreter der Krankenkassen den Heim-

---

89) Vgl.; Tophoven, C.; Lieschke, L. (Hrsg.): Integrierte Versorgung, Entwicklungsperspektive für Praxisnetze, Deutscher Ärzte-Verlag, Köln, 2003, S. 110-111

90) vgl. Saßen, S.; Kaczmarek, T.: Sturzmanagement – Auf Kooperation setzen. In: Altenheim. Ausgabe 04/2005. Vincentz Network. Berlin. S. 66-69

91) Vgl.: Tophoven, C; Lieschke, L. (Hrsg.): Integrierte Versorgung, Entwicklungsperspektive für Praxisnetze, Deutscher Ärzte-Verlag, Köln, 2003, S. 110-111

trägern immer wieder die unterlassene Anregung des Vormundschaftsgerichts auf Anordnung von freiheitsentziehenden Maßnahmen (Bettgitter, Bettgurt) und/oder den fehlenden Einsatz von sturzprophylaktischen Hilfsmitteln oder Warnsystemen vor. Hierzu zählen neben dem klassischen Sturzprotektor und der Gehhilfe Meldesysteme wie Lichtschranken, Sensormatten oder Sturzdetektoren. Ungeachtet der Frage, welchen Beitrag die aufgezeigten Hilfsmittel zur Sturzvermeidung leisten, verteidigen sich die Einrichtungen mit der Erwiderung, dass (manche) Hilfsmittel nicht vom Erstattungskatalog der Krankenkassen erfasst und deshalb nicht vorgehalten werden können bzw. nicht vorgehalten werden müssen. In diesem Zusammenhang weist die Entscheidung des BGH vom 28.4.2005 darauf hin, dass sich die Obhutspflichten einer Einrichtung auf realisierbare Maßnahmen beschränken, die im Rahmen eines vernünftigen finanziellen und personellen Aufwandes erbracht werden können. Die Konkretisierung der jeweiligen Interventionsmaßnahmen ist jedoch ausdrücklich der „sorgfältigen Abwägung des jeweiligen Einzelfalles" vorbehalten[92]. Wenngleich hiernach bei der Auswahl der sturzprophylaktischen Hilfsmittel wirtschaftliche Aspekte miteinbezogen werden dürfen, tolerieren die obersten Zivilrichter keine Sparentscheidung auf dem Rücken der Bewohner/Patienten[93]. Vielmehr gilt an den Schnittstellen des zivilen Haftungsrechts und des sozialen Erstattungsrechts, dass das Verhältnis zwischen Sozialleistungsträger und Pflegeeinrichtung keine Bindungswirkung für die Beantwortung der Frage entfaltet, welche sturzprophylaktischen Interventionsmaßnahmen der in einer Gesundheitseinrichtung unterge-

92) Entscheidung des OLG Naumburg in Großkopf, V.; Schanz, M.: Rechtsdepesche für das Gesundheitswesen, Prof. Dr. V. Großkopf (hrsg.), G&S Verlag, Köln, 2005 (06), S. 151f.
93) Entscheidung des OLG Düselldorf in Großkopf, V.; Schanz, M.: Rechtsdepesche für das Gesundheitswesen, Prof. Dr. V. Großkopf (Hrsg.), G&S Verlag, Köln, 2005 (04), S. 61f.

brachte Bewohner/Patient erwarten darf. Mit anderen Worten, die Einrichtung kann sich nicht mit dem Hinweis exkulpieren, dass ein Sozialleistungsträger die Kostenerstattung für eine pflegerisch-medizinisch erforderliche Sturzprophylaxemaßnahme versagt. Wird ein bestimmtes Hilfsmittel als sturzvermeidendes Mittel der Wahl angesehen, besteht demgemäß unabhängig von der Erstattungssituation die Verpflichtung zur Bereitstellung.

Voll beherrschbarer Gefahrenbereich

Steht fest, dass der Schaden im Gefahrbereich des sog. voll beherrschbaren Herrschafts- und Organisationsbereiches gesetzt worden ist, können hieraus wie oben erwähnt grundsätzlich Beweiserleichterungen für den Kläger folgen. Dieser ursprünglich für den Krankenhausbereich entwickelte Grundsatz[94] ist von den Gerichten immer wieder auch auf den Alten- und Pflegeheimbereich übertragen worden. In dem o. g. Urteil des BGH vom 28.4.2005 wird nunmehr ausdrücklich klargestellt, dass dieser Grundsatz nicht dahingehend verstanden werden kann, dass bereits jeder Unfall im Organisationsbereich des Heimes hierunter zu subsumieren ist. Handelt es sich um einen Vorfall aus dem alltäglichen Gefahrenbereich verbleibt dieser in der eigenverantwortlichen Risikosphäre des Geschädigten und ist auch von diesem darzulegen und zu beweisen. Eine solche Beweislastumkehr kommt mithin nur dann in Betracht, wenn der Sturz sich während einer Bewegungs- oder Transportmaßnahme sowie während der Ausübung sonstiger pflegerischer Maßnahmen, an denen Pflegepersonal unmittelbar beteiligt ist, ereignet[95].

---

94) Entscheidung des BGH in: Neue Juristische Wochenschrift; Beck verlag, 1991, S. 1540ff.

95) Entscheidung des KG Berlin in Großkopf, V.; Schanz, M.: Rechtsdepesche für das Gesundheitswesen, prof. Dr. V. Großkopf (Hrsg.), G&S Verlag, Köln, 2006 (01), S. 13f.

Konsequenz

Das Thema Risikomanagement wird in allen Gesundheitssystemen bestimmend bleiben. Dies garantiert nicht zuletzt die zunehmende Qualitätsorientierung und Transparenz in unserem Gesundheitswesen und der Sozialwirtschaft.
Die Rolle der „informations- und mitentscheidungsfähigen“ Klienten wird zu einer wichtigen Ressource im Kampf gegen Unwissenheit, Qualitätsmängel und Verschwendung im System. Qualitätsmanagement und Risikomanagement verfolgen das Ziel, dem Klienten eine bestmögliche, risikoarme und qualitätsvolle Pflege zukommen zu lassen – in Form beherrschter, qualitätsfähiger und kennzahlengestützter Prozesse[96].
In dem Enquete-Gutachten zur Situation und Zukunft der Pflege in NRW wird ebenfalls dezidiert auf die Risikoproblematik in der pflegerischen Vorsorgung eingegangen.
Zu den wesentlichen Problembereichen älterer Menschen zählen die Entwicklung von Dekubiti, Stürzen, Dehydratation und Inkontinenz. Ferner werden Probleme bei der Qualitätssicherung sowie in der Gewalt gegen ältere Menschen erkannt. Hier werden wesentliche Problemfelder benannt, die in der professionellen Pflegeprozessgestaltung als auch im klinischen Risikomanagement der Pflege berücksichtigt und dringend bearbeitet werden müssen. Insbesondere die Entwicklung von Risikoprofilen einzelner Bewohner und ein daraufhin entwickeltes Risikomanagement stellen vielversprechende Ansätze zur Verbesserung der Lebenssituation und Gesundheit von Betroffenen und zur Senkung von Folgekosten dar. Die Notwendigkeit klinisch orientierte Risikomanagementsysteme einzuführen, ist inzwischen auch von existenzieller Bedeutung geworden. So haben die Regressforderungen der

---

96) Vgl.: Sens, B.: Risiko- und Qualitätsmanagement – ein Widerspruch? In: Geseundheitsökonomie und Qualitätsmanagement, Thieme Verlag, Stuttgart, 9. Jhrg., Heft 10, 2004, S. 291-292

Kostenträger in der stationären Altenhilfe in den vergangenen Jahren drastisch zugenommen[97].
Hinzu kommt schon heute eine deutliche Klagebereitschaft der Betroffenen und Angehörigen selbst durch das niedrige Prozessrisiko aufgrund bestehender Rechtsschutzversicherungen. Das Ziel jeder Einrichtung muss sein, sich mit dem Risiko inhaltlich auseinanderzusetzen und ein verstärktes haftungsrechtliches Problembewusstsein zu entwickeln. Die Dekubitus- und Sturzprophylaxe ist wie kein anderes Thema in den Mittelpunkt von zivilrechtlichen Klagen gerückt. Vor allem das Thema Sturz ist Haftungsthema Nummer eins im deutschen Pflegealltag.

Praxistipp

Nun ist es trotz nachhaltig umgesetzter Expertenstandards möglich, dass Bewohner trotzdem einen Sturz oder Dekubitus erleiden. Somit stellt sich dann ausschließlich die Frage nach der haftungsrechtlichen Inanspruchnahme der Einrichtung. Bei der Beantwortung dieser Fragestellung helfen die einschlägigen Gesetze nicht weiter, sondern ausschließlich die Subsumtion der vorhandenen Urteile. Diesen Urteilen ist momentan noch keine direkte Auswirkung der Expertenstandards zu entnehmen, jedoch ist aus juristischer Sicht die Bindungswirkung im Haftungsprozess unübersehbar – ist doch der Sorgfaltsmaßstab einer Pflegefachkraft unweigerlich mit den Inhalten der Expertenstandards verknüpft. Aus Verbrauchersicht stellt somit eine Zuwiderhandlung gegenüber den Expertenstandards eine zu prüfende Pflichtverletzung dar, deren Problemhaftigkeit im Zivilprozess ausschließlich in der Hürde der Beweislast zu sehen ist.

97) Vgl.: Weidner, F. et al.: Analyse der Versorungssituation und Empfehlungen für Rahmenbedingungen, in: Gutachten für die Enquetekommission »Situation und Zukunft der Pflege in NRW«, Präsident des Landtags Nordrhein-Westfalen (Hrsg.), Düsseldorf, 2005, S. 105-107

Es ist aber auch ärgerlich, wenn eine haftungsrechtliche Inanspruchnahme erfolgt, ohne einen pflegefachlichen Fehler begangen zu haben. In diesen Fällen ist oftmals die mangelnde Pflegedokumentation der Grund, dass die Beweisführung des Patienten/Bewohners/ der Kasse erschwert wird und durch Beweiserleichterungen oder gar der Beweislastumkehr der Prozess verloren wird. Umso wichtiger ist hier die Aufgabe des Pflegemanagements wahrzunehmen, genau diesem Umstand durch passgenaue Regelungen entgegenzuwirken. Dieser Punkt ist übrigens nicht in den Expertenstandards geregelt, was die verknüpfende Sichtweise dieses Buches wiederum legitimiert.

Fazit

Die Vermeidung von Stürzen und sturzbedingten Folgen ist zur Gesunderhaltung im Alter von erheblicher Bedeutung, denn Stürze haben im höheren Lebensalter meist gravierende individuelle und gesellschaftliche Folgen. Durch eine rechtzeitig eingeleitete systematische Risikoeinschätzung, eine konsequente Sturzerfassung, Information und Beratung von Patienten/Bewohnern, sowie deren Angehörigen und der Beteiligung weiterer medizinischer Berufsgruppen (z.B. Arzt, Bewegungstherapeut, Krankengymnast) kann die sichere Mobilität der Betroffenen gefördert und Stürze und Sturzfolgen reduziert werden. Bei der Anwendung der einzusetzenden Prophylaxemaßnahmen ist eine Abwägung zwischen der Menschenwürde, Selbstbestimmungsrecht und dessen Anspruch auf körperliche Unversehrtheit und Leben. Welches Recht letztlich überwiegt, hängt insbesondere von der Vorhersehbarkeit eines Sturzes in der konkreten individualisierten Lebenssituation des Betroffenen ab. Abschließend ist darauf hinzuweisen, dass auch in diesem sturzprophylaktischen Bereich eine Fortbildungsverpflichtung besteht, über aktuelle, adäquate Interventionsmöglichkeiten zu informieren. Werden die Sturzraten gesenkt und die Sturzfolgen verringert, dient dies dem Schutz der Betroffenen/Patienten und hat zudem eine positive Auswirkung auf die juristisch-ökonomischen Interessen der Gesundheitseinrichtungen.

Den Pflegekräften und dem Pflegemanagement fallen in der Gesamtbetrachtung der Thematik jedoch die schwereren Rollen zu: Ihnen obliegt mit Aufnahme der pflegerischen Versorgung die Antizipation möglicher Risiken und Haftungsfallen, während die Juristen im Haftungsprozess retrospektiv den Sachverhalt aus einer komfortableren Situation beurteilen dürfen. Das Haftungsdelta, dem die Pflegekräfte bei der Vornahme ihrer Entscheidungen ausgesetzt sind, wird auch von den Juristen nicht eindeutig aufgelöst. Der Entscheidungskorridor zwischen dem Schutz des Bewohners vor körperlicher Unversehrtheit und dem Schutz des Freiheitsrechtes ist zunächst grundsätzlich von der Vorhersehbarkeit eines Sturzes abhängig. Problematisch ist jedoch, dass der Expertenstandard laut heutiger Wissenslage kein Instrument zur Einschätzung des Risikos und der Vorhersehbarkeit empfehlen kann. Die Einschätzung durch eine geschulte und erfahrene Pflegefachkraft ist den standardisierten Tests teilweise sogar überlegen. Jedoch ist sich die Rechtsprechung zumindest in einem Punkt derzeit einig: Ein Sturz oder Dekubitus impliziert nicht die Fehlerhaftigkeit des Handelns.

Dieser Buchbeitrag ist in Co-Autorenschaft mit Prof. Dr. Volker Großkopf, Rechtsanwalt mit dem Schwerpunkt Medizin- und Arzthaftungsrecht, entstanden.

Als Dekan an der Katholischen Fachhochschule Köln des Fachbereichs Gesundheitswesen verantwortet er das Lehrgebiet Rechtswissenschaft in diversen Studiengängen. Er ist mehrfacher Buchautor und zudem Herausgeber der Fachzeitschrift, Rechtsdepesche für das Gesundheitswesen'.

8. Evidenzbasierte Pflegepraxis

Einleitung

Der Begriff der Evidenzbasierten Pflege (EbN) ist seit ca. 1999 ein Leitbegriff in der Pflege. Besonders in der Diskussion um Standards oder Leitlinien für die Pflegepraxis wird von der Notwendigkeit evidenzbasierten Wissens gesprochen.
Der Gesetzgeber intendiert mit der expliziten Erwähnung der Methodik von Evidenzbasierter Medizin (EbM) in seinen Ausführungsbestimmungen (§ 12 SGB V) die Vermeidung von informellen und expertenbasierten (emminenzbasierten) Versorgungsabläufen. Der Gesetzgeber empfiehlt die Zuhilfenahme einer anerkannten Methode zur Wissensbeschaffung und Wissensbewertung – die EbM. Soweit mag das auch für die Medizin zutreffend und gewollt sein – für die Pflege auf der Grundlage des SGB XI gelten jedoch modifizierte Maßstäbe. Im § 80 wird auf nachgeordnete Regelungen auf der Ebene von Qualitätsprüfrichtlinien (QPR) des Medizinischen Dienstes der Krankenkassen (MDK) verwiesen. Der MDK beschreibt in seinen neuen Prüfrichtlinien explizit den Vollzug der Umsetzung von Evidence Based Nursing (EbN), nämlich in dem Verweis die vorhandenen Expertenstandards als klinisch pflegewissenschaftliche Vorgabe umzusetzen.
Für die inhaltliche Ausgestaltung von Prozeduren oder Verfahrensanweisungen, besonders im Hochrisikobereich der Pflege (Dekubitus, Sturz und Mangelernährung) ist eine Methode zur Wissensbeschaffung und Wissensbewertung, alleine schon zur Herstellung von Gesetzeskonformität, unabdingbar notwendig. Diese Methode nennt sich EbM. Daneben existieren ebenso Begriffe wie EbN für „Evidenzbasierte Pflege“ und EbP (Evidence Based Practice) für „Evidenzbasierte (Pflege)Praxis“. Der Autor entscheidet sich aufgrund der schlichtweg künstlichen Trennung für die Beschreibung „EbM“, welche somit synonym zu allen anderen genannten Begrifflichkeiten steht und zu sehen ist. Diese Entscheidung erschließt sich besonders vor dem Hintergrund der folgenden Definitionen:

„Unter EbM versteht man den bewussten, expliziten und angemessenen Einsatz der gegenwärtig besten Evidenz bei Entscheidungen über die fachliche Versorgung einzelner Patienten. EbM zu praktizieren bedeutet, die individuelle klinische Erfahrung mit den besten zur Verfügung stehenden externen Nachweisen aus der systematischen Forschung zu integrieren" (frei nach Sacket).
„Evidence-based Nursing ist die Nutzung der derzeit besten wissenschaftlich belegten Erfahrungen Dritter im Arbeitsbündnis zwischen einzigartigen Pflegebedürftigen und professionell Pflegenden."[98]
Vor diesem Hintergrund sollten als wissenschaftliche Belege die systematisch und möglichst international oder national entwickelten Expertenstandards und Leitlinien zum Einsatz kommen, die Hinweise auf die angemessenen und verantwortbaren Interventionen geben.
Neben den Expertenstandards existieren zu einzelnen ausgewählten Themen im deutschsprachigen Raum Leitlinien und Grundsatzstellungnahmen (z.B. www.evidence.de)[99].

Evidenzbasierte Pflegepraxis als Führungsaufgabe

Um vermeidbares, sinnloses Leid der Bewohner/Patienten zu verhindern, müssen Pflegende zusammen mit anderen Berufen des Gesundheitswesens ihre pflegerischen Entscheidungen in Kenntnis und kritischer Abwägung der jeweils bestabgesicherten Forschungsergebnisse treffen. Jede Verzögerung bei der Verbreitung neuen Wissens, jede Unklarheit über die Aussagekraft dieses Wissens kann vermeidbare Fehlorganisationen und andere Pflegefehler unnötig fortsetzen. Die leitende verantwortliche Pflegefachkraft ist

---

98) Vgl.: Behrens, J.; Langer, G.: Das wichtigste sind Verantwortungsübernahme und Respekt, in: Die Schwester/Der Pfleger, Bibliomed Verlag Melsungen, Heft 3, 2006, S. 169

99) Vgl.: Weidner, F. et al.: Analyse der Versorgungssituation und Empfehlungen für Rahmenbedingungen, in: Gutachten für die Enquetekommission »Situation und Zukunft der Pflege in NRW«, Präsident des Landtags Nordrhein-Westfalen (Hrsg.), Düsseldorf, 2005, S. 111-112

mit der unausweichlichen Aufgabe betraut, sämtliche pflegerischen Leistungen so zu gestalten und zu organisieren, dass sie in einer hinreichenden und angemessenen Qualität von den nachgeordneten Mitarbeitern erbracht werden können und gleichzeitig eine Konformität mit den zu Grunde liegenden Gesetzen aufweisen. Neben der Befähigung der Mitarbeiter und der Überprüfung in der Pflegepraxis gehört an die erste Stelle die formale Entwicklung dieser Vorgaben. Wie den relevanten Gesetzen und Richtlinien (QPR) zu entnehmen ist, sind diese Vorgaben auch an einen haftungsrechtlichen Sorgfaltsmaßstab geknüpft, der die Anwendung von evidenzbasiertem Regelwissen unumgänglich macht (vgl. Kap.7). Die Zutaten beschriebener Führungsvorgaben der Pflegedienstleitung entstammen optimalerweise evidenzbasierter Güte. Nur woher soll die Pflegedienstleitung die Zutaten nehmen, wenn sie noch gar keine Ahnung davon hat, wo sie diese suchen soll? Häufig belassen es viele Pflegedienstleitungen genau an dieser Stelle dabei und warten ab. Ein folgenschweres Problem taucht auf, denn nicht beschriebene Pflegeprozesse auf der Kernprozessebene fördern anarchisches und habituelles Handeln der Pflegenden, regen somit vermehrt den Gebrauch interner Evidenzen an. Dieses kann und wird immer risikoreich sein und sollte grundsätzlich der Vergangenheit angehören. Die Pflegedienstleitung markiert hier auch nicht ganz uneigennützig und zurecht ihr Dasein durch den Wissens- und Methodenbesitz bezüglich EbM, um erfolgreich ihre eigene Leitungskastration zu verhindern bzw. nicht miterleben zu dürfen.

Evidenzbasierte Pflegepraxis in der Theorie

Die Aufgabe, sich als Pflegedienstleitung rund um das Thema EbM zu bemühen, umfasst mindestens:

1] Die systematische Suche nach der relevanten Evidenz in der pflegerischen Literatur für ein konkretes klinisches, pflegefachliches Problem.

Eine systematische Literatursuche setzt eine ebenso systematische Formulierung der zu Grunde liegenden Forschungsfrage voraus.

Bei der Formulierung der Forschungsfrage sollte zunächst der Pflegebedürftige selbst beschrieben werden (z. B. Bewohner/Patient mit einer chronischen Wunde am Steiß). Anschließend die Intervention (z. B. Versorgung mit Hydrocolloid-Verband) und unter Umständen die Kontroll- oder Vergleichsintervention (z. B. trockener Wundverband). Zum Abschluss sollte dann noch das Ergebnismaß formuliert werden, um den Effekt messbar und überprüfbar zu machen (Abheilungsdauer). So könnte sich in diesem Fall folgende Forschungsfrage ergeben:

„Wird durch die Anwendung von Hydrocolloid-Verbänden im Gegensatz zur trockenen Wundtherapie bei Patienten mit einer chronischen Wunde am Steiß die Abheilungsdauer der Wunde positiv beeinflusst?“

Diese Frage wird nun an die relevanten Datenbanken gerichtet. Welche Datenbank genutzt wird, hängt von den Inhalten, den Vorlieben, der Sprache (fast alle sind englischsprachig) und natürlich dem finanziellen Budget ab. Einige Beispiele sind die kostenlosen MedLine-Oberflächen Syynx (www.syynx.de) und PubMed (www.pubmed.de) sowie die deutsche Datenbank-Sammlung DIMDI (MedLine, GeroLit), die kostenpflichtigen Datenbanken CINAHL (www.cinahl.com), deren Schwerpunkt hauptsächlich im pflegerischen Bereich liegt, und die Cochrane Library (www.update-software.com), die vor allem Studien sehr guter Qualität beinhaltet[100].

Anhand der Abstracts kann nun die Relevanz der gefundenen Literatur bewertet werden. Häufig kann anschließend die gesamte Studie gegen einen kleinen Kostenbeitrag direkt im Internet bestellt werden.

2] Die kritische Beurteilung der Validität der Evidenz nach klinischen-epidemiologischen Gesichtspunkten und die Bewertung der Größe des beobachteten Effekts vornehmen.

100) Vgl.: http://www.medizin.uni-halle.de/pflegewissenschaft/index.php?id=347 vom 26.05.2006

Nachdem die erste Hürde der Literaturbeschaffung genommen wurde, kann nun mit der Auswertung begonnen werden. Hierzu ist ein Kurs in Evidenzbasierter Medizin (EbM) nach den einschlägigen Curricula unumgänglich. Die zu beurteilenden Parameter würden bei Weitem das Maß dieses Buches an dieser Stelle überstrapazieren. Zu diesem Zweck ist es hilfreich nach einem Glossar zum Thema EbM im Internet Ausschau zu halten, um sich mit den grundlegenden Begriffen vertraut zu machen (z.B. unter www.ebm-netzwerk.de). Zusätzlich lassen sich hier noch Bewertungsinstrumente für quantitative und qualitative Studien finden und heranziehen.

3] Die Anwendung der Evidenz auf den konkreten Patienten/Bewohner mithilfe der klinischen Erfahrung und der Vorstellungen der Patienten/Bewohner.

Entspricht die beurteilte Studie den methodischen Qualitätskriterien und bietet sie eine Lösung für das Pflegeproblem, ist zu überlegen, wie die Ergebnisse in der Praxis implementiert werden können. Implementierung kann bedeuten: Informationsweitergabe, Anpassung eines Standards, Fort- und Weiterbildungen bis hin zu Struktur- und Prozessveränderungen durch Projekte.
Beispiele:

» s.c. Injektion durch die Kleidung ist nicht gesundheitsgefährdend und verbessert die Lebensqualität: Dies kann bedeuten = Anpassung des Standards „s.c. Injektion", Fortbildungen für Pflegekräfte durchführen.

Bei der Übertragung von Studienergebnissen in die Praxis sind jedoch auch die Präferenzen des Patienten/Bewohners zu berücksichtigen. Möchte der Patient/Bewohner die laut Studie empfohlene Methode nicht bei sich selbst angewandt wissen, obliegt es dem Expertenwissen und der Kompetenz der Pflegenden, die Interessen des Patienten/Bewohners einfließen zu lassen. Pflegerische Entscheidungen sind so beschrieben oftmals Einzelfallentscheidungen, sollten aber dennoch durch bestes verfügbares Wissen begründet sein[101].

Abschließend ist es notwendig, zu überprüfen und zu beurteilen, ob der gewünschte Effekt wirklich eingetreten ist und ob der Aufwand den Nutzen rechtfertigt.

Grenzen der evidenzbasierten Pflegepraxis

Um es gleich vorweg zu nehmen: Nach Meinung der Autoren ist eine solche Vorgehensweise nach den Prinzipien der EbM sicherlich zu fordern bzw. einzufordern. Vor dem Hintergrund realer Gegebenheiten in der Alten- und Krankenpflege ist diese Forderung jedoch irrational oder zumindest grenzwertig und differenziert zu betrachten. Große Kliniken und Pflegeverbundeinrichtungen sind in der Lage, Stabstellen klinischer Pflegeforschung zu unterhalten und mit diesen Fragen und anderen Fragen auszulasten. Ob den Forderungen der Punkte 1–4 von einer Pflegedienstleitung ohne Hochschulstudium und EbM-Kurs, zudem in einem kleinen Pflegeheim oder ambulanten Pflegedienst, nachgekommen werden kann, scheint hier extrem fragwürdig.

Bei der Fülle der Forschung in manchen Bereichen scheint es für die durchschnittliche (Pflege)Praxis tatsächlich unmöglich, alle Forschungsberichte zu einem aktuellen in der Praxis auftauchendem Problem oder Pflegephänomen zu lesen, zu bewerten und umzusetzen. Außerdem sind dafür spezifische Fähigkeiten notwendig, die in der direkten Pflege bei Weitem nicht von allen Beteiligten vorgehalten werden können. Der Prozess der systematischen Literaturrecherche und der anschließenden Bewertung der aufgefundenen Ergebnisse erfordert diese allerdings. Hierzu zählen das Beherrschen der englischen Sprache (Studien werden überwiegend englischsprachig veröffentlicht), Kenntnisse der Sta-

101) Vgl.: http://www.medizin.uni-halle.de/pflegewissenschaft/index.php?id=346 vom 26.05.2006

tistik (um die dargestellten Ergebnisse bewerten zu können) und Wissen über den pflegerischen Kontext, in dem möglicherweise ein verändertes pflegerisches Handeln stattfinden soll.
Die Begrenztheit von personellen Ressourcen in Einrichtungen des Gesundheitswesens erschwert die Entwicklung solcher Fähigkeiten, da sie aufwendig und für die Praxis nicht immer leistbar erscheinen. Um trotzdem den Forderungen an EbM nachzukommen, sollte das Problem nicht ausgeblendet werden, sondern im Sinne eines intelligenten Networkings darauf hingearbeitet werden, trotzdem externe Evidenzen als Betriebsroutinen zu implementieren (z.B. Qualitätskonferenzen, einrichtungsübergreifende Arbeitskreise).
Von vielen Beteiligten wird die evidenzbasierte Pflegepraxis zudem mit der Anwendung von Standards oder Leitlinien gleichgesetzt und tatsächlich spielen diese eine große Rolle im Verständnis von EbM und werden als wünschenswert propagiert. Doch Vorsicht ist auch hier geboten: Standards und Leitlinien beruhen häufig auf Konsens, auf Expertenvermutungen, auf Traditionen und klinischen, manchmal durchaus trügerischen Erfahrungen. Standards und Leitlinien beruhen nur zum Teil auf empirisch abgesichertem wissenschaftlichem Wissen. Das wird sich auch nur teilweise ändern: Es muss auch dort zum Beispiel ein Standardkriterium formuliert werden, wo es noch kein ausreichend empirisches Wissen gibt. (vgl. Konsentierungsverfahren von Expertenstandards)
Somit scheint es unausweichlich, dass diese Standards und Leitlinien, zur Bewährung ausgesetzt, einem empirischen Beweis noch standhalten müssen.

Grenzen der Evidenzbasierung durch die Forschungsmethoden

Es gibt bei der Diskussion um die Evidenzbasierung in der Pflege neben den Problemen bei der Umsetzung gesicherter Erkenntnisse auch theoretische Schwierigkeiten:
In der Evidenzbasierten Medizin und damit auch in der Evidenzbasierten Pflege gibt es grundsätzlich verschiedene Stufen der Evidenz. Als die einzig wirklich valide Quelle von Informationen wer-

den RCT´s (randomised controlled trials)[102], also randomisiert kontrollierte Versuchsanordnungen, gesehen. Nur solche liefern laut Verfechtern von Evidenzbasierter Pflege Informationen über kausale Beziehungen zwischen Behandlungen und ihren Wirkungen. Solche Informationen werden als zwingend angesehen, d.h. es ist für die Pflegepraxis, wenn sie „gut" sein will, unmöglich, nicht in Übereinstimmung mit der Evidenz dieser Stufe zu handeln[103].
Die Erkenntnisse, die man durch RCT´s gewinnen kann, sind letztendlich statistische Verallgemeinerungen. Sie erlauben jedoch keine Vorhersagen für individuelle Personen. Der gleiche Effekt kann nur in der exakt selben Situation mit der exakt selben Behandlung erzielt werden. Wenn man nun z.B. die Wirkung eines Beratungsgesprächs für einen dekubitusgefährdeten Patienten mittels eines randomisiert kontrollierten Studiendesigns erforscht, können die Ergebnisse nur auf Situationen angewendet werden, in der exakt dieselbe Beratung für ein vergleichbares Patientenklientel durchgeführt wird. Die meisten Forschungsberichte enthalten aber nicht die Informationen, die benötigt werden würden, um auch nur eine ähnliche Behandlung durchzuführen, geschweige denn eine exakte Wiederholung.
In der Pflege als eine Praxisdisziplin gibt es jedoch noch andere wichtige Erkenntnisquellen als RCT´s, z.B. intuitives Wissen oder Erfah-

102) Randomisierung: Verfahren, das eine zufällige Verteilung der Patienten auf eine Therapie- und eine Kontrollgruppe bewirkt (randomisierte kontrollierte Studie). Dies kann durch (computergenerierte) Zufallszahlen oder andere Mechanismen erreicht werden. Damit soll sichergestellt werden, dass alle Teilnehmer die gleiche Chance haben, der einen oder anderen Gruppe zugeordnet zu werden und es wahrscheinlich ist, dass sich (bei ausreichender Studiengröße) bekannte wie unbekante Risiko- und Prognosefaktoren ausgeglichen auf die beiden Gruppen verteilen. Wenn sich zwischen den beiden Gruppen in den Endpunkten ein Unterschied zeigt, kann dieser tatsächlich der experimentellen Intervention zugeordnet werden. Die Randomisierung ist das entscheidende Instrument zur Verhinderung einer Selektionsbias und damit eines der wichtigsten Mittel zur Sicherung der interen Validität einer klinisch kontrollierten Studie. http//www.ebm-netzwerk.de/grundlagen/glossar

103) Vgl.: Grypdonck, M.: Eine kritische Bewertung von Forschungsmethoden zur Herstellung von Evidenz in der Pflege, in: Pflege & Gesellschaft, Juventa Verlag, Weinheim, 9. Jahrgang, Heft 2, 2004, S. 35-41

rungswissen. Die reibungslose Pflegepraxis und die funktionierende Beziehung zwischen Pflegenden und Klienten beruht zum großen Teil auf dieser Art nicht wissenschaftlich gesicherter Erkenntnis. Alle Erkenntnisquellen erlauben jedoch nur Vorhersagen darüber, was wahr sein könnte, nicht was tatsächlich wahr sein wird. Dieses gilt für phänomenologische Beschreibungen, für Erkenntnisse aus der Grounded Theory und ebenso für Ergebnisse von RCT´s.
Darum ist das individuelle Wissen über den Patienten/Bewohner für die Praxisdisziplin Pflege existenziell. Es ist ein Wissen, das in der spezifischen Situation erworben wird und nur in dieser spezifischen Situation gilt. Es ist eine notwendige Ergänzung zu allen anderen Erkenntnissen, wenn die Pflege ihre Effektivität optimieren will.
Es ist also in jedem Fall unerlässlich erst einmal herauszufinden, ob das Befolgen eines Standards oder einer Leitlinie im individuell vorliegenden Fall die richtige Entscheidung ist[104]. Die Einschätzung der spezifischen Charakteristika der Patienten/Bewohner sollte Teil der evidenzbasierten Praxis sein.

Evidenzbasierte Pflege in der praktischen Anwendung

Das Handeln der Pflegekraft wird einerseits durch individuelles Können und Erfahrung und andererseits durch das vorhandene abstrakte Regelwissen bestimmt. Nur durch die Betonung beider Seiten der Evidenz kann ein optimales Ergebnis erzielt werden. Zusätzlich ist zu berücksichtigen, dass die Patienten- und Bewohnerpräferenz neben der internen und externen Evidenz ebenfalls eine bedeutsame Rolle spielt. Sehr deutlich wird dieses in der korrekten Anwendung eines Bewegungsplans zur Dekubitusprophylaxe. Die externe Evidenz besagt, dass ein Intervall individuell mit den in Kap. 2 beschriebenen Methoden ermittelt werden sollte. Die interne Evidenz einer Pflegekraft könnte besagen, dass bestimmte Vorgehensweisen, die nicht in Studien aktuell beschrieben sind,

104) Anmerkung des Autors: Die direkte Nutzung und Verwendung der organisationsspezifisch angepassten Expertenstandards wird in ca. 80% der Fälle gelingen und ist besonders für die Risikoprozesse essentiell.

ebenfalls zur Anwendung kommen könnten/sollten. (z.B. Besondere Ansprache und Motivation des Patienten). Die Präferenz des Patienten/Bewohners ist es jedoch möglicherweise, dass dieser vielleicht gar nicht gelagert werden möchte und sich jedes Mal wieder von der Seitenlage auf den Rücken zurückdreht. EbM zu praktizieren bedeutet nun, diese drei Wissensarten in Einklang zu bringen bzw. deren Schnittmenge zu ermitteln, immer mit dem Ziel, einen Dekubitus erfolgreich zu verhindern, auch wenn dieser nicht immer vermeidbar ist.

Die Übernahme des externen Wissens (zum Durchführen eines Bewegungsplans) als Regelwissensbestand und dem damit verbundenem Einbau in Führungsvorgaben, erfordert im Vorfeld eine Bewertung nach drei Aspekten:

- Validität: Stimmt die Information?
- Wichtigkeit: Ist die Information von praktischer klinischer Bedeutung?
- Fallbezug: Ist die Information auf den konkreten Fall anwendbar?[105]

Die Validität wird beurteilt nach der Güte der Fragestellung und der Qualität der durchgeführten Studie. Diese Informationen werden in verschiedene Grade unterteilt (vgl. Kap. 2). Die Wichtigkeit wird beurteilt vor dem Hintergrund der untersuchten Parameter, der gemessenen oder beobachteten Effektgröße und der Übertragbarkeit auf die Pflegepraxis. Der Fallbezug hingegen kann nur von der jeweiligen Pflegekraft beurteilt werden: Ist dieses Wissen auf diesen konkreten Fall anwendbar?

Bewertung von Studien, Leitlinien und Expertenstandards

Ein wichtiges Instrument für die Anwender von EbM sind neben den Methoden zur Bewertung der Literatur vor allem die zuneh-

---

105) Vgl.: Sawicki, P.: Praktische Evidenz-basierte Medizin als Basis für freie medizinische Entscheidungen, in: Gesundheitsökonomie und Qualitätsmanagement, Thieme Verlag, Stuttgart, Heft 10, 2005, S. 3-5

mend zur Verfügung stehenden evidenzbasierten Leitlinien. Im Unterschied zu gewöhnlichen Leitlinien wird hier die Evidenz in zweierlei Hinsicht geprüft. Zum einen bei der systematischen Auswahl und Aufbereitung der den Leitlinien zugrunde liegenden Studien, zum anderen werden Effekte der Einführung von Leitlinien mit Hilfe kontrollierter Versorgungsversuche überprüft.
Die meisten Leitlinien erfüllen allerdings nicht diese Kriterien an evidenzbasierte Leitlinien. Unter www.leitlinien.de, eine Homepage des wichtigsten Herausgebers von Leitlinien, der Arbeitsgemeinschaft Medizinisch Wissenschaftlicher Fachgesellschaften (AWMF), sind alleine über 1000 Leitlinien verfügbar. Der Anteil an evidenzbasierten Leitlinien liegt, sofern die Kriterien zur Bewertung von Leitlinien herausgezogen werden, eher im Promille- als im Prozentbereich. Die steigende Anzahl von Leitlinien unterschiedlicher Qualität war ein Grund, weshalb in Deutschland eine Art Strickmuster für Leitlinien erarbeitet wurde, so genannte „Leitlinien für Leitlinien“. Es dient im Sinne einer Gebrauchsanweisung als Hilfe für die Entwicklung und Implementierung von Leitlinien in der Medizin. (vgl. auch www.äzq.de)[106]

Qualitative Forschung

Wesentliche Phänomene in der Pflege lassen sich nicht durch klassische Experimente belegen oder erforschen. Die „klassische“ Forschung der Naturwissenschaften kann als quantitative Forschung beschrieben werden. Anhand eines Experiments wird geprüft wie stark ein Effekt auftritt oder eben nicht. Die Güte des Experiments, der Aufbau der Studie und die Auswertung kann mit Methoden der EbM bewertet werden. Eine Bewertung mit den Methoden der EbM im Bereich der qualitativen Studien gelingt nur unter der Zuhilfenahme weiterer Instrumente. Dazu ist es hilfreich, sich kurz mit dem qualitativen Forschungsansatz zu beschäftigen.

---

106) Vgl.: Herz, E.; Rath, T.: Evidenzbasierte Medizin, in: Q-med, Heft 4, 2004, S. 85-89

In der qualitativen Forschung wird Erfahrungsrealität verbalisiert und interpretativ ausgewertet[107]. Ihr liegt ein Verstehensinteresse des Forschers zugrunde und beabsichtigt eine formulierte Forschungsfrage mit einer qualitativen Untersuchung in einen hermeneutischen (deutenden) Kontext zu setzen.

Der qualitative Forschungsansatz beabsichtigt induktiv zu verstehen und zu deuten. Der Induktionsschluss führt vom Besonderen zum Allgemeinen, vom Einzelnen zum Ganzen, vom Konkreten zum Abstrakten. Aus einzelnen Beobachtungen werden verallgemeinerte Aussagen abgeleitet[108].

In der Perspektive der qualitativen Forschung gibt es nicht die eine Wirklichkeit, die eine eindeutige, objektive Größe oder eine Gegebenheit darstellt. Vielmehr existiert die menschliche Wirklichkeit in den Bedeutungen, die Menschen dieser Wirklichkeit verleihen. Das Ziel qualitativer Forschung ist, das Zustandekommen und die interne Logik dieser Handlungen zu verstehen, Einsicht in die Erfahrungen von Menschen zu erlangen und die Bedeutung nachzuvollziehen, die Menschen diesen Erfahrungen beimessen. Gegenstand der qualitativen Forschung sind meist komplexe, prozesshafte Phänomene, zu denen noch wenige Erkenntnisse vorliegen. Das Ziel ist die Konstruktion von Hypothesen und das Entwickeln von Theorien[109].

Bewertungsinstrument für qualitative Studien in der Pflege

Im Institut für Gesundheits- und Pflegewissenschaft der Martin-Luther-Universität in Halle-Wittenberg, befindet sich das

» German Center for Evidence-based Nursing »sapere aude«.

---

107) Vgl.: Bortz, J.; Döring, N.: Forschungsmethoden und Evaluation, 2. vollständig überarbeitete und aktualisierte Auflage, Springer Verlag, Berlin, 1995, S. 271
108) Vgl.: Bortz, J.; Döring, N.: Forschungsmethoden und Evaluation, 2. vollständig überarbeitete und aktualisierte Auflage, Springer Verlag, Berlin, 1995, S. 275
109) Vgl.: Abt-Zegelin, A. (Hrsg.): Fokus: Intensivpflege, Pflegewissenschaftliche Erkenntnisse zu Critical Care Nursing, Schlütersche Verlag, Hannover, 2004, S. 26

Auf der Homepage stehen Beurteilungshilfen zur Bewertung von Studien und Leitlinien frei zur Verfügung. Als Grundlage zur abschließenden Selbstbewertung einer Studienarbeit, kann die Beurteilungshilfe für „Qualitative Studien“[110] genutzt werden. Diese Beurteilungshilfe unterteilt sich in die Bereiche Glaubwürdigkeit, Aussagekraft und Anwendbarkeit einer qualitativen Studie. Mit den jeweiligen Items wird nun die vorliegende qualitative Studie einer abschließenden Selbstbewertung unterzogen. Zur Verbesserung der Anschaulichkeit wird exemplarisch die Bewertung anhand einer virtuellen Studie zum Verwirklichungsgrad von Qualitätsmanagementsystemen vorgenommen. Die Antworten müssen sich direkt aus der Studie ergeben.

Glaubwürdigkeit einer qualitativen Studie

» Wurde die Forschungsfrage klar formuliert?
Forschungsthema in seinem Umfeld diskutiert?
Ziele der Untersuchung definiert?

Antwortbeispiel: Das Forschungsthema wurde mit ca. 12 Doktoranden der Hochschule, dem betreuendem Professor und den Arbeitskollegen des Forschers über einen Zeitraum von ca. 8 Monaten intensiv diskutiert. Die Forschungsfragen selbst, haben sich direkt aus der Diskussion mit der bewerteten und einbezogenen Literatur ergeben. Die Ziele der Untersuchung wurden transparent dargestellt und definiert.

» Welches qualitative Design wurde mit welcher Begründung gewählt?
(z. B. Ethnographie, Grounded Theory, Phänomenologie)

Antwortbeispiel: Die qualitative Forschung orientierte sich an zwei grundlegenden Positionen. Erstens an dem symbolischen Interaktionismus, der subjektiven Bedeutungen und individuellen Sinn-

110) http://www.medizin.uni-halle.de/pflegewissenschaft/media/EBN/qualitativ.pdf vom 26.05.2006

zuschreibungen nachgeht. Zweitens an der Ethnomethodologie, die an den Routinen des Alltags und ihrer Herstellung interessiert ist. Die Untersuchung sollte zur Exploration des Wissens führen, aus dem sich Bedeutungen und Routinen des Alltags rekonstruieren lassen. Das Vorgehen ist explizit dargelegt.

» Wurde eine Literaturrecherche durchgeführt?
Zu welchem Zeitpunkt der Untersuchung? Begründung?

Antwortbeispiel: Es wurden drei Literaturrecherchen durchgeführt. Das Ziel und der inhaltliche Bezug sind beschrieben. Die Literaturarbeit beinhaltet die gesamte gefundene Literatur und eine Bewertung für die Verwendung. Ein- und Ausschlusskriterien sind definiert.

» Wurden die Teilnehmer passend zur Forschungsfrage ausgewählt und die Auswahl begründet? Wie erfolgte die Auswahl?

Antwortbeispiel: Ja. Die Auswahl der Teilnehmer wurde mit Hilfe der Literatur begründet. Der Forschungsgegenstand bestimmte die Methode und damit auch die Auswahl der Teilnehmer. Das Vorgehen ist dezidiert dargelegt worden.

» Wurden die Teilnehmer, ihr Umfeld und die Forscher ausreichend beschrieben?
Auch die Perspektive des Forschers?

Antwortbeispiel: Ja. Zu jedem Teilnehmer liegen eine Sozialstatistik und eine Fallbeschreibung vor. Der Forscher hat sich und sein persönliches Forschungsinteresse dargelegt.

» Wurde die Datensammlung detailliert beschrieben?
Methode der Datensammlung?

Antwortbeispiel: Eine Methodenauswahl fand mit Hilfe der Literatur vor dem zugrunde liegenden Forschungsgegenstand statt. Die Methodik wurde detailliert beschrieben. Stärken und Schwächen wurden aufgezeigt, Scheiterungsszenarien direkt zu Beginn mitbedacht. Im Vorfeld wurde ein Zwei-Phasen-Pre-Test durchgeführt.

» Wie erfolgte die Analyse der Daten?
Codes, Muster, Themen? Verstehende Hermeneutik?

Antwortbeispiel: Die Analyse der Daten erfolgte mit der in der Literatur der Methodik zugrunde gelegten Auswertungsmethode. Das Vorgehen ist detailliert beschrieben worden.

» Erfolgte die Datensammlung bis zur Sättigung?
Wenn nein: warum nicht?

Antwortbeispiel: Aus zeitökonomischen Gründen wurde die Analyse auf 9 Interviews begrenzt. Eine Sättigung wurde nicht zielgerichtet verfolgt. Die Ergebnisse entsprechen jedoch hinreichenden Anforderungen an eine akzeptable Sättigung.

Aussagekraft einer qualitativen Studie

» Sind die Ergebnisse ausführlich und nachvollziehbar?
Prozess von der Datensammlung hin zur Entwicklung von Themen transparent?
Zitate?

Antwortbeispiel: Das Verfahren von der Datenerhebung bis zur Ergebnisdarstellung ist dezidiert angegeben. An bedeutsamen Stellen werden Zitate der Interviewpartner angeführt. Mit Hilfe des Anhangs sind die Ergebnisse lückenlos nachvollziehbar.

» Wurden die Ergebnisse bestätigt?
Konsens im Forscherteam?
Validierung durch Teilnehmer?

Antwortbeispiel: Es handelte sich nicht um ein Forscherteam. Eine Validierung durch die Teilnehmer erfolgte nicht, da es die angewandte Methodik auch nicht vorsieht (Struktur-Lege-Technik). Die Ergebnisse entsprechen den deduktiven Vorannahmen des Forschers und der Studienkollegen.

Anwendbarkeit einer qualitativen Studie

Helfen mir die Ergebnisse der Studie, die untersuchten Personen in ihrer Umgebung besser zu verstehen?

Antwortbeispiel: Ja. Auf der Grundlage der ermittelten Ergebnisse lassen sich suffiziente Maßnahmen für die Pflegepraxis entwickeln. Außenstehende und Berufskollegen erhalten auf dieser Grundlage ein sensibles Gespür für zu planende Interventionen.

» Gibt es konkrete Möglichkeiten der Anwendung?

Antwortbeispiel: Eine Möglichkeit wäre das Re-Engineering bestehender Qualitätsentwicklungsprozesse, sowie eine Verschlankung des Qualitätsmanagementsystems bei gleichzeitiger Verbesserung eigentlicher Kernprozesse.

» Benotung der Glaubwürdigkeit (Bias-Vermeidung)[111]

Im Gesamturteil dieser kritischen Bewertung entspricht die Studie einer akzeptablen Qualität, die für weitere Forschungsvorhaben als Ausgangspunkt und ganz besonders für die Pflegepraxis dienlich sein kann.
Unter Einbezug dieses Instruments lässt sich eine hinreichende Transparenz aufbauen, deren Legitimation sich aus der Notwendigkeit heraus ergibt, dass viele Fragen für eine evidenzbasierte Pflegepraxis ihre Beantwortung in qualitativen Forschungsdesigns finden, die von der Verwertbarkeit den quantitativen Studien in nichts nachstehen müssen.

111) Bias oder auch systematischer Fehler beschreibt die Tendenz, dass Studienergebnisse systematisch von den »wahren« Ergebnissen abweichen. Bias führt entweder zu einer Über- oder Unterschätzung der wahren Wirkung einer Maßnahme oder Exposition. Die Ursachen dafür liegen vor allem im Design und der Durchführung der Studie und führen zu systematischen Unterschieden zwischen den Vergleichsgruppen, z.B. bei der Auswahl der Teilnehmer (Selektionsbias), der Erhebung der Endpunkte (measurement bias oder Messungsbias) oder dem Verlust von Teilnehmern in der Studie (attrition bias oder Verschleiß-Bias). Ergebnisse aus Studien mit geringem Risiko für Bias werden als valide angesehen. Publikationsbias (publication bias) ist ein systematischer Fehler aufgrund einer selektiven Publikationspraxis, bei der Studien mit positiven und signifikanten Ergebnissen eine größere Chance haben, publiziert zu werden als Studien mit negativen und nicht-signifikanten Resultaten.
Vgl. http://www.ebm-netzwerk.de/grundlagen/glossar/ vom 26.05.2006

Übersetzung und Anwendung der Inhalte zur Evidenzbasierten Pflegepraxis auf die Merkmale der HRO´s

In der folgenden Tabelle werden die Merkmale der hoch reliablen Organisationen (HRO´s) auf den Themenbereich EbM, der Evidenzbasierten Pflegepraxis angewendet.

Tab. 8.1: Merkmale hoch zuverlässiger Pflegeeinrichtungen im Hinblick auf die Anwendung von EbM

HRO-Merkmale	Relevanz für die Evidenzbasierte Pflegepraxis
Konzentration auf Fehler	• Wie werden Abweichungen des Behandlungsziels im Pflegeteam einer Auswertung unterzogen (Management Review)? • Führen Abweichungen bzw. Fehler (Dekubitus, Sturz) dazu, dass externes Wissen neu formuliert in Verfahrensanweisungen oder Standards eingebaut wird?
Keine vereinfachenden und personifizierenden Interpretationen	• Werden Ergebnisse dokumentierter Abweichungen von den formulierten Führungsvorgaben im Pflegeteam besprochen?
Sensibilität für betriebliche Abläufe und Beziehungen	• In wiefern finden die Abläufe und Beziehungen Eingang in die Anpassung der externen Regelwissensbestände?
Antizipation und Flexibilität	• Wird sich in Ihrer Einrichtung mit der Methodik von EbM auseinander gesetzt?
Respekt vor fachlichem Wissen und Können	• Wie werden besondere Interessen und Fähigkeiten (interne Evidenzen) von Mitarbeiter/innen wertgeschätzt und für die Organisation nutzbar gemacht? • Gibt es fachspezifische Spezialisten (Dekubitusbeauftragte, Inkontinenzbeauftragte, Kinästhetiktrainer), die Mitarbeiter/innen abteilungsübergreifend zu Rate ziehen können? • Wie wird der Zugriff auf aktuelles wissenschaftlich abgesichertes Pflegewissen (externe Evidenzen) sichergestellt?

Empfehlungen für die Praxis

Die Außerachtlassung sozialer Realitäten in der Pflege treibt das wichtige Thema rund um EbM nicht weiter voran, sondern schadet nur dem dringend förderungsbedürftigen Professionalisierungsprozess. Für die Leitungskräfte ambulanter wie stationärer Pflegeeinrichtungen kann die Methodik von EbM in der hier dargestellten Form nur eine Option sein. Aber eine sehr wesentliche. Ohne eine entsprechende Befähigung in Form eines Grundkurses für Evidenzbasierte Medizin – Pflege ist das gesamte Unterfangen nicht mehr als ein weiterer Beitrag zur Täuschungssättigung ordnungspolitischer Instanzen. Ein Grundkurs in EbM mit einem passgenauen Zuschnitt erhöht unweigerlich die Bereitschaft und die Sinnhaftigkeit der Nutzung von EbM im Rahmen von Standards und Leitlinien bei allen Beteiligten. Hier sollte auch darüber nachgedacht werden, die mittlere Führungsebene in diesen Prozess direkt zu Beginn einzubeziehen, um die Möglichkeit der Anschlussfähigkeit an die Pflegepraxis nicht zu verpassen.

In einem ersten Schritt sollten die Verantwortlichen EbM als eine Zukunftsoption in der Steuerung und Bearbeitung ihrer Versorgungsprobleme verstehen und ein Bewusstsein darüber entwickeln, dass die Einführung von EbM ebenfalls mit Kosten (Recherche etc.) verbunden ist.

Zu Beginn kann die Auseinandersetzung mit den Expertenstandards einen guten Einstieg in die Welt der Pflegewissenschaft ermöglichen. Schnell wird dann jedem deutlich, dass die Entwicklung pflegerischer Expertenstandards genau der richtige Weg ist. Hier kondensiert sich das gesamte Wissen aus der systematischen Literatur und Forschung. Dieses zu implementieren kostet schon genug Kraft und Mühe. Der empirische Beweis, dass die Versorgungssituation positiv effektbelastet ist, steht noch aus – ist aber naheliegend.

Dennoch stehen auch die Expertenstandards vor dem Problem, dass dieses externe Wissen nur mit dem internen Wissen der Pflegefachkraft in Kombination und Aushandlung mit den Betroffenen vor seinen eigenen Präferenzen zur Zielbearbeitung beiträgt.
Für die Pflege kann nach Meinung der Autoren nur eine Empfehlung gelten: Nationale Expertenstandards und Leitlinien (zu bewerten) und zu nutzen im Bereich der pflegerischen Kernprozesse. EbM per Definition zu praktizieren setzt zudem ein hohes Problembewusstsein und Reflexionsvermögen voraus. Dieses sollte schrittweise in Form von Fallbesprechungen einstudiert, geübt oder zunächst angeregt werden. An verschiedenen Stellen kann dann sogar nach den Methoden der EbM mit der Wissensbeschaffung begonnen werden, um ggf. nicht ausreichende Information der Expertenstandards zu sättigen. Ein Beispiel: Der Fingertest bei dunkelhäutigen Personen ist zum Beispiel im Expertenstandard nicht beschrieben, bei der Dekubitusleitlinie aus Witten Herdecke lässt sich hierzu jedoch eine deutliche Aussage finden.
Der elementare Engpass auf der zeitlichen und qualifikatorischen Ebene besteht nicht darin, dass es niemanden in einer Einrichtung gäbe, der zu einfachen Literaturrecherchen in der Lage wäre. Entscheidender für EbM ist, dass es Pflegende gibt, die sich ihren Klienten als verantwortlich vorstellen und Verantwortung für ein Arbeitsbündnis mit ihm zur Bewältigung seiner kritischen Situation tatsächlich übernehmen und nicht auf einen anderen Verantwortlichen verweisen. Ohne diese Umfassende Verantwortung im Arbeitsbündnis für die individuelle Bewältigung pflegerischer Herausforderungen ist EbM nicht denkbar[112].

112) Vgl.: Behrens, J.; Langer, G.: Das wichtigste sind Verantwortungsübernahme und Respekt, in: Die Schwester/Der Pfleger, Bibliomed Verlag Melsungen, Heft 3, 2006, S. 171

9. Qualitätsmanagement und qualitatives Controlling

Einleitung

Vor dem persönlichen Erfahrungshintergrund, in Form von beruflichen Erlebnissen, Erzählungen von Studenten und Pflegekräften ist davon auszugehen, dass eine erhebliche Unsicherheit in der Frage besteht, ob irgendein Managementsystem tatsächlich verwirklicht ist bzw. eine nachweisbare Wirksamkeit aufweist. Vielfach wird von den Betroffenen betont, dass die Bemühungen z.B. um das Thema Qualitätsmanagement eher viel Zeit und Papier beanspruchen, ohne die wirklichen und relevanten Probleme der Organisation zu bearbeiten. Gleiches gilt auch für bereits zertifizierte Verfahren/Systeme.
In der Praxis stößt man zum Thema Qualitätsmanagement dann auch auf Erfahrungsberichte, wie

- man hat dauernd Sitzungen ...
- irgendeiner schreibt ein Qualitätsmanagementhandbuch von ca. 50 Seiten ...
- dann taucht auf einmal ein Anhang auf, der die Arbeitsprozesse usw. beschreibt, die keiner kennt von ca. 200 Seiten ...
- alle waren irgendwie beteiligt, keiner weiß Bescheid, aber alle sind stolz auf die reichlich investierte Arbeit ...
- das Zertifikat bringt Vergebung für alle und erlaubt gnädiges Vergessen ...[113]

Eine diese durchaus provokanten Thesen stützende Aussage ist im Vierten Altenbericht des BMFSFJ zu finden. In der Kritik heißt es,

---

113) Vgl.: Siebolds, Marcus: Arbeitstext Qualitätsmanagement – Ein klinisches Führungsinstrument zwischen Mythos, Wahn, Wirklichkeit, Kath. Fachhochschule Nordrhein-Westfalen, Abt. Köln Fachbereich Gesundheitswesen, Lehrgebiet Medizin/Medizinmanagement, 2005

dass die verpflichtende Teilnahme an Qualitätssicherungsmaßnahmen zwar zu einem neuen Anbietermarkt mit einer reichhaltigen Zahl von Qualitätsgütesiegeln geführt hat, die jedoch zum großen Teil recht kritikwürdig sind, weil sie vor allem das Qualitätsmanagement regeln, ohne zwingend die Qualität inhaltlich zu entwickeln[114].

In der Synthese ist zunächst davon auszugehen, dass Qualitätsmanagementsysteme nicht gemäß ihrer eigentlichen Intention hin genutzt und umgesetzt werden. Gleiches trifft hypothetisch auch für Risikomanagementsysteme zu.

Dabei ist eine Hypothese definiert als ein Satz, dessen Wahrheit nicht erwiesen ist, der aber angenommen wird, um mit seiner Hilfe Tatsachen zu erklären[115].

Um den Grad der Verwirklichung eines eingeführten Qualitätsmanagement- oder Risikomanagementsystems messen und darlegen zu können, werden Kennzahlen benötigt. Genau diese Kennzahlen werden aber oftmals in der Praxis nicht genutzt oder gar erhoben. Wie sollen diese Kennzahlen auch erhoben werden, wenn diese Forderung nicht in Anweisungen an die im Pflegevollzug stehenden Mitarbeiter formuliert worden sind und sich die leitende verantwortliche Pflegefachkraft in ihrem bürokratischen Arbeitsalltag komplett aus dem fachlichen Führungszusammenhang verabschiedet hat? Ergibt sich daraus nicht die Erlaubnis, folgende Hypothese zu formulieren?

» »Der Verwirklichungsgrad von eingeführten Qualitätsmanagementsystemen steht im Widerspruch zu ihrer Intention.«

---

114) Vgl.: Bundesministerium für Familie, Frauen, Senioren und Jugend: Vierter Altenbericht zur Lage der älteren Generation in der Bundesrepublik Deutschland, BMFSFJ, Berlin, 2002, S. 280

115) Ulfig, A.: Lexikon der Philosophischen Begriffe, Bechtermünz Verlag, Eltville am Rhein, 1993

Qualitätsmanagementsysteme sind somit oft an der therapeutischen Wirklichkeit vorbei implementiert worden, erkennbar auch an dem Zustand, dass die Bedeutung der Unterstützung bei zentralen Versorgungsproblemen (Dekubitus- und Sturzprophylaxe, Ernährung etc.) als pflegerische Leistung viel zu gering eingeschätzt und daher gerne an Hilfskräfte delegiert wird. Sicherlich gibt es mehr Ausnahmen von dieser Annahme, die Praxis zeigt es jedoch. Alten- und Krankenpflegeeinrichtungen haben diese Versorgungsprobleme zwar identifiziert, die Lösungszufuhr in Form von wissenschaftlichem Regelwissen und suffizienten Führungszusammenhängen aber nicht als Gegenstand ihrer Arbeit definiert. Der Ausprägungsgrad des blinden Flecks der Organisation ist somit umgekehrt proportional zum Verwirklichungsgrad ihres Qualitätsmanagements zu sehen.

Forschungserkenntnisse in Deutschland

SEEBERGER kommt nach seiner Untersuchung zu der Aussage, dass bisher ungelöst bleibt, wie umfassend nachgewiesen werden kann, was sich durch das Einführen eines QMS geändert hat bzw. wie stark der Verwirklichungsgrad tatsächlich ist[116].
NUEBLING ist nach seiner Analyse gleicher Meinung, trotzdem er festhalten kann, dass in den vergangenen Jahren sehr umfassende Bemühungen zur Verbesserung der Qualität in der Pflege auf den Weg gebracht wurden. Von einer flächendeckenden Implementierung von Qualitätssicherung und Qualitätsmanagement und vor allem auch deren wissenschaftlichen Fundierung kann allerdings noch nicht ausgegangen werden[117].

---

116) Vgl.: Seeberger, Bernd: Zur Wirksamkeit von Qualitätsmanagement in Altenpflegeeinrichtungen, mabuse verlag, Frankfurt am Main, 2004, S. 13
117) Vgl.: Nuebling, R. et al.: Qualitätssicherung und Qualitätsmanagement in der stationären Altenpflege, in: Bundesgesundheitsblatt – Gesundheitsforschung – Gesundheitsschutz; VOL: 47 (2), S. 133-140, Springer Verlag, Heidelberg, 2004, Abstract S. 1

Beiden Aussagen lässt sich entnehmen, dass zwar formal mit dem Instrument gearbeitet wird, Projekte zur Erhöhung der Bewohner- und Mitarbeiterzufriedenheit initiiert werden, jedoch die klinisch inhaltliche Qualität entweder ausgeblendet oder keiner Wirksamkeitsüberprüfung unterzogen wird.
Das Messen und Bewerten von spezifischen Prozessen oder Produktabläufen ist demnach nicht nur ein Spezifikum des Sozialbereichs, sondern scheint ein generelles Problem der Qualitätsbeurteilung und -forschung zu sein. Das ergab eine Befragung von 550 deutschen Wirtschaftsunternehmen[118].
Bisher unerforscht ist und bleibt die Frage nach der klinischen Verwirklichung von Qualität. Also wie die Ausgestaltung des Qualitätsmanagementsystems in einer organisationssättigenden Umsetzung, zur Beherrschung klinisch relevanter Versorgungsprobleme, wie Stürze, Dekubitalulcera, Mangelernährung, Fixierung und Dokumentation vollzogen wird. Dass es solche Versorgungsprobleme gibt, ist unbestritten. Ob es aber einen Zusammenhang zwischen dem Management und den Ergebnissen gibt, bleibt unbeantwortet. Im englischsprachigen Raum sind die Entwicklungen wesentlich weiter fortgeschritten. Dort gibt es regelmäßige Pflegeheimvergleiche, die klinische Parameter zur Qualitätsbeurteilung einbeziehen.
In einer von JOSAT ET. AL durchgeführten Literaturanalyse zum Thema ‚Qualitätskriterien, die Altenpflegeheimbewohnern und Angehörigen wichtig sind', kommen die Autoren zur dem Ergebnis, dass die Nutzerperspektive des Bewohners (soweit diese bekannt ist) eine vollkommen andere ist als die der Angehörigen und die der Einrichtungen (siehe hierzu auch Kap. 6). Als Fazit halten die Autoren fest: „Über die Nutzerperspektive wissen wir in Deutschland zu wenig. (...) Die Gründe, die zu den genannten

118) Vgl.: Seeberger, Bernd: Zur Wirklichkeit von Qualitätsmanagement in Altenpflegeeinrichtungen, Mabuse Verlag, Frankfurt am Main, 2004, S. 219

Qualitätskriterien (der Nutzer, A. d. A.) führen, sind ebenfalls zu wenig untersucht."[119] Deshalb empfehlen die Autoren die Herstellung einer Konsensbildung darüber, was Qualität in Altenpflegeheimen kennzeichnet. Dies ist jedoch bis heute nicht geschaffen.

Forschungserkenntnisse im Ausland

Die aktuelle und sehr wettbewerbsorientierte Gesundheitsfürsorge in den USA hat das Bedürfnis nach Vergleichsdaten verstärkt, die einen Ausschnitt der tatsächlichen Gegebenheiten von klinischer Praxis in Pflegeheimen zur Verfügung stellen. Leistungserbringer werden zunehmend herausgefordert das Ausmaß ihrer Probleme und die Wirksamkeit ihres Qualitätsmanagements darzulegen. Dies trifft besonders bei aufgetretenen Druckgeschwüren zu, die als eines der risikoreichsten Probleme in den Pflegeheimen gelten. Die Aufsichtsbehörden der USA bezeichnen die Entwicklung von Druckgeschwüren als einen wesentlichen Indikator von Qualität bei der Betreuung von Heimbewohnern. So ist es nicht verwunderlich, dass eine sehr akribische Datenerfassung notwendig ist und die Einrichtungen maximale Anstrengungen walten lassen, um die Reduzierung auf ein Minimum anzustreben[120].
Trotz der schärferen Anforderungen in den USA nutzen mehr als 40% der Einrichtungen ein Risikoeinschätzungsinstrument, das nicht evidenzbasiert ist, ergab eine Studie von DEIDRE et al. im Bundesstaates Missouri. Weniger als 13% der Einrichtungen benutzten die Behandlungsleitlinien der AHCPR[121] und deren Forschungsergebnisse. Valide und reliable Assessmentinstrumente sind definitiv „underused". Evidenzbasiertes Dekubituspräventi-

119) Josat, S. et al.: Qualitätskriterien, die Altenpflegebewohnern und Angehörigen wichtig sind. In: Pflege 2006; 19. Jhg.; 79-87
120) Vgl.: Frantz, Ra.: Measuring prevalence and incidence of pressure ulcers, in: Advances in Wound Care, Vol. 10 (1), S. 21-24, 1997
121) Agency for Health Care Policy and Research

onsmanagement analog zu den Richtlinien und Leitlinien scheinen selten realisiert zu sein[122].
WAGNER kommt in seinem wissenschaftlichen Review über die Effektivität von Qualitätsmanagement in Pflegeheimen zu dem Ergebnis, dass es nur einen geringen wissenschaftlichen Beweis dafür gibt, dass Qualitätsmanagementsysteme einen Einfluss auf die Zufriedenheit und Gesundheit von Heimbewohnern haben. Nur 4 von 21 empirischen Studien, die identifiziert wurden, waren kontrolliert.
Somit ist eine weiterführende Forschung zur Wirksamkeit von Qualitätsmanagementsystemen notwendig und sollte qualitative als auch quantitative Methoden enthalten. Im Ergebnis des Reviews konnten fünf zentrale Ansatzpunkte von Qualitätsmanagementbestrebungen identifiziert werden:

a] *Prozesssteuerung, die auf Richtlinien und Leitlinien basiert:*
Der Fokus liegt auf der Nutzung jeglicher Art von Checklisten, Richtlinien und Standards, die den Sorgfaltsmaßstab von Pflegekräften beschreiben. Eine optimale Pflege und Betreuung gelingt nur unter minimaler Variation von Prozessen.

b] *Kontinuierliche Verbesserung durch Qualitätsentwicklung*
Hierzu zählen verschiedene Aktivitäten, die alle auf dem PDCA Zyklus basieren (care planning, peer review, clinical audit, management information system, residents' council, or satisfaction survey.)

c] *Human Resources Management*
Dazu zählen kontinuierliche Fort- und Weiterbildung, systematisches Controlling und Rückmeldung von erreichten Zielen und Ergebnissen zur Leistungsstimulation, Ausbildung von Qualitätsentwicklern.

---

122) Vgl.: Deidre, D. et al.: Nursing Home Quality and Pressure Ulcer Prevention and Management Practices, in: Journal of the American Geriatrics Society, Vol. (52), Issue 4, Page 583, 2004

d] *Einbezug der Bewohner*
Direkter Einbezug der Bewohner in die Qualitätsentwicklung, z.B. in der Organisation von Veranstaltungen mit der Rückmeldung von Zufriedenheitsbefragungsergebnissen, Entwicklung von Qualitätsverbesserungen aus der Bewohnerperspektive, systematische Auswertung von erreichten Qualitätszielen.

e] *Qualitätsdokumentation*
Aufstellung eines Qualitätsmaßnahmenplans durch das Management (Qualitätshandbuch, Qualitätsprofil, Managementreview). Unterteilung der Ziele und Maßnahmen in kurz- und langfristige Projektzusammenhänge[123].

Abgrenzung von Qualitätsmanagement und Risikomanagement

Risiko- und Qualitätsmanagement sind als einander bedingende Komponenten professioneller Unternehmensführung zu betrachten. Die Erwartung von zu pflegenden Menschen, keinem unnötigen Risiko ausgesetzt zu sein, gehört zu den vorausgesetzten Anforderungen an die Leistungserbringer. Wer immer sich mit Qualitätsmanagement beschäftigt, wird sich mit den Grundlagen von Haftung auseinander setzen müssen. Diese pragmatische Aussage korrespondiert mit den drei wesentlichen Begründungen, die für die Einführung eines Qualitätsmanagements sprechen: 1. strategische, 2. wirtschaftliche und 3. juristische Gründe. Besonders zutreffend ist dieses auf die Wertschöpfungs- bzw. Kernprozesse einer Organisation.
Die Betrachtung dieser Prozesse aus dem Blickwinkel von Qualitätsmanagement zeigt, wie die qualitätsbezogenen Anforderungen dargelegt werden können:

- Prozesse werden anhand der (gesetzlichen / festgelegten / vorausgesetzten) Anforderungen und Bewohner/Patientenerwartungen gestaltet,

---

123) Vgl.: Wagner, C. et al.: The effectiveness of quality in nursing homes, in: Quality Health Care, Vol. 10 (4), S. 211-217, 2001

- die Qualitätsfähigkeit der Prozesse wird gemessen, analysiert und ständig verbessert,
- Prozessergebnisse werden hinsichtlich der Prozessleistung und der Kundenzufriedenheit überwacht und verbessert.

Instrumente des Qualitätsmanagements erlauben eine differenzierte, aus dem Alltagswissen generierte, profunde Schwachstellenanalyse:

- Risiken werden an den relevanten Prozesselementen identifiziert und bewertet,
- Risiken werden mit geeigneten Kennzahlen überwacht, d.h. Prozesskennzahlen dienen gleichzeitig als Risikokennzahlen,
- die Prozessleistungen dienen – speziell auf Risiken bezogen – als Grundlage einer organisationsweit vernetzten Risikostrategie.

Das Thema Risikomanagement wird in allen Gesundheitssystemen bestimmend bleiben. Dies garantiert nicht zuletzt die zunehmende Qualitätsorientierung und Transparenz in unserem Gesundheitswesen und der Sozialwirtschaft.
Die Rolle der „informations- und mitentscheidungsfähigen" Klienten wird zu einer wichtigen Ressource im Kampf gegen Unwissenheit, Qualitätsmängel und Verschwendung im System. Qualitätsmanagement und Risikomanagement verfolgen das Ziel, dem Klienten eine bestmögliche, risikoarme und qualitätsvolle Pflege zukommen zu lassen – in Form beherrschter, qualitätsfähiger und kennzahlengestützter Prozesse[124].
In dem Enquete-Gutachten zur Situation und Zukunft der Pflege in NRW wurde ebenfalls dezidiert auf die Problematik in der pflegerischen Vorsorgung im Kontext von Risikomanagement eingegangen (vgl. Kap. 7).

124) Vgl.: Sens, B.: Risiko- und Qualitätsmanagement – ein Widerspruch? In: Gesundheitsökonomie und Qualitätsmanagement, Thieme Verlag, Stuttgart, 9. Jhrg., Heft 10, 2004, S. 291-292

Qualitätsmanagementsysteme im Vergleich

Da es jedem Einrichtungsträger selbst überlassen ist, welches System er für das Qualitätsmanagement einsetzt, hält der Anbietermarkt vielfältige Lösungen vor, die jedoch bei der genaueren Betrachtung entweder sehr ähnlich der DIN ISO Norm sind oder bestimmte inhaltliche Schwerpunkte im System abbilden.
Die Vielzahl neu entstandener Produkte bringt zurzeit ein relativ hohes Maß an Intransparenz mit sich, denn ein vergleichender Marktüberblick existiert noch nicht. Nicht nur der Verbraucher, auch eine Pflegeeinrichtung, die ein Qualitätssiegel erlangen möchte, findet zurzeit wenige Entscheidungshilfen bei der Anbieterwahl in Form eines Überblicks über Inhalte, Schwerpunkte und Anforderungen[125].
Das Wissenschaftliche Institut der AOK WIdO[126] hat verschiedene Qualitätssiegel und Zertifikate für Pflegeeinrichtungen untersucht. Von den 16 verschiedenen Produkten sind 5 inhaltlich mit der ISO Norm identisch. Weitere 6 Produkte orientieren sich an der ISO Norm. 7 Produkte sind dem EFQM Modell angelehnt. Es gab bei den Produkten auch insofern Überschneidungen, als dass bei 3 Systemen beide Varianten als Grundlage dienen. Bei den Gesamtmarktanteilen haben die ISO-orientierten und ISO-basierten Systeme einen Anteil von über 80 %[127].
Für welches System sich eine Pflegeeinrichtung entscheidet, wird zudem noch von einer ideologischen Frage begleitet. So sind vielfach die Systeme zwar der DIN ISO angelehnt, bilden jedoch die trägerspezifischen Interessen an einigen Stellen bedeutsamer ab. Dass dieses unter der grundstämmigen ISO Norm ebenfalls

125) Gerste, B.; Schwinger, A.; Rehbein, I.: Qualitätssiegel und Zertifikate für Pflegeeinrichtungen – ein marktüberblick, Wissenschaftliches Institut der AOK (Hrsg.), Eigenverlag, Bonn, 2004, S.12-13
126) Wissenschaftliches Institut der AOK
127) Gerste, B.; Schwinger, A.; Rehbein, I.: Qualitätssiegel und Zertifikate für Pflegeeinrichtungen – ein marktüberblick, Wissenschaftliches Institut der AOK (Hrsg.), Eigenverlag, Bonn, 2004, S.112ff.

möglich und notwendig ist, steht außer Frage. Bei einer solchen Entscheidung spielt sicherlich auch noch ein Markeninteresse der Träger eine Rolle. Letztendlich ist es jedoch unerheblich, dass gesetzliche Forderungen erfüllt sein müssen, um vertragsfähig zu sein und zu bleiben, um langfristig positive Qualitätsentwicklungen etablieren zu können.
Für die Auswahlentscheidung scheint es jedoch sinnvoll, unter der Prämisse zukünftiger Vernetzungen von Leistungserbringern, ein sektorübergreifendes Qualitätsmanagementsystem auszuwählen, das an jedes formale Qualitätsmanagementmodell anpassungsfähig ist und die Anschlussfähigkeit der Qualitätsmanagementsysteme fördert. Hierzu sollte das Qualitätsmanagementsystem folgenden Anforderungen genügen:

- Für Organisationen, die sich noch in einer sehr dynamischen Entwicklung befinden, Qualitätslenkung handhabbar machen,
- ohne großen Aufwand eine sektorübergreifende Vernetzung der klinischen Prozesse erlauben,
- die Anschlussfähigkeit der Qualitätslenkungsprozesse bei unterschiedlichen Qualitätsmanagementsystemen möglicher Partner sicherstellen,
- eine Entscheidung für ein spezielles Qualitätsmanagementsystem in den beteiligten Organisationen nicht vorwegnehmen,
- so einfach wie möglich aufgebaut sein,
- bezüglich des formalen Aufbaus und der inhaltlichen Gestaltung der pflegerisch-wissenschaftlichen Inhalte anerkannt sein[128].

Daneben sollte ein Qualitätsmanagementsystem in seiner Einführung mit realistischen Bildungsinterventionen zu bewältigen und

---

128) Vgl.: Tophoven, C.; Lieschke, L. (Hrsg.): Integrierte Versorgung, Entwicklungsperspektive für Praxisnetze, Deutscher Ärzte-Verlag, Köln, 2003, S. 109

mit einfachen Mitteln auf seine Wirksamkeit überprüfbar sein. Da die wesentlichen Eigenschaften ausschließlich auf die DIN ISO Norm zutreffen, wird diese empfehlend in den Ausführungen weiter zugrunde gelegt.

Qualitatives Controlling mit Kennzahlen

Um den Grad der Umsetzung relevanter Prozesse und deren Wirksamkeit nachweisen zu können, ist ein Prozess zu überwachen. Unter der Zuhilfenahme von Kennzahlen können einrichtungsinterne, periodische oder einrichtungsübergreifende Vergleiche durchgeführt werden. Ohne eine kontinuierliche Messung, Überwachung und Überprüfung des Verwirklichungsgrades und der Wirksamkeit der Prozesse wird dem Qualitätsmanagementsystem nicht hinreichend Rechnung getragen. Ein Prozess, der nicht überwacht wird, ist auch nicht beherrschbar. Dieser Überwachungsvorgang nennt sich Audit.

Ein Audit ist ein systematischer, unabhängiger und dokumentierter Prozess zur Erlangung von Auditnachweisen und zu deren objektiver Auswertung, um zu ermitteln, inwieweit Auditkriterien erfüllt sind (DIN EN ISO 9000:2000 Kap. 3.4.1; 3.9.3; 3.9.4). Ein beherrschter Prozess ist ein Prozess bei dem sich die Parameter der Verteilung der Merkmalswerte praktisch nicht oder nur in bekannter Weise oder in bekannten Grenzen ändern. Sind die Ursachen für die Änderungen der Parameter auch nur teilweise unbekannt oder nicht korrigierbar, ist es ein nicht beherrschter Prozess (DIN 55350-11 Kap. 2.7.2)[129]

Risikoprozesse im Bereich der Sturz- und Dekubitusprophylaxe sind also nach dieser Definition ohne Audits und der Nutzung von Kennzahlen (Parameter) nicht beherrschbar. Das entspricht auch

---

129) Vgl.: Deutsches Institut für Normung e.V.: Qualitätsmanagementsysteme: Anforderungen (ISO 9001:2000); dreisprachige Fassung EN ISO 9001:2000, Beuth Verlag, Berlin, 2000

einer alltagstauglichen Auffassung – was ich nicht messe, kann ich nicht steuern und was ich nicht steuern kann, kann ich auch nicht beherrschen und verbessern. Aus den Anforderung der DIN EN ISO 9001:2000 ergibt sich die Notwendigkeit zur Messung und Überwachung der Prozesse, die zuvor von der Organisation als relevant beurteilt wurden.

Zudem sind Audits auch immer Lernstandaudits der auditierten Mitarbeiter, so ergibt sich aus diesem Zusammenhang eine bedarfsbezogene Personalentwicklung mit dem Ziel hinreichender und angemessener Reproduktion der Kernprozesse. Ohne die Durchführung von Audits und die Überprüfung der Prozesswirksamkeit mittels Kennzahlen / Indikatoren ist das Verfahren der Erstellung und Freigabe von Verfahrensanweisungen per Definition der DIN EN ISO 9000:2000 nicht vollzogen. Eine Verifikation[130] und Validation[131] des Verfahrens ist somit nicht möglich.

Für die Erhebung von Kennzahlen ist zudem ein ordnungspolitisches Interesse des Gesetzgebers von Bedeutung. So fordern die gesetzlichen Vorschriften von den Leistungserbringern in der Altenpflege eine Vergleichbarkeit und Transparenz von Kosten und Qualität. Eine Leistungspflicht der Pflegekassen ergibt sich nur bei Vorliegen von Wirtschaftlichkeit und Wirksamkeit (§ 4 Abs. 3 SGB XI).

Die Qualitätsverwirklichung in Pflegeheimen muss dagegen zum Ziel haben, unter Berücksichtigung von Wirtschaftlichkeitsaspekten und gegebenen Ressourcen, unnötige Methoden bei gleichzeitiger Optimierung des Wirkungsgrades (Effektivität) zu verhin-

130) Verifizierung (Kap. 3.8.4 DIN EN ISO 9000:2000): Bestätigung durch Bereitstellung eines objektiven Nachweises, dass festgelegte Anforderungen erfüllt worden sind

131) Validierung (Kap. 3.8.5 DIN EN ISO 9000:2000): Bestätigung durch Bereitstellung eines objektiven Nachweises, dass die Anforderungen für einen spezifischen beabsichtigten Gebrauch oder eine spezifische beabsichtigte Anwendung erfüllt worden sind

dern. So gilt bei den Qualitäts- / Effizienz – Relationen, dass hohe Kosten nicht hohe Qualität garantieren bzw. auch unter niedrigen Kosten hohe Qualität möglich ist und Kosteneinsparungen zu Qualitätsverlusten führen können, allerdings nicht notwendigerweise müssen, sondern unter Umständen auch Qualitätsverbesserungen nach sich ziehen können[132].
Im Routinebetrieb von Pflegeheimen führt das qualitative Controlling pflegerelevanter Ergebnisse eher ein Schattendasein. Oftmals werden bei der Entwicklung der Verfahrensanweisungen die Controllingmethoden nicht mitbedacht.
Auch hier stellt sich die Situation, unter besonderer Würdigung der Bedingungen, z.B. in den USA anders dar. Qualitätsindikatoren (QIs) werden in den USA schon seit mehreren Jahren zur Beurteilung von Ergebnisqualität herangezogen. Die Regierungsorganisation AHRQ[133] stellt drei verschiedene Indikatorensets zur Verfügung: Prevention-QIs – hierbei werden Informationen über die regionalen Versorgungsverhältnisse gewonnen (z.B. Anzahl der Patienten, die mit einem Dekubitus oder Sturz aus dem Pflegeheim aufgenommen wurden). So werden Fälle identifiziert, die bei guter Behandlung im Pflegeheim hätten vermieden werden können oder deren stationärer Krankenhausverlauf bei zeitgerechter und sorgfältiger Behandlung weniger schwer gewesen wäre. Inpatient-QIs – diese Indikatoren untersuchen die Behandlungsqualität unter den Aspekten Letalitätsrate, Mindestmengen sowie Häufigkeit spezieller Verfahren. Patient Saftey Indicators – mittels 23 Indikatoren zur Sicherheit von Patienten – sollen Defizite oder Problematiken bei der Versorgung offengelegt werden.

132) Vgl.: Görres, S.: Qualitätssicherung in Pflege und Medizin – Bestandsaufnahme, Theorieansätze, Perspektiven am Beispiel des Krankenhauses, Robert Bosch Stiftung (Hrsg.), Hans Huber Verlag, Bern, 1999, S. 225; 228
133) Agency for Healthcare Research and Quality

Der Referenzwert des AHRQ für das Auftreten eines Dekubitus im Krankenhaus liegt in den USA bei 2,391 % bezogen auf über 7,5 Mill. untersuchte Patienten und einer Inzidenz von 40 %[134].
Bei einem Pflegeheimvergleich anhand von Qualitätsindikatoren ist jedoch die Risikoadjustierung von großer Bedeutung. Der öffentlich geführte US-Pflegeheimvergleich unter Verwendung von Qualitätsindikatoren zeigte, dass die allgemeine Akzeptanz enorm von der Transparenz der dargelegten Messgrößen abhängig ist. Daher müssen sowohl Leistungserbringer als auch private Nutzer der Vergleichsdaten die Herkunft, den Kalkulationsvorgang und das Interpretationsschema sämtlicher Qualitätsindikatoren nachvollziehen können. In den USA wird diesem Aspekt Rechnung getragen, indem sämtliche Informationen zu den genannten Punkten auf den Internetseiten der staatlichen Gesundheitsbehörde (CMS) sowie der staatlichen Versicherungsanstalt (Medicare) verfügbar sind und zum Download bereitstehen. Unter Berücksichtigung der beschriebenen Einflüsse lassen sich die vorgestellten Messgrößen auch im Kontext interner und externer Qualitätsmanagementaufgaben in Deutschland nutzen. So konnte unter anderem für die Domänen Sturz und Dekubitus aufgezeigt werden, dass auch hierzulande Daten vorliegen könnten, welche die Bestimmung epidemiologisch begründeter Grenzwerte erlauben würde, sofern Pflegeeinrichtungen diese Daten regelmäßig erheben würden[135].
Ein Qualitätsmonitoring könnte zudem externe Prüfungen und Kontrollen des MDK im Wesentlichen auf anlassbezogene Prüfungen beschränken. In einer konsequenten Nutzung und Transparenz von Qualitätsindikatoren ist auch ein erhebliches Potential für Bürokratieabbau in der Pflege zu sehen.

134) Vgl.: Drösler, S. E.: Aus Routinedaten kann man mehr machen – Administrative Daten als Basis zur Beurteilung der Ergebnisqualität, in: Krankenhaus Umschau, Baumann Fachverlag, Kulmbach Heft 1, 2005, S. 43-44

135) Vgl.: Faust, R.: Indikatoren zur beurteilung pflegesensitiver Ergebnisqualität in Pflegeheimvergleichen, in: PrInterNet, verlag HPS Media, Mönchaltorf, Heft 4, 2004, S. 228-229

Praxisbeispiele für die Arbeit mit qualitativen Kennzahlen

Bereits im Expertenstandard zur Sturzprophylaxe wird auf der Ebene 6 explizit gefordert eine Analyse jedes Sturzereignisses vorzunehmen. Hier wird besonders auf den Zusammenhang dokumentierter Sturzereignisse, deren Auswertung und der anschließenden Analyse und Verbesserung oder Veränderung eines Verfahrens oder Verhaltens abgestellt. Gleiches intendiert die Norm der DIN EN ISO 9001:2000 ebenso, ohne dass es in einem Standard explizit festgeschrieben sein muss. Im Expertenstandard zur Sturzprophylaxe wird das Vorliegen von (Kenn)zahlen zur Häufigkeit, Umständen und Art von Stürzen als Sorgfaltsmaßstab vorab definiert. (Vgl. Kap. 3)

Gleiches ist natürlich auch im Bereich der Dekubitusprophylaxe möglich und sinnvoll, ohne dass hier explizit im Expertenstandard darauf verwiesen werden muss. Dabei könnten sich die zu erhebenden Kennzahlen entweder auf das negative Ereignis (Dekubitus) oder auf die Risikoerkennungsquote (Personen im Risiko) stützen.

Folgende Kennzahlen würden sich im Bereich der Dekubitusprophylaxe eignen:

- Prävalenz
  (Gesamtzahl der Personen, die einen Dekubitus haben)
- Inzidenz
  (Anzahl der Personen, die innerhalb eines bestimmten Zeitraumes einen Dekubitus neu erworben haben)
- At risk AR
  (Anzahl der Personen, die durch ein Assessement als Risikobehaftet erkannt worden sind)
- Not at risk NAR
  (Anzahl der Personen, die als frei von Dekubitusrisiko erkannt wurden)
- Relation zur Fallzahl in %
  (Die o.g. Kriterien jeweils zur Fallzahl in Relation und %-An-

teil der Patienten mit vorhandenem oder neu aufgetretendem Dekubitus einer Organisationseinheit)

- Schweregrad
  (Anzahl der Dekubitalulcera nach einer zuvor definierten Gradeinteilung)
- Lokalisation
  (Anzahl der Dekubitalulcera differenziert nach ihrer Lokalisation)
- Prophylaxemaßnahmen/Hilfsmittel
  (Welche Maßnahmen kamen bis zum Dekubitusereignisses zum Einsatz?)
- Entstehungsort intern/extern
  (ist der Dekubitus innerhalb oder außerhalb meiner Einrichtung entstanden?)
- Dokumentation
  (Ist eine Dokumentation des Dekubitusereignisses vorgenommen worden, welche den Konventionen entspricht?)

Dieses setzt voraus, dass routinemäßig (in definierten Abständen) Daten erhoben werden:

- wie viele Patienten/Bewohner ein Risiko aufweisen einen Dekubitus zu erleiden und
- wie viele Patienten/Bewohner bereits einen Dekubitus Grad 1 oder höher haben.

In beiden Fällen obliegt der Pflegedienstleitung ein Meldesystem einzuführen, welches je nach Setting (Akut oder Langzeitpflege) regelmäßig Datenerhebungen vorsieht, um es einer Auswertung oder dem späteren externen Vergleich zuzuführen.
In den folgenden Abschnitten wird exemplarisch erläutert und mit grafischen Details dargestellt, wie ein Controlling auf der qualitativen Ebene bzw. die Arbeit mit Kennzahlen anhand der Dekubitusprophylaxe aussehen könnte. Dazu wurden in einer großen

Akuteinrichtung über 6 Monate Daten erhoben, die Rückschlüsse auf die Qualität der Versorgung und die Verwirklichung von entwickelten Instrumenten geben. Notwendige Erläuterungen sind dann jeweils unterhalb der Grafiken zu finden.

Vergleich der Dekubitusprävalenz und Inzidenz

Verlaufsdaten Januar-Juni 200x – Gesamte Einrichtung – Dekubitus > Grad 1

Monat	Fallzahl	Prävalenz	Prävalenz/ Fallzahl	Extern	Intern	keine Angabe	Inzidenz	Inzidenz/ Fallzahl	Anteil Inzidenz
Januar	1941	86	4,43%	44	22	20	42	2,16%	48,84%
Februar	1944	52	2,67%	26	12	15	27	1,39%	51,92%
März	2058	55	2,67%	33	11	10	21	1,02%	38,18%
April	1893	47	2,48%	22	15	10	25	1,32%	53,19%
Mai	1869	52	2,78%	29	16	6	22	1,18%	42,31%
Juni	1668	41	2,46%	16	21	4	25	1,50%	60,98%
Mittelwert	**1895,5**	**55,5**	**2,93%**	**28,3**	**16,2**	**10,8**	**27**	**1,42%**	**48,65%**

Prävalenz Januar-Juni 200x – Dekubitus > Grad 1

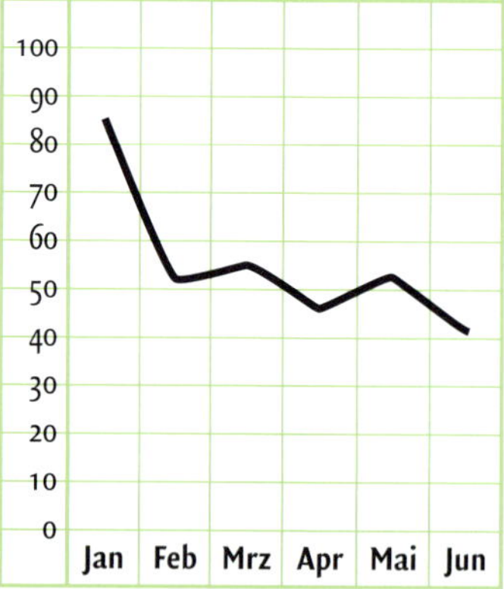

Inzidenz Januar-Juni 200x – Dekubitus > Grad 1

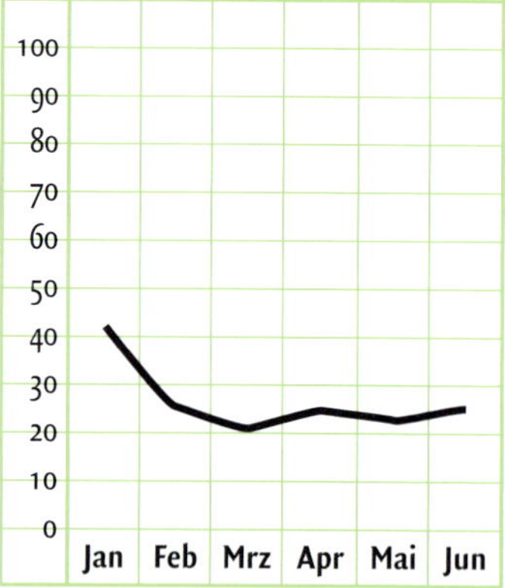

Anmerkung: Die Kennzahlen der Prävalenz und Inzidenz sind in einem weiteren Schritt dem externen Vergleich gut zuzuführen, sofern eine entsprechende Adjustierung der Risikopatienten bezogen auf die Gesamtanzahl vorgenommen wurde.

Vergleich der Dekubitusschweregrade

Verlaufsdaten Januar-Juni 200x – Gesamte Einrichtung – Schweregrad									
Monat	Prävalenz	Grad 1	Grad 2	Grad 3	Grad 4	Anteil Grad 1	Anteil Grad 2	Anteil Grad 3	Anteil Grad 4
Januar	86	39	34	12	1	45,35%	39,53%	13,95%	1,16%
Februar	52	27	13	12	0	51,92%	25,00%	23,08%	0,00%
März	55	23	21	10	1	41,82%	37,18%	18,18%	1,82%
April	47	17	17	9	4	36,17%	36,17%	19,15%	8,51%
Mai	52	14	25	11	2	26,62%	48,08%	21,15%	3,85%
Juni	41	11	26	4	0	26,83%	63,41%	9,76%	0,00%
Mittelwert	**55,5**	**21,8**	**22,7**	**9,7**	**1,3**	**38,17%**	**41,73%**	**17,55%**	**2,56%**

Schweregrad der Dekubitalulcera Januar-Juni 200x

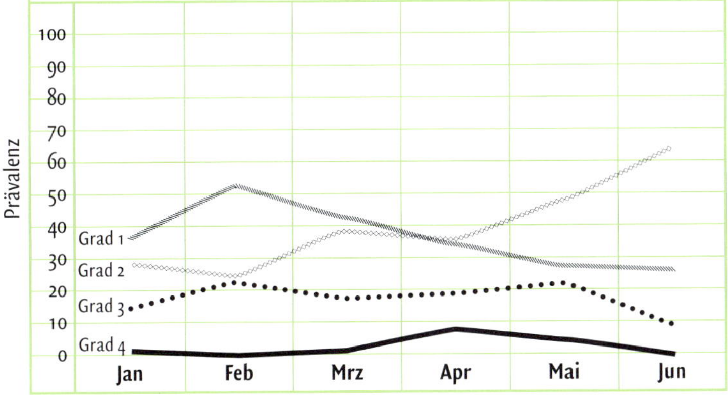

Anmerkung: Anhand dieser Darstellung kann das Ausmaß der Dekubitusproblematik gut dargestellt werden.

Vergleich der Dekubituslokalisationen

Verlaufsdaten Januar-Juni 200x – Gesamte Einrichtung – Lokalisation									
Monat	Prävalenz	Kreuzbein/Steiß	Trochanter	Schulter	Ferse/Fuß	Ohr	Kopf	Gesäßhälfte(n)	sonstige
Januar	86	28	3	2	25	1	0	26	1
Februar	52	19	5	0	12	0	1	12	3
März	55	21	2	0	14	1	0	14	3
April	47	16	3	0	5	2	1	17	3
Mai	52	25	2	0	7	1	3	11	3
Juni	41	12	2	0	4	1	1	15	6
Mittelwert	**55,5**	**20,2**	**2,8**	**0,3**	**11,2**	**1,0**	**1,0**	**15,8**	**3,2**
%-Anteil	100,00	36,34	5,11	0,60	20,12	1,80	1,80	28,53	5,71

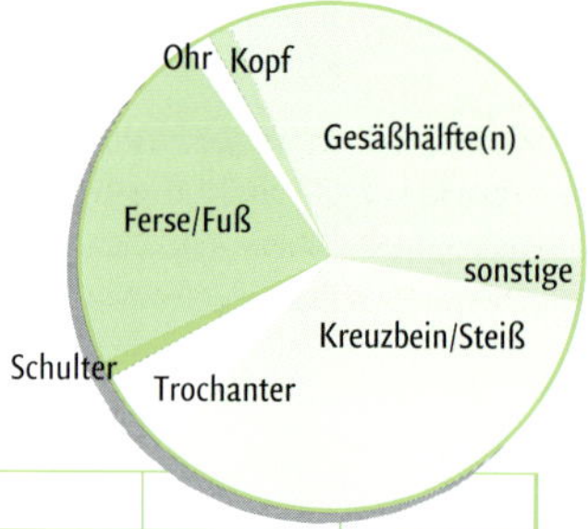

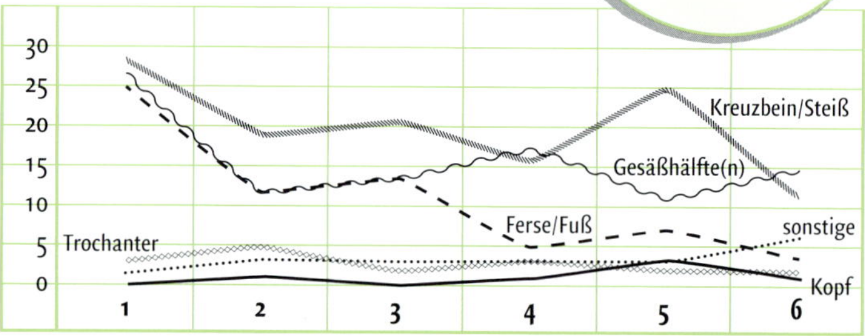

Anmerkung: Anhand dieser Darstellung ist schnell erkennbar, dass möglicherweise Schulungsbedarf vorherrscht um Dekubitalulcera im Bereich der Gesäßhälften weiter zu reduzieren (Reibung- und Schwerkräfte).

Vergleich der Dekubitusprophylaxe- und Behandlungsmaßnahmen

Verlaufsdaten Januar-Juni 200x – Gesamte Einrichtung – Prophylaxe- und Behandlungsmaßnahmen							
Monat	Lagerung	Weichlagerung	Wechseldruck-matratze	Einreibung	Flüssigkeit	Bewegungsplan	absolute Druck-entlastung
Januar	21	42	6	4	26	34	26
Februar	7	28	0	3	18	26	18
März	16	22	3	3	15	23	12
April	5	27	3	0	18	32	12
Mai	10	30	6	1	9	26	18
Juni	13	22	4	1	13	19	13
Mittelwert	**12**	**28,5**	**3,7**	**2,0**	**16,5**	**26,7**	**16,5**

Hinweis: Die genannten Maßnahmen dienen sowohl der Therapie als auch der Prävention weiterer Druckgeschwüre. Wundverbände o. ä. wurden nicht in die Auswertung mit einbezogen. Wichtig ist in diesem Zusammenhang das Vorliegen eines Bewegungsplanes, um den fachlich gebotenen Anforderungen gerecht zu werden.

Anteil der relevanten Maßnahmen zur Prophylaxe und Therapie in Prozent von Januar-Juni 2007

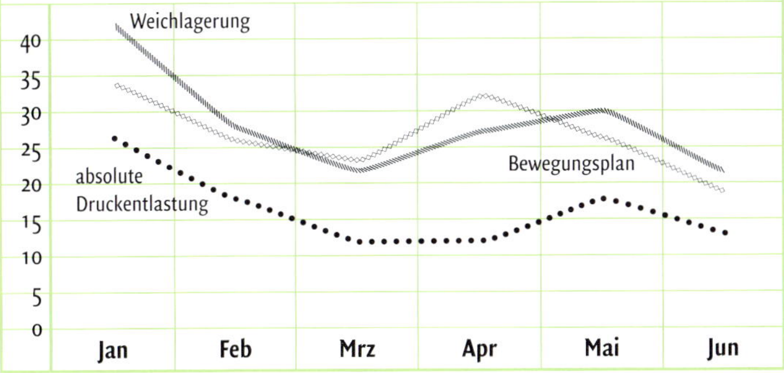

Vergleich der Dekubitusdokumentation

Verlaufsdaten Januar-Juni 200x – Gesamte Einrichtung – Dokumentation									
Monat	Prävalenz	mit Erhebungsbogen	Anteil in %	ohne Erhebungsbogen	Anteil in %	mit Assessment	Anteil in %	ohne Assessment	Anteil in %
Januar	86	78	90,70	8	9,30	72	83,72	14	16,28
Februar	52	46	88,46	6	11,54	38	73,08	14	26,92
März	55	50	90,91	5	9,09	45	81,82	10	18,18
April	47	44	93,62	3	6,38	44	93,62	3	6,38
Mai	42	46	88,46	6	11,54	42	80,77	10	19,23
Juni	41	40	97,46	1	2,44	38	92,68	3	7,32
Mittelwert	**55,5**	**50,7**	**91,62**	**4,8**	**8,38**	**46,5**	**84,28**	**9,0**	**15,72**

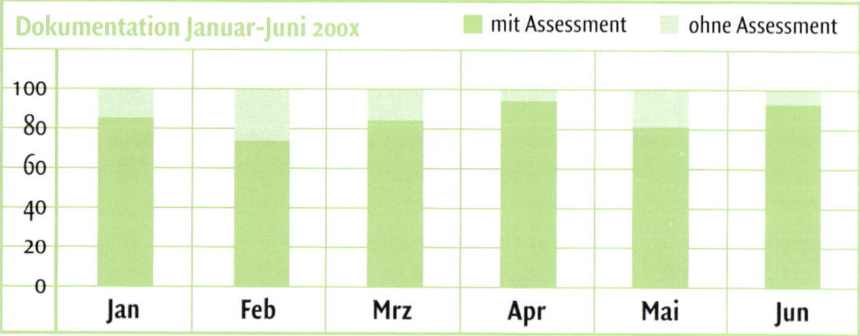

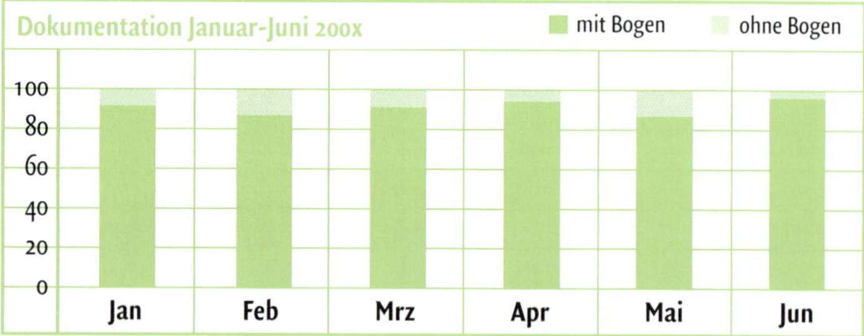

Anmerkung: Die Pflegedienstleitung hat für die Meldung eines Dekubitus die Nutzung eines Meldebogens (Fehlerprotokoll) und die sofortige Neueinschätzung angeordnet. Anhand dieser Darstellung wird der tatsächliche Verwirklichungsgrad deutlich.

Vergleich der Dekubitusentstehungsorte

Verlaufsdaten Januar-Juni 200x – Gesamte Einrichtung – Entstehungsort									
Monat	Prävalenz	Extern	Anteil in %	Intern dok.	Anteil in %	keine Angabe	Anteil in %	ges. Intern	Anteil in %
Januar	86	44	51,16	22	25,58	20	23,26	42	48,84
Februar	52	26	50,00	12	23,08	14	26,92	26	50,00
März	55	33	60,00	11	20,00	11	20,00	22	40,00
April	47	22	46,81	15	31,91	10	21,28	25	53,19
Mai	52	29	55,77	16	30,77	6	11,54	22	42,31
Juni	41	16	39,02	21	51,22	4	9,76	25	60,98
Mittelwert	**55,5**	**28,3**	**50,46**	**16,2**	**30,43**	**10,8**	**18,79**	**27,0**	**49,22**

Entstehungsort der Dekubitusulcera Januar-Juni 200x

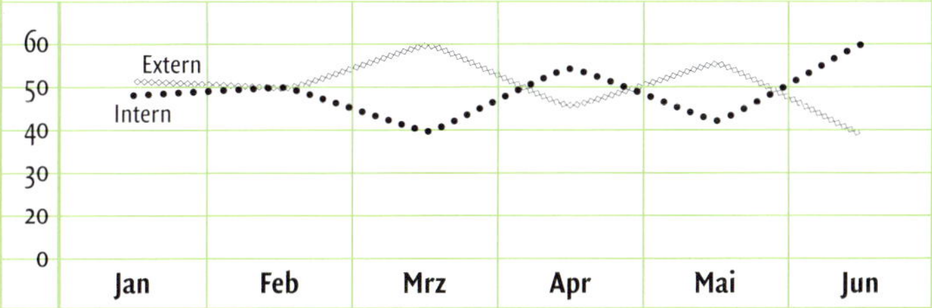

Entstehungsort kumulativ Januar-Juni 200x

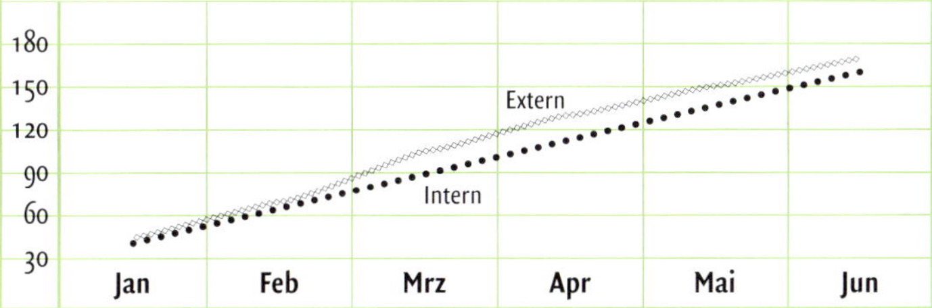

Anmerkung: Wesentlich für die kausale Zuordnung der Verantwortung für ein Druckgeschwür ist der Entstehungsort: Innerhalb oder außerhalb meiner Einrichtung? Wenn Nichts dokumentiert wird, wird der Dekubitus der aktuell versorgenden Einrichtung zugerechnet.

Vergleich der Dekubitusrisikoeinschätzungen

Verlaufsdaten Januar-Juni 200x – Gesamte Einrichtung – Risikoeinschätzung*														
Monat	Anzahl der eingeschätzen Patienten	NAR Cut off >16	Anteil NAR %	Dek + NAR	niedriges Risiko	mittleres Risiko	hohes Risiko	sehr hohes Risiko	AR	Anteil AR %	Dek AR +	Anteil Dek + AR	Dek – AR	Anteil Dek – AR
Januar	544	309	57	1	77	85	49	24	235	43	102	43	132	56
Februar	614	366	60	0	86	80	57	25	248	40	78	31	170	69
März	576	347	60	2	65	82	62	20	229	40	76	33	151	66
April	457	331	72	0	43	45	23	15	126	28	42	33	84	67
Mai	464	317	68	3	52	39	33	23	147	32	46	31	98	67
Juni	410	259	63	2	49	56	31	15	151	37	37	25	112	74
Mittelwert	**511**	**322**	**63**	**1,3**	**62**	**65**	**43**	**20**	**189**	**37**	**64**	**33**	**125**	**66**
bei 1964 Patienten durchschn. pro Monat	26	90	siehe NAR	0,07	3	3	2	1	10	siehe AR	3	siehe Dek + AR	6	siehe Dek – AR

* Am 1., 8., 17., 25. des Monats gemessen mit der Braden-Skala

Vielfelderanalyse		
	Dek +	Dek –
NAR	Nullschwächen 8	Nullstärken 1921
AR	381 Kernschwächen	747 Kernstärken

Anmerkung:
Hier sind die wesentlichen Kennzahlen für die Güte der Prophylaxe, der Risikoeinschätzungsinstrumente und der Risikoadjustierung sichtbar.

Vergleich einzelner Arbeitsbereiche

Verlaufsdaten Januar-Juni 200x – Gesamte Einrichtung – Stationsvergleich																							
Station/ Wohnbereich	1	2	3	4	5	6	7	8	9	10	11	12	Ges. Haus 1	13	14	15	16	17	18	19	20	21	Ges. Haus 2	Ges. Einrichtung
Januar	1	4	1	4	3	3	1	6	7	1	0	7	38	2	2	0	12	30	1	0	1	0	48	86
Februar	0	1	2	3	3	1	0	4	0	3	0	5	22	0	0	0	10	20	0	0	0	0	30	52
März	0	3	2	3	0	1	2	4	1	1	0	6	23	0	1	0	9	22	0	0	0	0	32	55
April	0	1	3	1	0	0	0	5	2	0	0	8	20	0	3	0	3	19	0	2	0	0	27	47
Mai	0	2	2	1	1	2	0	4	1	1	0	9	23	1	1	0	6	18	0	1	2	0	29	52
Juni	0	3	1	0	0	2	0	0	0	0	2	9	17	1	2	0	7	10	1	3	0	0	24	41
Summe	1	14	11	12	7	9	3	23	11	6	2	44	143	4	9	0	47	119	2	6	3	0	190	333
Mittelwert	**0,2**	**2,3**	**1,8**	**2,0**	**1,2**	**1,5**	**0,5**	**3,8**	**1,8**	**1,0**	**0,3**	**7,3**	**23,8**	**0,7**	**1,5**	**0,0**	**7,8**	**19,8**	**0,3**	**1,0**	**0,5**	**0,0**	**31,7**	**55,5**
Anteil %	0,3	4,2	3,3	3,6	2,1	2,7	0,9	6,9	3,3	1,8	0,6	13,2	42,9	1,2	2,7	0,0	14,1	35,7	0,6	1,8	0,9	0,0	57,1	100

Anmerkung: Eine allgemeine Darstellung über die Gesamthäufigkeit von Dekubitalulcera. Die Zahlen sollten mit einer Risikoadjustierung bereinigt werden, weil die Bereiche 16 und 17 fast ausschließlich stark dekubitusgefährdete Patienten / Bewohner behandeln.

Vergleich mit der jährlichen Prävalenzerhebung

Verlaufsdaten Januar-Juni 200x – Gesamte Einrichtung – Vgl. Prävalenzerhebung*

Parameter	Anteil eig. Einrichtung %	Anteil eig. Einrichtung %	Abweichung %	Parameter	Prävalenzerhebung 2002 %	Anteil eig. Einrichtung %	Abweichung %	Parameter	Prävalenzerhebung 2002 %	Anteil eig. Einrichtung %	Abweichung %
AR	37,4	37	– 0,4	NAR Dek –	97,3	99,6	+ 2,3	Prävalenz ohne Stadium 1	4,7	2,9	– 1,8
NAR	62,6	63	+ 0,4	NAR Dek +	2,7	0,4	– 2,3				
Assessment Anteil %	35,9	26	– 9,9	AR Dek –	74,9	66,3	– 8,6				
AR eigenes Assessment	15,6	10	– 5,6	AR Dek +							
NAR eigenes Assessment	84,4	90	+ 5,6								

* Prävalenzerhebung 2002: 40 Kliniken, 7225 Patienten

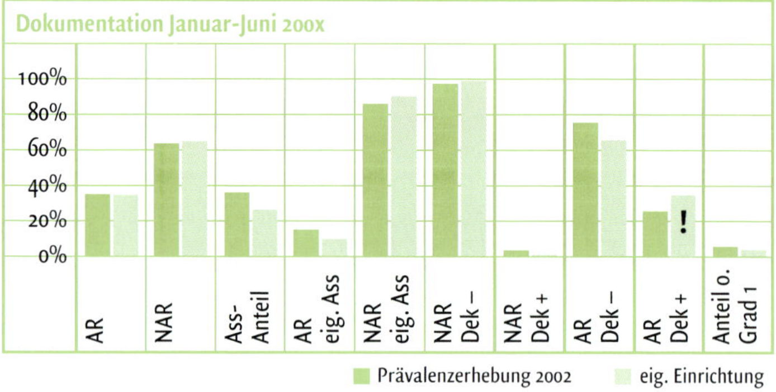

Verlaufsdaten Januar-Juni 200x – Gesamte Einrichtung – Vgl. Prävalenz erhebung*											
Parameter	Prävalenz erhebung 2002	Anteil eig. Einrichtung %	Abweichung %	Parameter	Prävalenzerhebung 2002 %	Anteil eig. Einrichtung %	Abweichung %	Parameter	Prävalenzerhebung 2002 %	Anteil eig. Einrichtung %	Abweichung %
Lokalisation				Gradeinteilung				Entstehungsort			
Steiß/ Gesäß	48,9	64,9	+ 16,0	Grad 1	--	--	--	Extern	34,5	50,5	+ 16,0
Ferse	25,4	20,1	– 5,3	Grad 2	66,7	75,0	+ 8,3	Intern	57,3	30,4	– 26,9
Trochanter	2,8	5,1	+ 2,3	Grad 3	23,5	22,6	– 0,9	Unbekannt	8,3	18,8	+ 10,5
Ohr	2,1	1,8	– 0,3	Grad 4	9,8	2,4	– 7,4	Gesamt intern	65,6	49,2	– 16,4
sonstige	20,8	8,1	– 12,7								

Vergleich mit Prävalenzerhebung 2002

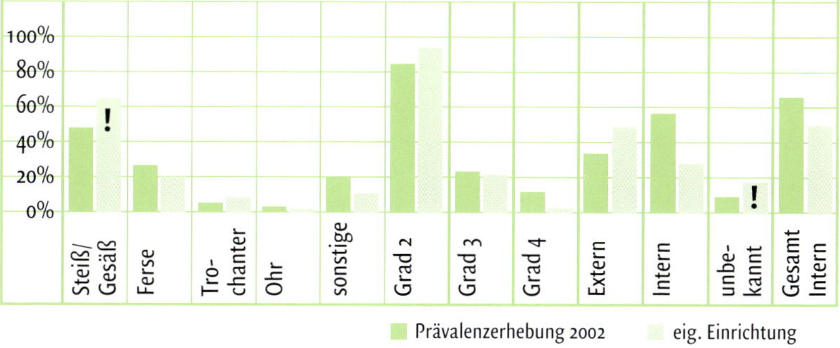

Anmerkung: Externes Benchmarking mit den bereits erhobenen Kennzahlen. Ein Stationsvergleich wäre ebenfalls denkbar.

Vergleich der Dokumentationsvisiten

Verlaufsdaten Januar-Juni 200x – Gesamte Einrichtung – Checkliste Pflegedokumentation (Ergebnisse aus mehreren Dokumentationsprüfungen)																		
Station/ Wohnbereich	1	2	3	4	5	6	7	8	9	Haus 1	10	11	12	13	14	15	16	Haus 2	Ges. Einrichtung
Ist eine Einschätzung d. Risikos nötig?	1	0	4	5	16	11	4	1	7	49	0	0	0	7	17	1	1	26	75
Wenn ja, liegt eine aktuelle Einschätzung vor?	1 100%	0 –	3 75%	2 40%	15 100%	10 110%	3 75%	1 100%	5 71%	40 82%	0 –	0 –	0 –	7 100%	15 88%	1 100%	0 0%	23 88%	63
Einshätzung durch 3jähr. exam. Fachkraft vorgenommen?	1 100%	0 –	3 100%	2 100%	15 100%	11 110%	3 100%	1 100%	6 120%	42 105%	0 –	0 –	0 –	9	22	0	0	32	55
Einhalten der definierten Zeitabstände?	0 0%	0 –	4 133%	1 50%	12 80%	9 90%	3 100%	0 0%	3 60%	32 80%	0 –	0 –	0 –	7 100%	13 87%	0 0%	0	20 87%	53 84%
Liegt ein aktueller Bewegungsplan vor?	0	0	3	1	11	7	2	1	4	293	0	0	0	3	7	1	0	11	40
	Zahlen deuten nicht auf die Notwendigkeit hin!										Zahlen deuten nicht auf die Notwendigkeit hin!								
Ist der aktuelle Hautzustand dokumentiert	0	3	1	0	0	2	0	0	0	17	0 –	0 –	0 –	3 100%	8 114%	1 100%	0	12 109%	38

Anmerkung: Anhand dieser Darstellung wird der tatsächliche Verwirklichungsgrad deutlich. Nach einer Dokumentationsüberprüfung ließe sich feststellen, ob beispielsweise Vorgaben aus dem Expertenstandard bzw. der Verfahrensanweisung wirklich umgesetzt werden.

262 / 263

10. Risikomanagement in bestehende Führungskontexte einbauen

Einleitung

Immer wieder stellen sich die Leitungskräfte die entscheidende Frage: Machen meine Mitarbeiter tatsächlich immer das, was sie sollen, dauerhaft, ohne Zweifel und nicht nur, wenn die Leitungskraft daneben steht? In vielen Fällen schrumpft die Bilanz erst mit gehörigem Abstand zum Organisationsalltag zusammen. Nun ja, nicht nur viele führende Organisationsdiagnostiker sagen, was die Leitungskräfte schmunzelnd schon immer wussten: Die Mitarbeiter in Organisationen sind nicht von sich aus vernünftig und machen immer das, was sie sollen bzw. das, was ich ihnen vorgebe zu tun. Ungeachtet aller Einschränkungen idealer Organisationsstrukturen stellt sich immer dann auch schon die nächste Frage: Liegt es an der Führungskraft oder am Mitarbeiter?
In diesem Buch widmen wir uns überzeugt dem klinischen Risikomanagement in der Pflege. Was soviel heißt, wie: Regeln Sie bitte die Kernprozesse, die besonders fehlerbehaftet, risikoreich und haftungsrechtlich relevant sind. Sie dürfen selbstverständlich auch andere Dinge regeln, aber erst wenn die Bereiche des Risikomanagements funktioniert. Was nutzt Ihnen das eleganteste Organigramm oder die normativste Stellenbeschreibung, wenn Ihre Einrichtung negativ in der Presse auftaucht und Sie zivilrechtlich in Anspruch genommen werden? Ärgerlich wäre dabei, dass alles wieder einmal an der lückenhaften Dokumentation gescheitert ist.
Um auf die zweite Frage zurückzukommen: Für die Produktion dysfunktionalen Verhaltens von Mitarbeitern ist die Führungskraft selbst, die eingesetzten Instrumente und der Mitarbeiter selbst verantwortlich. Die Lösung ist nur scheinbar nahe, in der gesetzlichen Verpflichtung zum Vorhalten eines Qualitätsmanagementsystems. Dieses muss nun aber auch richtig gelebt, verwirklicht und vor allem: sach- und fachgerecht interpretiert werden.

Ein verwirklichtes Qualitätsmanagementsystem hat für die Führungskraft eine zentrale Bedeutung:

- Es sorgt dafür die Qualitätskosten im Grenzkosten-/ Grenznutzenoptimum zu halten (keine Herstellung absoluter Qualität, sondern wirtschaftlicher, angemessener und zweckmäßiger Ressorceneinsatz).
- Es garantiert den Kunden vertraglich diese Qualitätskostensteuerung.
- Richtig umgesetzt sorgt es dafür, dass keine gesetzlichen Vorgaben missachtet werden.

Im Sinne eines Management-Skills innerhalb der eigenen Führungsoptionen bietet ein Qualitätsmanagementsystem der Führungskraft:

- Eine transparente Darstellung von Forderungen an die Mitarbeiter (Was will ich eigentlich von meinen Mitarbeitern?),
- die Möglichkeit vom QM-Opfer zum QM-Täter zu werden,
- die Offenlegung eigener Denkarbeit und die Legitimation täglichen Daseins,
- einen inhaltlichen Streitgegenstand, der die Verbesserung der Qualität zum Ziel hat und nicht persönliche Querelen,
- die erfolgreiche Vermeidung von Haftpflichtproblemen.

Eine sachgerecht interpretierte und als Führungsinstrument intendierte Nutzung eines Qualitätsmanagementsystems sichert langfristig den viel versprechenden Erfolg nachhaltiger Unternehmensführung. Unter Abwägung aller Vor- und Nachteile bieten sich viele Qualitätsmanagementsysteme an. Nicht zu unrecht am meisten genutzt und verbreitet ist dabei die Normenreihe der DIN EN ISO 9000ff.

DIN EN ISO 9001 : 2000 als Führungsinstrument

Die DIN EN ISO 9001:2000 stellt unter den etablierten Qualitätsmanagementsystemen die Managementinstrumente zur Fehler- und Haftungsvermeidung am ausgeprägtesten in den Vordergrund[136]. Im Kontext der aktuellen Flut an publizierten Urteilen zu Stürzen und Dekubitalulcera in Pflegeheimen ist bei den Verantwortlichen große Unsicherheit bezüglich der Frage entstanden, wie haftungsabwehrende Regelungen für ein effizientes Sturz- und Dekubitusmanagement in der Praxis zu entwickeln und umzusetzen sind. Für die zwei zentralen risikobehafteten Prozesse, die Sturz- und Dekubitusprävention, steht den Verantwortlichen mit den Expertenstandards des Deutschen Netzwerks für Qualitätsentwicklung in der Pflege (DNQP) das Fundament für die Implementierung von haftungsabwehrenden Verfahren unmittelbar zur Verfügung. Die Verantwortlichen sind gut beraten, einen gemeinsamen Weg mit den Haftpflichtversicherern zu suchen, um ein abgestimmtes Verfahren in der Praxis anzuwenden, welches den Bedürfnissen und Anforderungen der Bewohner, Einrichtungsträger und Haftpflichtversicherer gleichsam Rechnung trägt. Diese Zusammenführung der verschiedenen Interessenslagen kann über den formalen Mechanismus der systematischen Nutzung und Anwendung eines Qualitätsmanagementsystems erfolgen. Da ein Verfahren zum Sturz- und Dekubitusmanagement von unterschiedlichen Risiken geprägt ist, eignet sich formal das Verfahren des prozessorientierten Ansatzes der DIN EN ISO 9001:2000 zur Lösung dieses komplexen Problems. Die DIN EN ISO 9001:2000 ist ein schlankes System, das die Anforderungen von Kunden und anderen interessierten Parteien in den Mittelpunkt stellt (also auch die des Haftpflichtversicherers). Sie unterscheidet dabei deutlich die relevanten und die irrelevanten Prozesse und trägt somit in der richtigen Interpretation zur Vereinfachung bei. Die vorgeschrie-

136) Siebolds, M.: Qualitätsmanagement als Instrument der Haftungsabwehr, in: Rechtsdepesche für das Gesundheitswesen, G & S Verlag, Köln, Heft 4, 2004, S. 63

benen, dokumentierten Verfahren sind direkt aus der DIN EN ISO 9001:2000 zu entnehmen[137].
Die grundlegende Intention der DIN EN ISO 9001:2000 ist eine Methodengrundlage zur Steuerung und Durchführung von Veränderungsprozessen – insbesondere auch in der Nutzung als Führungsinstrument. Wenn das Qualitätsmanagement ein Führungsinstrument darstellt, dann muss es auch als solches genutzt und verstanden werden.

» »Die Aufgabe von Führungshandeln im klinischen Management besteht darin, die Architektur der eigenen Organisation bzgl. Management (Aufbauorganisation) und die Prozesstopographie (Ablauforganisation) so zu gestalten, dass der klinische Führungskader in einem hinreichenden und angemessenen Maße die Vorhersehbarkeit und Vorherbestimmbarkeit von klinischen Prozessen auf der Ebene von Strukturen, Prozessen und Ergebnissen sicher stellen kann.«[138]

Um diese Aufgabe zu bewältigen, bedarf es eines einheitlichen Verständnisses des Führungskaders von Führung – und wie der Führungsbegriff im Kontext von Qualitätsmanagement praktiziert werden soll.
Der Blick der obersten Leitung liegt dabei meistens auf einer isolierten Sachproblematik und verkennt damit das völlige Blindsein für die eigene Führungsaufgabe, diese Prozesse der Herstellung und Verbesserung der Anschlussfähigkeit von Binnenorganisationen und Organisationsumwelt. Das führt letztlich zu einem massiven Leitungsfunktionsverlust, weil diese zentralste Führungsaufgabe von nachgeordneten Mitarbeitern geleistet werden soll. Der Effekt ist meistens eine Hierarchieverletzung der obersten Leitung

---

137) vgl.: SAßEN, S.; KACZMAREK, T.: Sturzmanagement – Auf Kooperationen setzen, in: Altenheim, Vincentz Network, Berlin, Heft 4, 2005, S. 66-67
138) Siebolds, Marcus: Arbeitstext Medizinmanagement, Modul Projektmanagement als Führungsstrategie; Kath. Fachhochschule Nordrhein-Westfalen, Abt. Köln Fachbereich Gesundheitswesen, Lehrgebiet Medizin/Medizinmanagement, 2005

gegenüber, die mit Konterkarierung der Projekteffekte verbunden ist (z. B. Einführung eines Qualitätsmanagementsystems, bei dem die Nutzung des Qualitätsmanagementsystems als Führungsinstrument für die oberste Leitung völlig unverständlich bleibt)[139]. Das Führungshandeln im Pflegemanagement ist dabei immer von zentralen Fragen geprägt, die mit Hilfe der ISO Norm beantwortet werden können. So stellt sich für das Management immer die Frage, ob das, was ich an Prozeduren vorgebe, auch wirklich richtig ist, wie ich davon meine Kunden und Mitarbeiter überzeuge und wie ich meine Mitarbeiter dazu veranlasse, ein Verhalten an den Tag zu legen, welches dieser Vorgabe entspricht. Diese Führungsinterventionen nennt sich Prozedurenlenkung mit Hilfe von kodifizierten Organisationsregeln.

Prozedurenlenkung mit Qualitätsmanagement

Das Verständnis von Prozedurenlenkung setzt pflegefachliches Wissen als Führungsinstrument voraus. Dazu ist es notwendig, sich dieses Wissen zu beschaffen und zu bewerten. Der Einsatz in der Führungspraxis geschieht mittels einer evidenzbasierten Verfahrensanweisung. Der Einsatz dieses Regelwissens ist somit das grundlegende Rational für den Führungsrahmen. Jedoch haben sich die Voraussetzungen für das Führungshandeln von leitenden Pflegekräften deutlich geändert. Heutzutage wird vielfach Leitung von Mitarbeitern als informeller Prozess beobachtet, abgeleitet aus der Rolle, den situativen Erfordernissen und Möglichkeiten. Die Legitimation leitet sich aus dem Professionellenstatus der leitenden Pflegekraft ab.

» »Evidenzbasiertes, personengebundenes Leitungsverhalten«

139) Siebolds, Marcus: Arbeitstext Medizinmanagement, Modul Projektmanagement als Führungsstrategie; Kath. Fachhochschule Nordrhein-Westfalen, Abt. Köln Fachbereich Gesundheitswesen, Lehrgebiet Medizin/Medizinmanagement, 2005

Zukünftig versteht sich Leitung als formeller Prozess abgeleitet aus dem dargelegten Führungshandeln, Organisationsrationalen wie EbM und HTA´s, den rechtlichen Anforderungen des SGB V und XI und des BGB sowie den Möglichkeiten der Organisation. Die Legitimation leitet sich aus der organisationsspezifischen Funktion und der Mitgliedschaftsrolle der leitenden Pflegefachkraft ab[140]. Die Ableitung dieser Forderungen ergibt sich im Wesentlichen aus den gesetzlichen und vergütungsrechtlichen Grundlagen, besonders im Kontext von erfolgreicher Haftungsabwehr kommt der Prozedurenlenkung durch evidenzbasierte Verfahrensanweisungen eine erhebliche Bedeutung zu. Nach einer sachgerechten und sachlogischen Interpretation dieser Forderungen wird deutlich, dass die Prozedurenlenkung inhaltlich evidenzbasiert erfolgen muss (vgl. § 11 Abs. 1 SGB XI). Die Darlegung des Modells bezieht sich auch auf die verwendeten Wissensbestände und zwar, dass bei gleichwertiger Evidenz das kostengünstigste Verfahren auszuwählen ist. Diese Leistungstransparenz und die Klientenbeteilung ist Grundlage der Vergütungsverhandlungen.

Leitlinienbasierte Verfahrensanweisungen

Die Grundlage zur Entscheidungsfindung und Ausgestaltung von Verfahrensanweisungen bilden Leitlinien. Jedoch ist die Verfügbarkeit von deutschsprachigen Leitlinien in der stationären Altenpflege begrenzt. Die Notwendigkeit zur Nutzung von Leitlinien oder anderen Wissensbeständen ist jedoch gegeben.

» »Leitlinien zeigen auf, was unter rationalen Gesichtspunkten für die einzelne Pflegekraft zurzeit in der Pflege sinnvoll wäre. Sie haben damit keinen formalen Verpflichtungscharakter. Demgegenüber verpflichten Organisationsregeln die Organi-

---

140) Siebolds, Marcus: Arbeitstext Medizinmanagement, Modul Qualitätsmanagement; Kath. Fachhochschule Nordrhein-Westfalen, Abt. Köln Fachbereich Gesundheitswesen, Lehrgebiet Medizin/Medizinmanagement, 2005

sationsmitglieder, diese einzuhalten und nur in begründeten Ausnahmen anders zu handeln.«

» »Der Übersetzungsprozess wird von der Leitlinie zur Organisationsregel über die Verfahrensanweisungen geleistet. Verfahrensanweisungen überführen die allgemeinen wissenschaftlichen Aussagen der Leitlinien in handlungsverbindliche Organisationsregeln für die Pflegekraft.«

Es entsteht somit das Problem, wie diese wissenschaftlichen Grundlagen in die Organisation bzw. in anwendbare Organisationsregeln zu übersetzen sind.
Eine Verfahrensanweisung gemäß DIN 55 350-11 in Qualitätsmanagementsystemen ist die dokumentierte Festlegung eines Verfahrens, dessen Anwendungsergebnis die Qualität eines Angebotsproduktes beeinflusst. Verfahrensanweisungen stellen ein Element von Qualitätsmanagementsystemen dar, das unabhängig vom übergeordneten Qualitätsmanagementsystem immer nach denselben Vorgaben zu formulieren und einzuführen sein wird[141].
Die verantwortliche Leitung sollte in der pflegerischen Praxis ein Verfahren etablieren, das in schriftlicher Form eine festgelegte Art und Weise, eine Tätigkeit oder einen Prozess beschreibt. Die Übersetzung, also die Anwendung und Anpassung auf die Bedürfnisse im pflegerischen oder medizinischen Bereich ist in den Normen zugelassen.
Diese Anpassungen müssen lediglich sachlogisch nachvollziehbar sein sowie den geltenden Rechtsnormen und der DIN EN ISO 9000 entsprechen. Die inhaltliche Ausgestaltung der Verfahrensanweisungen nach DIN EN 55350-11 sollte auf wissenschaftlich abgesicherten Erkenntnissen beruhen. Dies schützt die anwendende

141) Vgl.: Tophoven, C.; Lieschke, L. (Hrsg.): Integrierte Versorgung, Entwicklungsperspektive für Praxisnetze, Deutscher Ärzte-Verlag, Köln, 2003, S. 110-111

Einrichtung davor, später kritisch mit der Qualität der Verfahrensanweisung selbst konfrontiert zu werden[142].
Die Expertenstandards zur Sturz- und Dekubitusprophylaxe basieren bereits auf einer systematischen Forschung und können für die Erstellung der Verfahrensanweisung nach DIN 55 350-11 herangezogen werden. Diese Standards können somit als Leitlinie genutzt und verstanden werden, da der Standard ein einheitliches, abgestimmtes Versorgungsniveau beschreibt, der auf einer systematischen Literaturrecherche und -bewertung basiert. Die Herstellung von Bewertung und Passung für den individuellen pflegerischen Alltag geschieht durch das Verfahren des Leitlinien -Tailorings.
Durch das Tailoring werden nationale Leitlinien von den betroffenen Leistungserbringern hinsichtlich ihrer Übertragbarkeit begutachtet und gegebenenfalls angepasst. Die Dokumentation des Ergebnisses als interne Handlungsempfehlung / Verfahrensanweisung vollzieht sich an einem vorgegebenen Schema des Prozesses zum Leitlinien -Tailoring. Über die Fragen nach der Validität, dem Nutzen, der Realisierbarkeit und der Voraussetzung zur Implementierung wird in diesem Verfahren über die Verwendung entschieden[143].
Dieser Vorgang ist analog dem Prozess der wissenschaftlich begleiteten Implementierung von Expertenstandards des DNQP zu sehen. Die Ergebnisse des Tailorings können in der Verfahrensanweisung dokumentiert werden, um auch hier die Darlegungsfähigkeit gegenüber Dritten zu verbessern.
Für die Erstellung bis zum Inkrafttreten der Verfahrensanweisung ist ein systematischer Qualitätsmanagementplan zu entwerfen. Ein Element des Managementplans ist die Definition der Anforde-

142) Vgl.: Saßen, S.; Kaczmarek, T.: Sturzmanagement – Auf Kooperationen setzen, in: Altenheim, Vincentz Network, Berlin, Heft 4, 2005, S. 67-68
143) Vgl.: Kompendium Q-M-A: Qualitätsmanagement in der ambulanten Versorgung, Ärztliches Zentrum für Qualität in der Medizin (Hrsg.), Deutscher Ärzte-Verlag, Köln 2003, 39f.

rungen an die Verfahrensanweisung. Neben der Methodenvorgabe von evidenzbasierter Medizin / Pflege sind hier die relevanten Rechtsnormen und die Interessen von Kunden und anderen interessierten Parteien zu nennen. Die standardisierte Dokumentation der Projektergebnisse macht den Prozess für alle interessierten Parteien nachhaltig transparent[144].

Diesem Prozess schließt sich die Entwicklungsbewertung und Verifikation der Verfahrensanweisung an. Entwicklungsbewertung bedeutet, dass hier z.B. der medizinische Dienst der Krankenversicherer die Möglichkeit hat, die Erfüllung seiner Anforderungen an die Leistungserbringer zu bewerten. Je nach Ergebnis dieser Bewertung wird eine Anpassung oder Freigabe der Verfahrensanweisung geplant. Die anschließende Verifikation bedeutet in diesem Zusammenhang die Bestätigung durch die Bereitstellung eines objektiven Nachweises, dass festgelegte Forderungen erfüllt worden sind (vgl. DIN EN ISO 9000:2000, 3.8.4). Diese Verifikation kann durch den MDK vorgenommen werden, da die Überprüfung durch ein externes Expertengremium mit weiteren Kosten verbunden ist. Diese Ereignisse werden in schriftlicher Form festgehalten und als beigeltendes Dokument der Verfahrensanweisung genutzt. Nach der erfolgreichen Erstellung und Freigabe der Verfahrensanweisung beginnt die Erprobungsphase, welche nach ca. einem Jahr, im Anschluss an die ersten internen Audits (vgl. DIN EN ISO 9000:2000, 3.9.ff), einer Validation (vgl. DIN EN ISO 9000:2000, 3.8.5) unterzogen wird. In diesem Verfahren wird neben der Erfüllung eigentlicher Anforderungen (Gültigkeit) auch die Anwenderzufriedenheit erhoben. Hierzu sind unter anderem Kennzahlen zur Prävalenz, Inzidenz und Folgen von Stürzen / Dekubitalulcera im Vorher-Nachher-Vergleich nützlich[145].

144) Vgl.: Siebolds, M.: Arbeitstext Medizinmanagement – Modul Qualitätsmanagement, Kath. Fachhochschule Nordrhein-Westfalen, Abt. Köln Fachbereich Gesundheitswesen, Lehrgebiet Medizin/Medizinmanagement, 2005
145) Vgl.: Saßen, S.; Kaczmarek, T.: Sturzmanagement – Auf Kooperationen setzen, in: Altenheim, Vincentz Network, Berlin, Heft 4, 2005, S. 68

Abbildung 10.1: Erstellungszyklus einer evidenzbasierten Verfahrensanweisung

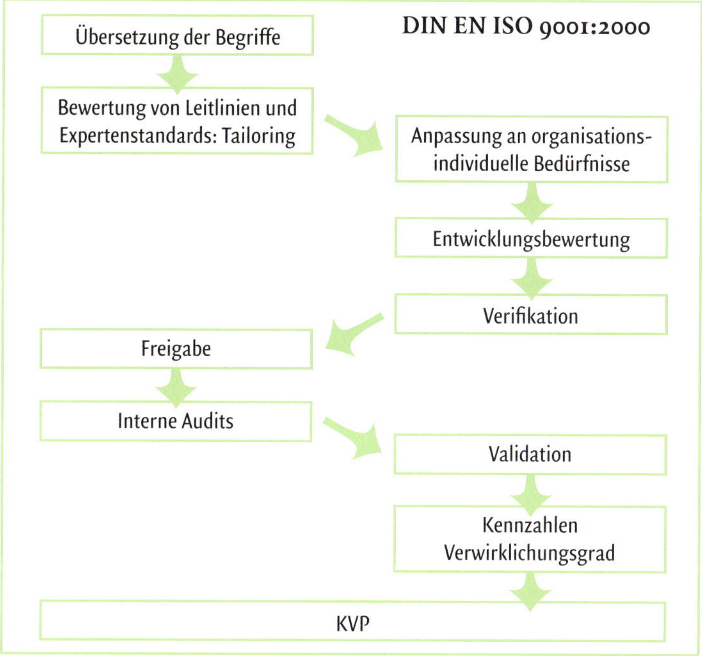

In der hier dargestellten Vorgehensweise erhalten die Verantwortlichen die Sicherheit, dass ihre Führungsregeln dem Stand der aktuellen pflegefachlichen Versorgung entsprechen. Die erfolgreiche Abwendung von Haftung im Sinne des Vorwurfs eines Organisationsverschuldens kann über die Belege der internen Audits begegnet werden. Unabhängig davon gilt als wahrscheinlich, dass zukünftig bei allen organisationsumfassenden Ansätzen zur Haftungsabwehr der Methode EbM eine erhebliche Bedeutung zukommt[146].

146) Vgl.: Siebolds, M.: Qualitätsmanagement als Instrument der Haftungsabwehr, in: Rechtsdepesche für das Gesundheitswesen, G & S Verlag, Köln, Heft 4, 2004, S. 65

Gründe für das Scheitern von Führungsvorgaben des Qualitätsmanagements

Szenarien des Scheiterns von Qualitätsmanagementsystemen in der Pflege werden zwar an einigen Stellen in Fachartikeln kritisch gewürdigt, eine systematische Forschung lässt sich zu diesem Thema jedoch nicht finden. Einzelne Aspekte, die ein Scheitern von Qualitätsbemühungen begünstigen oder vorprogrammieren, werden im Einzelnen kurz dargestellt.

» »In der vielfach beobachtbaren Nichtbeachtung der Komplexität von sozialen Systemen liegt der Grund des Scheiterns.«[147]

BORUTTA beobachtet in Pflegeheimen eine komplexe und chaotische Wirklichkeit, in denen aufgrund der eigenen Historie Entscheidungen an frühere Entscheidungen geknüpft werden. Das, was dazwischen geschieht, ist die unternehmensspezifische Struktur. Das hat aber recht wenig mit den von außen herangetragenen Rationalitätsvorstellungen in den normativen Qualitätsmanagementsystemen zu tun. So werben die Einrichtungen mit einem Qualitätsmanagementhandbuch und zahlreichen Standards. Diese zurechtgelegte Aussage beim Besuch des MDK gleicht einem substanziellen Offenbarungseid. Es zeigt sich zudem eine fehlende Auseinandersetzung mit den Fragen der Steuerungswirklichkeit von Qualitätsmanagementsystemen und deren Auswirkungen auf die gelebte Qualität innerhalb der Pflegeeinrichtungen[148].

Die Ignoranz gegenüber Qualitätsmanagement als intendiertes Führungsinstrument ist oftmals über die vollständige Delegation sämtlicher Qualitätsmaßnahmen an nachgeordnete Mitarbeiter zu beobachten.

---

147) Schrems, B.: Qualität braucht Pflege – Stolpersteine in der Umsetzung von Qualitätsmanagementsystemen, in: Dr. med. Mabuse, Mabuse Verlag, Frankfurt am Main, Heft 154, März/April 2005, S. 31

148) Vgl.: Borutta, M.: Qualitätsmanagement in der Altenpflege: zwischen Marketing und Wertorientierung, in: Dr. med. Mabuse, 28 (2003), Nr. 143, Mabuse Verlag, Frankfurt, S. 48-49

» »Bei der Einführung und Verwirklichung von Qualitätsmanagementsystemen kann als ein wesentliches Problem die fehlende Anschlussfähigkeit der meist durch nachgeordnete Mitarbeiter entwickelten Qualitätsmanagementsysteme an das Leitungshandeln der Führungsvorgesetzten gelten.«[149]

Im Kontext sozialer Wirklichkeiten ist es keine Seltenheit, dass Qualitätsbeauftragte fortwährend motivierend auf die Betroffenen einreden. Die Ursache liegt aber meist auf der Ebene der Haltung, die das Management und die Mitarbeiter gegenüber dem Qualitätsmanagement einnehmen. Erst wenn es gelingt, die Mitarbeiter vom Nutzen der Qualitätsmanagementinterventionen zu überzeugen, kann sich ihre Haltung verändern[150].

Die Bekanntmachung der obersten Leitung über unverhandelbare Entscheidungen (evidenzbasierte Verfahrensanweisungen) ist dabei nur wirkungsvoll, wenn entsprechende Folgeprogramme mit bedacht werden und die Sanktionen bei Abweichungen auch wirklich „organisationsentscheidend" (bedeutsam) sind. Ein solcher Veränderungsprozess bedeutet den Umbau des Straßennetzes der Organisation. Damit sich dort die Mitarbeiter wieder zurecht finden, bedarf es einer systematischen Befähigung bei gleichzeitiger Änderung der Regelstruktur (Spielregeln). An den Verfahrensanweisungen müssen tatsächliche Verhaltenserwartungen entspringen. Von den Antworten der Mitarbeiter, die die Verfahrensanweisungen reproduzieren sollen, konstituiert man tatsächliche Erwartungen – Strukturen des sozialen Systems. Qualitätsmanagement ist also eine Erwartung psychischer Systeme und von der Organisation in Gleichzeitigkeit. Die Motivation der Mitarbeiter ist das Verbleiben im Programm des Systems, um nicht aufzufallen. Der

149) Vgl.: Siebolds, M.: Arbeitstext Medizinmanagement – Modul Projektmanagement als Führungsstrategie, Kath. Fachhochschule Nordrhein-Westfalen, Abt. Köln Fachbereich Gesundheitswesen, Lehrgebiet Medizin/Medizinmanagement, 2005

150) Vgl.: Tophoven, C.; Lieschke, L. (Hrsg.): Integrierte Versorgung, Entwicklungsperspektive für Praxuisnetze, Deutscher Ärzte-Verlag, Köln, 2003, S. 128

eindeutige Mechanismus zur Abbildung echter Erwartungen ist das Folgeprogramm.
PFITZINGER widmet in seinem Buch den Problembereichen bei der Umsetzung von Qualitätsmanagementsystemen immerhin 4 Seiten.

Empfehlungen zur Vermeidung von Scheitern[151]

1] Leben der Prozesse
- Es ist nur das zu beschreiben, was auch der betrieblichen Praxis entspricht,
- keine irrationalen Wunschvorstellungen,
- Stabsabteilungen dürfen keine Prozesse beschreiben, ohne sie bis ins Detail zu kennen.

2] Stab und Linienkonflikte
- Grundmaxime: Jeder ist verantwortlich,
- Koordination im Stab, Entwicklung in der Linienfunktion zur Vermeidung nicht anschlussfähiger Systeme.

3] Mangelnde Identifikation
- Die Führungskräfte und Mitarbeiter sind vom Sinn und Nutzen eines Qualitätsmanagementsystems überzeugt,
- Kommunikation der Projektfortschritte,
- Schulung der Mitarbeiter durch Führungskräfte des Unternehmens.

4] Benennung und Rolle des Qualitätsmanagement-Personals
- Die Auswahl orientiert sich an kommunikativen Fähigkeiten und Innovationsfreude,
- Koordination der Arbeitsbelastung.

---

151) Vgl.: Pfitzinger, E.: Projekt DIN EN ISO 9001:2000: Vorgehensweise zur Einführung eines Qualitätsmanagementsystems, Hrsg.: DIN Deutsches Institut für Normung e.V., Beuth Verlag, Berlin, 2001, S. 33-36

5] Mangelnde Beachtung durch die Unternehmensleitung
- Kein alleiniges Losarbeiten des Stabpersonals,
- wöchentlicher Reviewtermin zur Kommunikation von Entscheidungen.

6] Überprüfung des Qualitätsmanagementsystems
- Gemeinsame Ermittlung von Schwachstellen,
- Würdigung der Aufdeckung von Schwachstellen.

7] Verspäteter Einbezug mitbestimmender Gremien
- Rechtzeitiger Einbezug der Arbeitnehmervertretung (Berichtswesen).

Etablierung stabiler Führungsvorgaben

Eines ist einschränkend vorwegzunehmen: Solange die Führungskräfte in Pflegeeinrichtungen der Meinung sind, dass der Verwirklichungsgrad ihrer Führungsvorgaben und deren inhaltliche Qualität (Evidenzbasierung) zwar verbesserungsbedürftig sei, aber der jetzige Zustand ausreichend ist, so ist das durchaus legitim. Die Autoren sind sich aber darüber einig, dass sowohl die Profession Pflege, die Instrumente aus der DIN-Norm und das vorhandene evidenzbasierte Wissen hinter ihren Möglichkeiten zurückbleiben.

Zur Etablierung stabiler Führungsvorgaben sollte man sich zunächst mit den vier Grundaufgaben von Managern befassen: Etablierung und Pflege perfekter Betriebsroutinen, Anpassung dieser Routinen an neue Erfordernisse, Zukunftssicherung durch strategische Planung und die Führung von Menschen und Gruppen. Diesen Erfordernissen kann nämlich unter der Zuhilfenahme eines verwirklichten Qualitätsmanagementsystems nachgekommen werden.

Damit dieses auch gelingt, muss die verantwortliche Leitung einen eindeutigen Mechanismus zur Abbildung echter Erwartungen installieren. Es ist das so genannte Folgeprogramm. Diese Erwartungen sind so einzubauen, dass sie als relevant wahrgenommen

werden (z.B. Beschwerdemanagement: nicht auffallen versus aus Fehlern lernen). Die Erstellung einer Verfahrensanweisung und die Mitentwicklung eines Folgeprogramms (Korrekturmaßnahme) ist eine Intervention. Im Kontext der sozialen Systeme muss aber mitbedacht werden, dass Interventionen in vielen Fällen eine Täuschung sind. Wird die Verfahrensanweisung als unverhandelbar betrachtet, so hat der Führungskader dahingehend Sorge zu tragen, dass diese auch reproduziert wird.
Damit es gelingt, dass der Mitarbeiter ein Verhalten reproduziert, welches der Verfahrensanweisung entspricht, sind entsprechende Verlernprozesse einzuplanen. Reine Überschreibungsvorgänge, wie: neue Verfahrensanweisung rein und alter Standard raus, funktionieren nicht, wie sicherlich schon viele Führungskräfte festgestellt haben. Eine Akzeptanzerhöhung durch die Mitarbeiter gelingt durch die Kommunikation eines nicht erfundenen Nutzens neuer Regelungen. Genau dieser Punkt wird allzu oft chronisch vernachlässigt.
So sollten besser die Kernprozesse höchsten Ansprüchen genügen. Unterstützende Prozesse sollten nicht Überhand nehmen. Komplexitätsreduktion durch Baustellenreduktion ist der erste Schritt zu Entschlackung des zu umfangreichen Qualitätsmanagementsystems.
Ein weiterer nicht zu unterschätzender Faktor ist das Wissen der Mitarbeiter und der Organisation. Ein Qualitätsmanagementsystem ist organisationales Wissen, also expliziertes Wissen. Das Wissen der Mitarbeiter ist an sie persönlich gebunden, also implizit. Wenn das Organisationswissen, z.B. einer Verfahrensanweisung, an keine Erwartung geknüpft ist, verwendet der Mitarbeiter immer Intuition und sein persönliches Wissen. Allzu oft höre ich die Pflegedienstleitungen sagen, dass die Pflegekräfte nicht über das Wissen verfügen, um beispielsweise die Expertenstandards umzusetzen. Das Problem liegt aber nicht nur im Bereich der Bildungsträger und der Mitarbeiter an sich, sondern schwerwiegend auch an der Performance der eigenen Führungsvorgesetz-

ten. „Funktionierendes Wissen ist der Feind des Lernens – erfüllte Erwartungen haben eben keinen Lernanreiz". Der Mitarbeiter hat ohne eine Intervention der Führungskraft keinen Anreiz, sein implizites Wissen zu verlernen und sich das organisationale Wissen anzueignen. Für Kurzentschlossene bedeutet dieses wieder mal den Fortbildungskatalog mit Inhalten, die keiner braucht, aufzublähen. Nein, Lernen ist eine selbstorganisierte Eigenleistung des Mitarbeiters, der Katalysator sind Erwartungsenttäuschungen sozusagen der Stoff für das Lernen. Der Konstrukteur des Katalysators ist die Pflegedienstleitung. Die Rezeptur entnimmt sie bestenfalls der DIN EN ISO 9001:2000 und die Zutaten entstammen evidenzbasierter Güte. EbM als fehlende Führungsvorgabe erlaubt anarchisches, habituelles Arbeiten der Pflegekräfte. Die PDL als Primartherapeut markiert ihr Dasein durch Wissensbesitz, um ihre eigene Führungskastration nicht erleben zu müssen.
Wenn man bei seinen Mitarbeitern das Interesse für die Sache weckt, sie vom Nutzen belegbar überzeugt hat (Kennzahlen!), darf eine Führungskraft auch unverhandelbare Entscheidungen einfordern.

» »Menschen in Organisationen sind nicht vernünftig, sondern partial rational.«[152]

Zusammenfassung und Empfehlungen für die Praxis

Die Ergebnisse aus der Literatur und deren Verarbeitung in sämtlichen Kapiteln dieses Buches sind als Entwicklungseingaben für die anstehenden und zu planenden Führungsvorgaben anzusehen. Diese Entwicklungseingaben sind in der Pflegepraxis zu operationalisieren, um mit ihrer Hilfe Stabilität in einer hohen Dienst-

---

152) Prof. Dr. H. Gärtner: Professor im Lehrgebiet Pflegemanagement an der Katholischen Fachhochschule Köln, Zitat aus einer Vorlesung im 3. Studiensemester

leistungsqualität zu erlangen. Bei der Auseinandersetzung mit verschiedenen Qualitätsmanagementsystemen wird die DIN EN ISO 9001:2000 als das ausgereifteste Verfahren angesehen und soll somit auch Grundlage weiterer Bemühungen im Führungskontext sein. Die wesentlichen Erkenntnisse aus der Literatur und der Pflegepraxis, die als Erfolgsfaktoren für einen hinreichend und angemessenen Verwirklichungsgrad zur Etablierung von Qualität beschrieben sind, lassen sich wie folgt zusammenfassen:

Entwicklungseingaben zur Verwirklichung eines Qualitätsmanagementsystems

1] Führungsinstrument
Die Norm muss als Führungsinstrument verstanden und genutzt werden.

2] Authentizität
Die Umsetzung des Qualitätsmanagementsystems muss erklärter Wille der obersten Leitung sein.

3] Interpretation
Die Norm ist sachgerecht zu Interpretieren (Relevante Prozesse, Kunden, Anforderungen, Umfang der Dokumentation, Verantwortungen).

4] Kennzahlen
Die Nutzung von Kennzahlen und die Durchführung von Audits ist essentiell.

5] Wirksamkeit
Wirksamkeitsprüfungen machen Prozessorientierung erst möglich.

6] Prüfen
Regelmäßige Überprüfungen der Anforderungen schützen vor Regress.

7] Anleitung und Kommunikation
- Das prozessausführende Personal ist zu informieren und anzuleiten.

- Die Intention des Qualitätsmanagementsystems muss jedem Anwender bekannt sein.

8] Überwachung
- Regelmäßiges Prozessmonitoring dient nicht nur dem Controlling, sondern auch der Lernstandskontrolle zur bedarfsbezogenen Personalentwicklung.
- Enthaftung vom Organisationsverschulden.

9] Engineering
- Entwicklungskompetenz zur Herstellung von evidenzbasierten Verfahrensanweisungen.
- Kompetenz zur Erhebung von Kundenanforderungen.

10] Kernprozesse
Ihnen gilt besondere Aufmerksamkeit, diese Prozesse müssen erkannt werden.

11] Verifikation
Die Verifikation ist bedeutsam für die Produktentwicklung, um nicht mit der eigenen Qualität negativ im Nachhinein konfrontiert zu werden.

12] Validation
Die Validation der Verfahrensanweisungen ist bedeutsam zum Nachweis der Wirksamkeit der Prozesse.

13] Mitarbeiterbeteiligung

- Die Anwenderzufriedenheit ist über die Validation darzulegen.
- Die Beteiligung an der Entwicklung erfolgt durch methodische Vorgaben, wie EbM.

14] Controlling
Dem qualitativen Controlling kommt erhebliche Bedeutung zu, Ergebnisse sind den prozessausführenden Mitarbeitern zu offenbaren, um eine kontinuierliche Verbesserung initiieren zu können.

Literaturverzeichnis

ABT-ZEGELIN, A. (HRSG.): Fokus: Intensivpflege, Pflegewissenschaftliche Erkenntnisse zu Critical Care Nursing, Schlütersche Verlag, Hannover, 2004

AEBLI, H.: Grundlagen des Lehrens. Eine allgemeine Didaktik auf psychologischer Grundlage, 4. Aufl., Stuttgart, 1997, S. 272 ff.

ANKE, M. ET. AL.: Deeskalationsstrategien in der psychiatrischen Arbeit. In: Psychosoziale Arbeitshilfe 23, Bonn, 2003

BAECKER, D.: Organisation als System, Frankfurt a.M., 1999

BAECKER, D.: Die Form des Unternehmens, Frankfurt a.M., 1999

BAECKER, D.: Organisation und Management, Frankfurt a.M., 2003

BAECKER, D. und Kluge, A.: Vom Nutzen ungelöster Probleme, Berlin, 2003

BARTHOLOMEYCZIK, S.: Es geht nicht um die Farbe des Waschlappens – Standards in der Pflege, in: Dr. med. Mabuse, Mabuse Verlag, Frankfurt am Main, Heft 154, März/April 2005, S. 20-23

BECKER, CLEMENS; LINDEMANN, ULRICH; RIßMANN, ULRICH: Sturzprophylaxe, Sturzgefährdung und Sturzverhütung in Heimen, Vincentz Verlag, Hannover, 2003

BEHRENS, J.; LANGER, G.: Das wichtigste sind Verantwortungsübernahme und Respekt, in: Die Schwester / Der Pfleger, Bibliomed Verlag Melsungen, Heft 3, 2006

BM FÜR FAMILIE, SENIOREN, FRAUEN UND JUGEND, Dritter Bericht zur Lage der älteren Generation, Berlin 2000

BM FÜR FAMILIE, SENIOREN, FRAUEN UND JUGEND, Vierter Bericht zur Lage der älteren Generation, Berlin 2002

BM FÜR GESUNDHEIT UND SOZIALE ANGELEGENHEITEN: Dritter Bericht über die Entwicklung in der Pflegeversicherung (Drucksache 15/4125 vom 4.11.2004)

BÖHME H., GÖTTERT GERHARD; PQSG/HeimG, Praxiskommentar zu den neuen Gesetzen; Kissing – WEKA- Media GmbH, 2002

BORUTTA, M.: Fixierung in der Pflegepraxis. Alternativen kennen – Selbstbestimmungsrecht achten, Hannover 1994

BORUTTA, M.: Pflege zwischen Schutz und Freiheit. Das Selbstbestimmungsrecht verwirrter alter Menschen, Hannover 2000

BORUTTA, M.: Qualitätsmanagement in der Altenpflege: zwischen Marketing und Wertorientierung, in: Dr. med. Mabuse, 28(2003), Nr.143, Mabuse Verlag, Frankfurt, 48-49

BORUTTA, M.: Mit der Bürokratie gegen die Bürokratie. Die Entbürokratisierungsdebatte in der Altenpflege aus der Perspektive der neueren Systemtheorie nach Niklas Luhmann, PrInternet 6/2006, 334 – 340

BORUTTA, M.; LENNEFER, J. und PALM, G.: Menschen mit Demenz. Arbeitsschritte zu leistungsgerechten Pflegesätzen, Hannover 2004

BORUTTA, M.; LENNEFER, J. und PALM, G.: Dementenbetreuung. Der Weg zur richtigen Vergütung. In: Altenheim – Zeitschrift für das Altenhilfe-Management, Hannover 2004, H. 6, 16 – 19

BORUTTA, M. und LENNEFER, J.: Auf Wesentliches konzentrieren. Risikomanagement in der Pflege. In: doppelpunkt, 5/2005, 4 – 5

BORUTTA, M. und LENNEFER, J.: Basics im Blick: Risikomanagement in der Pflege. In: bpa-Magazin 04 + 05/2005, 29 – 31

BORTZ, J.; DÖRING, N.: Forschungsmethoden und Evaluation, 2. vollständig überarbeitete und aktualisierte Auflage, Springer Verlag, Berlin, 1995

BRÜGGEMANN J.:Das geeignete Gewicht. In: Altenpflege, 12/2004, Heft: 12, 29. Jg., 39

DEIDRE, D. ET AL.: Nursing Home Quality and Pressure Ulcer Prevention and Management Practices, in: Journal of the American Geriatrics Society, Vol. (52), Issue 4, Page 583; 2004

DER BROCKHAUS PHILOSOPHIE. Ideen, Denker und Begriffe; Mannheim 2004

DEUTSCHES INSTITUT FÜR ANGEWANDTE PFLEGEFORSCHUNG: Pflegequalität und Pflegeleistung I. (LEP I), Freiburg/Köln 2001

DEUTSCHES NETZWERK FÜR QUALITÄTSENTWICKLUNG IN DER PFLEGE (HRSG.): Expertenstandard Dekubitusprophylaxe in der Pflege – Entwicklung – Konsentierung – Implementierung, 2. Auflage mit aktualisierter Literaturstudie, Osnabrück, 2004

DEUTSCHES NETZWERK FÜR QUALITÄTSENTWICKLUNG IN DER PFLEGE (HRSG.): Expertenstandard Sturzprophylaxe in der Pflege – Entwicklung – Konsentierung – Implementierung, Osnabrück, 2006

DEUTSCHE GESELLSCHAFT FÜR ERNÄHRUNGSMEDIZIN E.V. (DGEM), www.dgem.de; Leitlinie Enterale Ernährung

DEUTSCHES INSTITUT FÜR NORMUNG E.V.: Qualitätsmanagementsysteme: Anforderungen (ISO 9001:2000); dreisprachige Fassung EN ISO 9001:2000, Beuth Verlag, Berlin, 2000

DRÖSLER, S. E.: Aus Routinedaten kann man mehr machen – Administrative Daten als Basis zur Beurteilung der Ergebnisqualität, in: Krankenhaus Umschau, Baumann Fachverlag, Kulmbach Heft 1, 2005, 43 – 44

FAUST, R.: Indikatoren zur Beurteilung pflegesensitiver Ergebnisqualität in Pflegeheimvergleichen, in: PrInterNet, Verlag HPS Media, Mönchaltorf, Heft 4, 2004, 228-229

FRANTZ, R.: Measuring prevalence and incidence of pressure ulcers, in: Advances in Wound Care, Vol. 10 (1), 1997, 21 – 24

GÄRTNER, H.: Das Krankenhaus als System. In: Zwierlein, E.: Klinikmanagement. Erfolgsstrategien für die Zukunft, München, Wien, Baltimore 1997

GERSTE, B.; SCHWINGER, A.; REHBEIN, I.: Qualitätssiegel und Zertifikate für Pflegeeinrichtungen – ein Marktüberblick, Wissenschaftliches Institut der AOK (Hrsg.), Eigenverlag, Bonn, 2004

GÖRRES, S.: Qualitätssicherung in Pflege und Medizin – Bestandsaufnahme, Theorieansätze, Perspektiven am Beispiel des Krankenhauses, Robert Bosch Stiftung (Hrsg.), Hans Huber Verlag, Bern, 1999

GRYPDONCK, M.: Eine kritische Bewertung von Forschungsmethoden zur Herstellung von Evidenz in der Pflege, in: Pflege & Gesellschaft, Juventa Verlag, Weinheim, 9. Jahrgang, Heft 2, 2004, 35-41

GROßKOPF V., SCHANZ M.; Die Absicherung des zivilrechtlichen Haftungsrisikos im Gesundheitswesen. In: Rechtsdepesche für das Gesundheitswesen; RDG 2004/03

GROSSMANN R., KRAINZ E.E., OSWALD M.; S. 21 – 39; in: Veränderung in Organisationen; Hrsg.: Wiesbaden 1995

HALFON ET AL.: Risk of falls for hospitalized patients : a predictive model based on routinely available data. J Clin Epidemiol. 2001 Dec; 54(12): 1258-1266

HEJL, P.M. und STAHL, H.K.: Management und Wirklichkeit. Das Konstruieren von Unternehmen, Märkten und Zukünften, Heidelberg 2000

HENNIG, A. und MÜLLER, M.: Multiperspektivische Fallarbeit als Ansatz zur Verbesserung der Pflege mit psychisch veränderten Menschen: Definition – Praxisbeispiel. In: PrInternet 04/2002, 73 – 81

HERZ, E.; RATH, T.: Evidenzbasierte Medizin, in: Q-med, Heft 4, 2004, 85-89

HILLER, P. und KRÜCKEN, G.: Risiko und Regulierung. Soziologische Beiträge zu technikkontrolle und präventiver Umweltpolitik, Frankfurt a.M., 1997

HIRSCH, R.D.: Gewaltprophylaxe in der Gerontopsychiatrie. Bonner Initiative gegen Gewalt im Alter e.V. (HsM); 2001

JOSAT, S. ET. AL.: Qualitätskriterien, die Altenpflegeheimbewohnern und Angehörigen wichtig sind. In: Pflege 2006; 19. Jg.; 79 – 87

KÖNIGSWIESER, R. UND EXNER, A.: Systemische Intervention. Architektur und Design für Berater und Veränderungsmanager, 7. Aufl., Stuttgart, 2002

KOMPENDIUM Q-M-A: Qualitätsmanagement in der ambulanten Versorgung, Ärztliches Zentrum für Qualität in der Medizin (Hrsg.), Deutscher Ärzte Verlag, Köln 2003

LAMNEK, S.: Qualitative Sozialforschung, Band 1 Methodologie; 3. Aufl., Weinheim 1995

LENNEFER, J.: Die richtige Formel, Altenpflege H. 12, 2004, 42 -44

LENNEFER, J. und BORUTTA, M.: Auf Wesentliches konzentrieren. Risikomanagement in der Pflege. In: doppelpunkt, 5/2005, 4 – 5

LENNEFER, J. und BORUTTA, M.: Basics im Blick: Risikomanagement in der Pflege. In: bpa-Magazin 04 + 05/2005, 29 – 31

LUHMANN, N.: Legitimation durch Verfahren, Frankfurt a.M., 1983, S. 34ff

LUHMANN, N.: Zweckbegriff und Systemrationalität, 5. Aufl., Frankfurt a.M., 1991

LUHMANN, N.: Soziologie des Risikos, Berlin, New York, 2003

LUHMANN, N.: Organisation und Entscheidung, Wiesbaden 2000

LUHMANN, N.: Risiko und Gefahr. In: Soziologische Aufklärung 5. Konstruktivistische Perspektiven, 3. Aufl., Wiesbaden 2005, 126 – 162

MDK NORDRHEIN UND WESTFALEN: Memorandum zur Situation in der stationären Pflege in Nordrhein – Westfalen, 08.04.2003

MEDIZINISCHER DIENST DER SPITZENVERBÄNDE DER KRANKENKASSEN E.V. (MDS); Grundsatzstellungnahme „Ernährung und Flüssigkeitsversorgung älterer Menschen", Abschlussbericht Projektgruppe P39, Essen 2003.

MILGRAM, S.: Das Milgram-Experiment. Zur Gehorsamsbereitschaft gegenüber Autoritäten, Hamburg, 2000

MÜLLER, M. und HENNIG, A.: Multiperspektivische Fallarbeit als Ansatz zur Verbesserung der Pflege mit psychisch veränderten Menschen: Definition – Praxisbeispiel. In: Pr-Internet 04/2002, 73 – 81

NUEBLING, R. ET AL.: Qualitätssicherung und Qualitätsmanagement in der stationären Altenpflege, in: Bundesgesundheitsblatt – Gesundheitsforschung – Gesundheitsschutz; VOL: 47 (2), S. 133-140, Springer Verlag, Heidelberg, 2004, Abstract

OEVERMANN, U.: Theoretische Skizzen einer revidierten Theorie professionellen Handelns. In: A. Combe und W. Helsper (Hrsg.): Pädagogische Profesionalität. Untersuchung zum Typus pädagogischen Handelns, Frankfurt a.M., 1996, 70 – 182

PEDAL, I. ET AL.: Plötzliche Todesfälle mechanisch fixierter Petienten. In: Zeitschrift für Gerontologie und Geriatrie, Band 29, H 3, 1996, 180 – 184

PFITZINGER, E.: Projekt DIN EN ISO 9001:2000: Vorgehensweise zur Einführung eines Qualitätsmanagementsystems, Hrsg.: DIN Deutsches Institut für Normung e.V., Beuth Verlag, Berlin, 2001, S. 33-36

PHILLIPS, JENNY: Dekubitus und Dekubitusprophylaxe – verstehen, verhindern, verändern; Deutschsprachige Ausgabe herausgegeben von Gerhard Schröder, Verlag Hans Huber, Bern 2001

POPPITZ, H.: Phänomene der Macht, 2. Aufl., Tübingen, 1999

REHBOCK, T.: Achtung der Autonomie gegenüber ‚nicht-einwilligungsfähigen' Patienten? – Zur ethischen Problematik von Patientenverfügungen. In: Pflege. Die wissenschaftliche Zeitschrift für Pflegeberufe, 18 Jg. 2005, 381 – 388

RUTHEMANN, U.: Aggression und Gewalt im Altenheim, Basel 1993

SAßEN, S.; KACZMAREK, T.: Sturzmanagement – Auf Kooperationen setzen, in: Altenheim, Vincentz Network, Hannover, Heft 4, 2005, S. 67 – 69

SAWICKI, P.: Praktische Evidenz-basierte Medizin als Basis für freie medizinische Entscheidungen, in: Gesundheitsökonomie und Qualitätsmanagement, Thieme Verlag, Stuttgart, Heft 10, 2005, 3 – 5

SCHREIER M.M., BARTHOLOMEYCZIK S.; Mangelernährung bei alten und pflegebedürftigen Menschen, Ursachen und Prävention aus pflegerischer Perspektive; Hannover 2004; 29-30

SCHREMS, B.: Qualität braucht Pflege – Stolpersteine in der Umsetzung von Qualitätsmanagementsystemen, in: Dr. med. Mabuse, Mabuse Verlag, Frankfurt am Main, Heft 154, März/April 2005, S. 31

SEEBERGER, B.D: Zur Wirksamkeit von Qualitätsmanagement in Altenpflegeeinrichtungen, Mabuse Verlag, Frankfurt am Main, 2004

SENS, B.: Risiko- und Qualitätsmanagement – ein Widerspruch? In: Gesundheitsökonomie und Qualitätsmanagement, Thieme Verlag, Stuttgart, 9. Jhrg., Heft 10, 2004, 291 – 292

SIEBOLDS, M.: Arbeitstext Qualitätsmanagement – Ein klinisches Führungsinstrument zwischen Mythos, Wahn, Wirklichkeit, Kath. Fachhochschule Nordrhein-Westfalen, Abt. Köln Fachbereich Gesundheitswesen, Lehrgebiet Medizin/ Medizinmanagement, 2005

SIEBOLDS, M.: Qualitätsmanagement als Instrument der Haftungsabwehr, in: Rechtsdepesche für das Gesundheitswesen, G & S Verlag, Köln, Heft 4, 2004, 63

SIMON, F.B. und CONECTA: Radikale Marktwirtschaft. Grundlagen des systemischen Managements, Heidelberg, 1998

SIMON, F.B.: Unterschiede, die Unterschiede bewirken, Frankfurt a.M.: 1995

STAHL, H.K.: Dauerhafte Kunde-Lieferanten-Beziehungen und ihre Einordnung in eine systemisch-konstruktivistische Perspektive. In: ders. und P.M. Hejl: Management und Wirklichkeit. Das Konstruieren von Unternehmen, Märkten und Zukünften, Heidelberg 2000,

TOPHOVEN, C.; LIESCHKE, L. (HRSG.): Integrierte Versorgung, Entwicklungsperspektive für Praxisnetze, Deutscher Ärzte-Verlag, Köln, 2003

ULFIG, A.: Lexikon der Philosophischen Begriffe, Eltville am Rhein, 1993

WAGNER, C. ET AL.: The effectiveness of quality systems in nursing homes, in: Quality Health Care, Vol. 10 (4), 2001, 211-217

WDR-FERNSEHEN: Philosophie heute. Die Kunst des Verstehens. Hans Georg Gadamer (WDR-Video), 1996

WEIDNER, F. ET AL.: Analyse der Versorgungssituation und Empfehlungen für Rahmenbedingungen, in: Gutachten für die Enquetekommission „Situation und Zukunft der Pflege in NRW", Präsident des Landtags Nordrhein-Westfalen (Hrsg.), Düsseldorf, 2005, 105-107

WEIDNER, F.: Was bedeutet Professionalisierung für die Pflegeberufe? In: D. Sauter und D. Richter (Hrsg.): Experten für den Pflegealltag. Professionelle Pflege in psychiatrischen Handlungsfeldern, Bonn, 1999, 18 – 38

WEIDNER, F. ET AL.: Analyse der Versorgungssituation und Empfehlungen für Rahmenbedingungen, in: Gutachten für die Enquetekommission „Situation und Zukunft der Pflege in NRW", Präsident des Landtags Nordrhein-Westfalen (Hrsg.), Düsseldorf, 2005, 111-112

WEIDNER F., STRÖBEL, A.; Ansätze zur Pflegeprävention; Hannover 2003, 28

WEICK, K.E., SUTCLIFFE, K.M.: Das Unerwartete managen. Wie Unternehmen aus Extremsituationen lernen, Stuttgart 2003

WILHELM-GÖßLING, C. In: Soziale Psychiatrie, 23. Jg. 1999 H2

WIMMER R.; Die permanente Revolution – Aktuelle Trends in der Gestaltung von Organisationen. In: Grossmann, R. u. a. (Hrsg.): Veränderung in Organisationen, Wiesbaden 1995, 21 – 42

WOLLNIK, M.: Interventionschancen bei autopoietischen Systemen. In: Götz, K. (Hrsg.): Theoretische Zumutungen. Vom Nutzen der systemischen Theorie für die Managementspraxis, 2. Aufl., Weinheim, 1998, 118 – 159

Internetquellen:

http://www.medizin.uni-halle.de/pflegewissenschaft/index.php?id=347 vom 26.05.2006

http://www.medizin.uni-halle.de/pflegewissenschaft/index.php?id=346 vom 26.05.2006

http://www.ebm-netzwerk.de/grundlagen/glossar vom 26.05.2006

www.äzq.de vom 26.05.2006

http://www.medizin.uni-halle.de/pflegewissenschaft/media/EBN/qualitativ.pdf vom 26.05.2006